SISSY MUA

FITNESS BODY BOOK

20 REGELN FÜR DIE TRAUMFIGUR

FOTOS: LUCIE WERNER

EMF

EIN BUCH DER
EDITION MICHAEL FISCHER

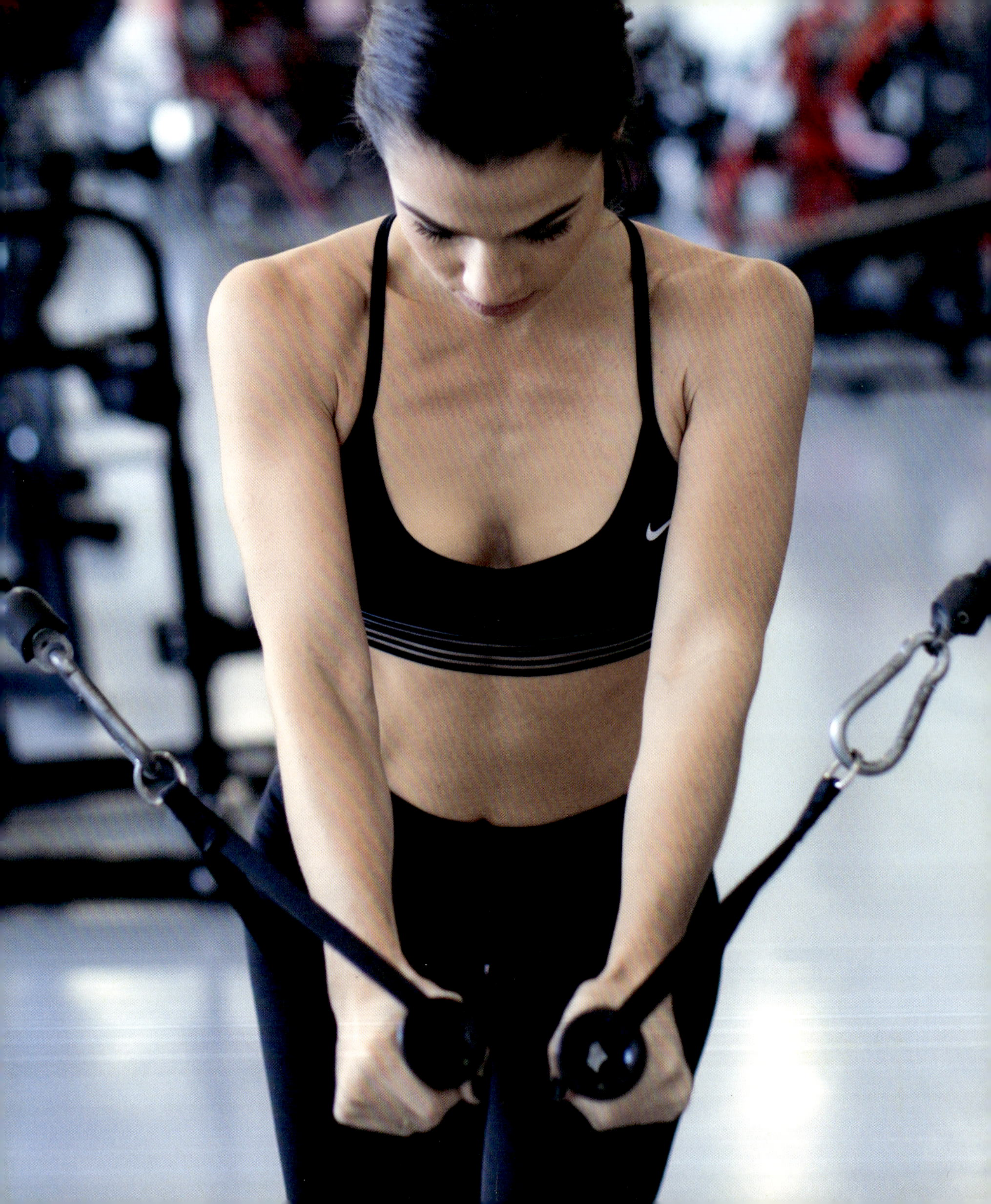

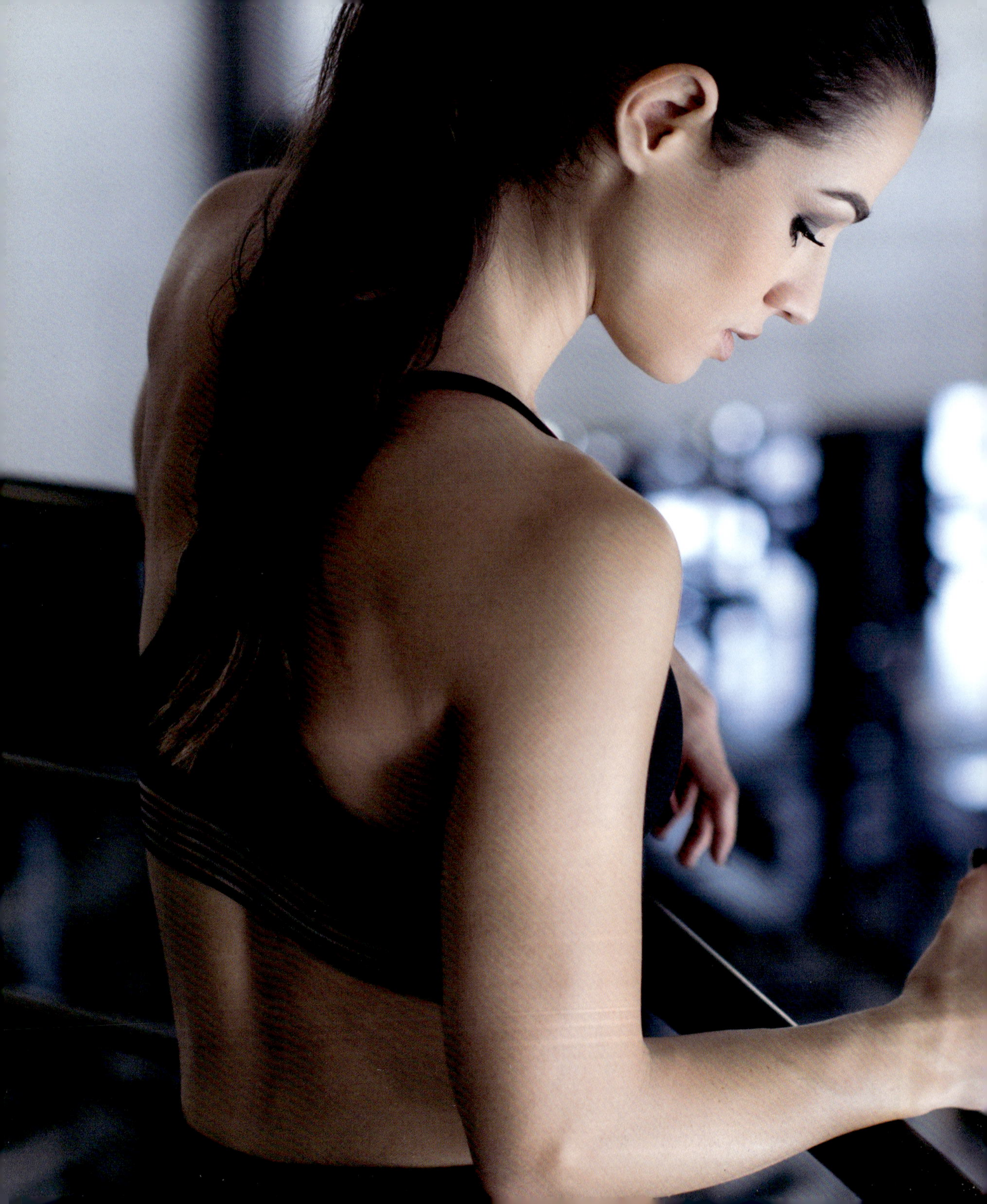

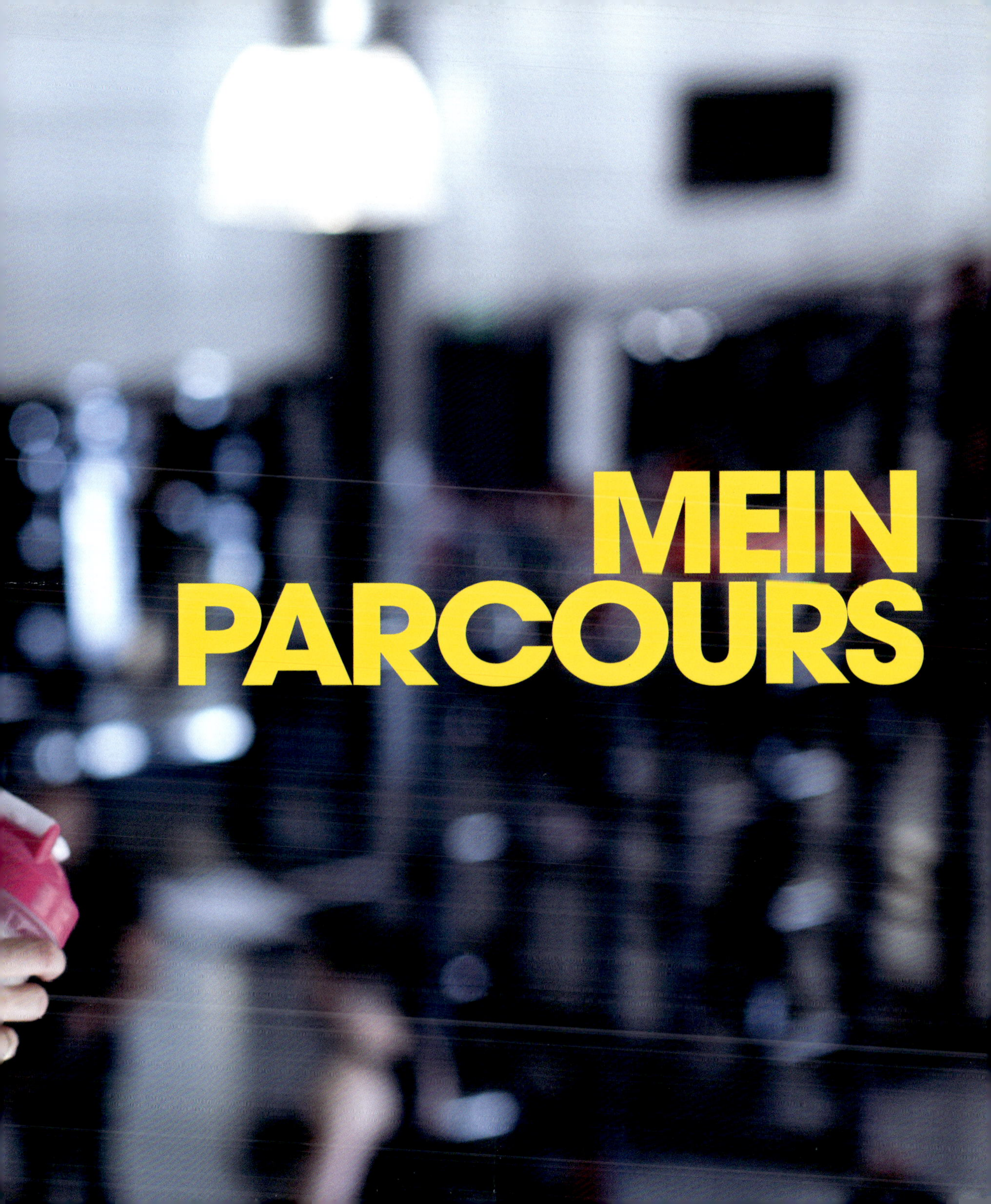

MEIN PARCOURS

Falls ihr glaubt, Sportarten, für die man kräftige Muskeln braucht, seien nur etwas für Männer, werde ich euch jetzt das Gegenteil beweisen.

Tanzen, Radfahren, Rollerbladen, Skifahren – ich hatte alles Mögliche ausprobiert, bis ich die Disziplin fand, mit der ich mich in meiner Haut wohlfühle: Fitness. Der Sport, mit dem man sich einen athletischen, muskulösen und kräftigen Körper aufbaut. Der Weg dorthin war alles andere als einfach. Für den kräftigen, festen und muskulösen Körper meiner Träume musste ich die Zähne zusammenbeißen, die innere Stimme zum Schweigen bringen, die mich anflehte, endlich aufzuhören. Ich durfte mein Ziel niemals aus den Augen verlieren. Willenskraft und Beharrlichkeit zahlten sich am Schluss aus.

SPORT UND DISZIPLIN

Alles begann mit Ballett, als ich sechs Jahre alt war. In diesem Alter träumt man von nichts anderem: Trikot, Tutu, Dutt ... Meine Tanzlehrerin war sehr rundlich, vom Erscheinungsbild einer Ballerina weit entfernt, dafür aber unglaublich biegsam und gelenkig. Ich wurde älter und entdeckte die Strenge und Disziplin des Tanzes. Bauch rein, Hals lang, Zehenspitzen gestreckt ... Die Sehnen beim Spagat fast bis zum Zerreißen gedehnt, Fußnägel, die sich ins Fleisch bohren, und eiserne Regeln: lächeln, stets gerade stehen, graziös und anmutig sein, aussehen wie aus dem Ei gepellt ... Beim Ballett lernte ich die harten Anforderungen des Sports kennen.

Als Teenager wurde mir diese Welt zu eng. Ich wollte mich austoben, zu einer Musik tanzen, die rhythmischer, treibender ist. Also probierte ich Modern Jazz und Salsa. Hier konnte ich auch mal improvisieren und meinen Körper leben lassen. Beim Modern Dance entdeckte ich, dass man loslassen und dennoch eine gewisse Disziplin bewahren kann. Ich liebte das Gefühl der körperlichen Anstrengung. Becken, Arme, Po, Hüften, alles wurde mit einbezogen, meine Tiefenmuskulatur entwickelte sich. Aber ich wollte meinen Körper immer weitertreiben, ihn perfekt beherrschen. Und ich wollte es ganz alleine schaffen. Es zählten nur die Regeln, die ich mir selbst aufstellte. Ich war 15 Jahre alt, mein Körper veränderte sich, ich hatte das Bedürfnis, nach zehn Jahren Tanz weiterzugehen. Ich brauchte einen anderen Sport, eine Aktivität, bei der ich meine Grenzen austesten konnte. Ich musste mich beweisen. Ich wollte wissen, wer ich bin und wozu ich in der Lage war.

Meine Eltern sind Abenteurer, immer bereit für neue Aktivitäten und Erfahrungen. Jeden Winter fuhren wir in die Alpen, ein paar Stunden von Nizza entfernt. Ich bretterte unbekannte Pisten hinunter, fräste die ersten Spuren in den Neuschnee, immer auf der Suche nach starken Empfindungen. Mein Vater arbeitete am Wochenende als Skilehrer und ich schloss mich der Wettbewerbsgruppe der Skischule an. Mit verspiegelten Sonnenbrillen, die Haare von der Sonne gebleicht, schossen wir die Pisten hinab, so selbstsicher, als würden die Berge uns gehören. Jeden Samstag um vier Uhr morgens in einem vereisten Auto aus Nizza aufzubrechen war nicht immer leicht, aber es gefiel mir. Ich stieß zu meiner Gruppe und es begann ein eindrucksvoller Tag. Die anderen gaben alles für den Wettbewerb. Ich nicht. Eines Tages, bei schlechtem Wetter, als uns der Graupel ins Gesicht peitschte und die Kälte unsere Muskeln lähmte, ließ uns der Trainer den x-ten Slalom fahren. Widerwillig nahm ich den Lift zum Startpunkt der Piste, wo unser Parcours begann. Ich war durchgefroren und erschöpft von einem langen Trainingstag. Mit jeder Minute spürte ich zunehmend, wie mein Körper und mein Geist rebellierten. Ich bin kein Drückeberger und

EXTREME EMPFINDUNGEN

bringe immer alles zu Ende, was ich angefangen habe ... aber was machte ich hier eigentlich? Es ist ja okay, an seine Grenzen zu gehen, aber wo hatte ich unterschrieben, dass ich meinen Körper so malträtieren musste? Vom Gipfel aus war nur die erste Slalomtür zu erkennen und ich sah meine Kollegen einen nach dem anderen im dichten Nebel verschwinden. Der Wind blies immer stärker und stärker. Ich umklammerte meine Stöcke mit aller Kraft. Wozu alles für einen Sport geben, der mir überhaupt keinen Spaß mehr machte? Kurz entschlossen verließ ich die Schlange, stieß mich mit den Stöcken ab, um Schwung zu holen, und fuhr davon. Ohne Spaß war es mir die Mühe nicht mehr wert. Sich stetig zu verbessern ist eine gute Motivation, nicht aber, andere übertreffen zu wollen. Sport ist eine persönliche Angelegenheit. Die Beste zu sein heißt für mich nicht, einen Gegner zu schlagen, sondern sich zu beweisen, was man alles erreichen kann. Um weiterzukommen, muss man sich natürlich anstrengen, aber nicht bis an den Punkt treiben, an dem man nur noch Widerwillen empfindet. Ich fahre zwar noch heute die Pisten mit meinem Snowboard hinab, denke dabei aber nicht mehr an Leistung. Nach meinem Abgang von der Skischule war es für mich höchste Zeit, eine spaßige Sportart zu finden, die mich all die Mühe und Anstrengung vergessen lässt.

SCHWEISS UND TESTOSTERON

Eines Tages fragte mich meine Mutter, ob ich sie ins Fitnessstudio begleiten wollte. Sie machte dort einen Gymnastikkurs, ein Mix aus Stepptanz, Kraft- und Dehnübungen mit Musik. Am Anfang war es schwer, die eigenen Bewegungen zu koordinieren. Linker Arm nach oben, linkes Bein nach unten – bei jedem Wechsel muss man aufpassen, nicht aus dem Rhythmus zu geraten. Wenn man allerdings etwas Routine hat, ist es gar nicht mehr kompliziert.

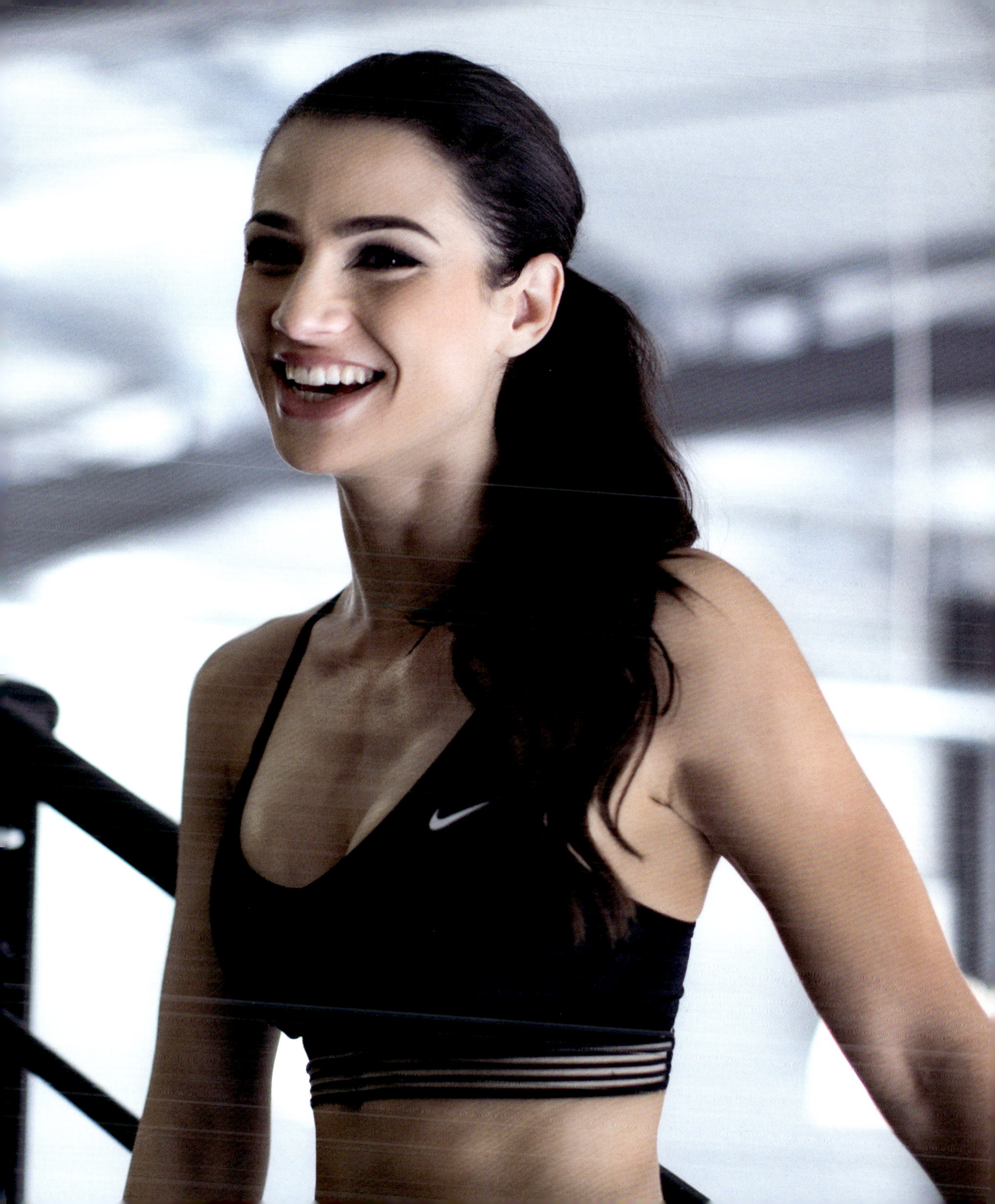

Ich fand Gefallen daran und besuchte den Kurs noch einige Male. Ich verbrachte gerne Zeit im Studio und war neugierig, was in den anderen Räumen passierte: Tanz, Judo, Salsa ... Schließlich entdeckte ich den Kraftraum. An den Geräten und Gewichten trainierten Männer mit großen, wohlgeformten Muskeln. Und in diesem schweißnassen, testosterongefüllten Ambiente kam mir die Erkenntnis: Das ist der richtige Sport für mich. So kann ich meinen Körper stärken, straffen und mir Muskeln wie ein Bildhauer formen.

Der erste Schritt war jedoch nicht leicht. Ich war wie gelähmt. Und doch schob ich schüchtern die Tür auf und streckte den Kopf in den Raum. Nach ein paar Sekunden des Zögerns nahm ich all meinen Mut zusammen und trat ein. Alle Blicke waren auf mich gerichtet. Hier stemmten Männer die Gewichte, und zwar ausschließlich Männer. Keine Begrüßung, kein Wort des Willkommens. Das ging gut los. Hinten in einer Ecke des Raums fixierte mich ein Mann, der etwas freundlicher dreinschaute. Er war sichtlich erstaunt, dass ein Mädchen meines Alters sich traute, die Türschwelle zu übertreten. Nachdem er sich vorgestellt hatte, fragte mich Jean-Marie, einer der Coaches, was ich ausprobieren wolle. Ich entschied mich, für ein paar einfache Übungen für Bauch und Arme. Für die Beine war ich noch nicht bereit. Mit ausgestrecktem Hintern Kniebeugen machen, vor all diesen Männern? Niemals. Ich war überzeugt, dass mich alle anstarren würden. Ich fing also mit dem Training meines Oberkörpers an. Jean-Marie stellte mir die Geräte ein und hatte immer einen guten Tipp parat: Vorsicht bei den Gewichten, nicht zu viel aufladen, richtig atmen ... Ich kam nur an den Tagen, an denen Jean-Marie arbeitete. Ich wollte dort auf keinen Fall alleine sein. Ich fühlte mich wie in einem Haifischbecken. Die eisige Atmosphäre und die Blicke verunsicherten mich. Und dennoch hatte ich während des Trainings wirklich Spaß und bereits auf dem Heimweg dachte ich schon an die nächsten Sitzungen. Mir war klar, dass noch sehr viel Arbeit vor mir lag. Ich hatte zwar schon immer Sport gemacht, aber meine Muskeln waren überhaupt nicht entwickelt.

Mein Körper sah eher aus wie der eines Teenies, nicht wie der einer Fitnessqueen. Wohin würde mich aber dieser Sport bringen? Ich hatte keine Ahnung, aber die Herausforderung reizte mich. Mein Leben teilte sich fortan zwischen dem Studio und dem Gymnasium auf. Oberste Priorität hatte natürlich die Schule und folglich war es für mich schwierig, mich voll und ganz dem Training zu widmen. Ich schaffte es aber dennoch ein- bis zweimal die Woche ins Studio, was ein guter Ausgleich für mich war. In meinem Umfeld wunderten sich viele über meinen Sport. Vor allem meine Freunde, die dabei an Arnold Schwarzenegger oder an Véronique und Davina dachten. Man fragte mich, ob ich vorhatte, Bodybuilderin oder Gewichtheberin zu werden. Zu jener Zeit war Fitness in den USA bereits Mode, in Frankreich jedoch kaum bekannt. Man verwechselte es mit Aerobic, da die Ziele dabei fast dieselben sind: Die gesamte Muskulatur wird miteinbezogen, die Ausdauer wird trainiert und die Körpersilhouette definiert. Der Begriff „Fitness" klang aber altmodisch und das Krafttraining war auch den Männern vorbehalten.

Im Kraftraum sieht man alles Mögliche: Amateure, die ein bisschen Fett verlieren wollen, Bodybuilder, die einen strengen Ernährungsplan einhalten, in der Woche Hunderte Eier verschlingen und am Ende schwere Gewichte mit dem kleinen Finger heben können – aber keine Frau. Man könnte meinen, es gäbe ein Schild mit der Aufschrift: Betreten für Mädels verboten!

ZUTRITT FÜR FRAUEN VERBOTEN

Als ich damals mit dem Fitnesstraining begann, wagte es nie eine Frau, den Kraftraum zu betreten. Sie kamen zu den Gymnastik-, Stepp- oder anderen Tanzkursen, aber niemals zum Fitness. Man musste schon extrem neugierig und motiviert sein, um sich mit diesem Sport zu beschäftigen. Es traf sich gut, dass ich genau das war. Die überraschten Blicke nahm ich durchaus wahr, wenn ich sagte, ich mache Fitnesstraining, aber das spornte mich nur noch mehr an. Ich wollte nie so sein wie alle anderen und mit dem Strom schwimmen. Trotzdem ließ ich mich nie ablenken. Wie von einer ruhigen Kraft gelenkt, bahnte ich mir beharrlich meinen Weg immer weiter geradeaus. Im Laufe der Monate wurde ich immer kräftiger. Mit dem Sport, den ich mir ausgesucht hatte, konnte ich mich behaupten, mich selbst verwirklichen. Es machte mir keine Angst, mich mit den Männnern zu messen, ich hatte keine Angst, anders zu sein. Ich kannte die Freuden, die Opfer ... es fehlte nur noch der Erfolg.

Der entscheidende Moment kam in Brasilien. In diesem Land ist der Kult um den Körper ein fester Bestandteil des täglichen Lebens. Ein muskulöser Körper ist das Zeichen dafür, dass man in ausgezeichneter Form ist. Je üppiger der Hintern und je kräftiger die Muskulatur, desto höher die Wertschätzung. Dorthin verschlug es mich, als ich für den Abschluss meines Studiums der Biologie und der Ernährungswissenschaften ein Praktikum absolvierte. Ich ging dafür nach Recife, einer großen Stadt an der Ostküste des Landes. Es war ein süßes Leben. Nach der Arbeit hatte ich immer reichlich Zeit für mich. Die sonnigsten Tage verbrachte ich mit Freunden am Strand. Wir schlürften eiskalte Drinks, die von den Strandverkäufern angeboten wurden, Agua de Coco, Smoothies und Caipirinha. Auf meinem Handtuch ausgestreckt, mit den Füßen im Sand verbrachte ich viele Stunden damit, das Treiben um mich herum zu beobachten. Der Strand ist der Ort, an dem die Brasilianer sich gerne zeigen. Die knappen Bikinis, die den Blick auf Po und Brüste freigeben ...

KEIN SPORT, SONDERN EIN LIFESTYLE

Diese ganze Faszination für den Körper hat in mir die Lust geweckt, die volle Kontrolle über meinen eigenen zu erlangen. Mir war schon immer bewusst, dass Sport in meinem Leben eine große Rolle spielt, aber hier kam nun eine weitere Dimension hinzu. Ich wollte meinen Körper nach meinen Vorstellungen aufbauen, ihn modellieren. Die Brasilianer lieben Kurven und ich wollte auch meine akzeptieren können. Sie auf dieselbe Weise formen und zu Vor-

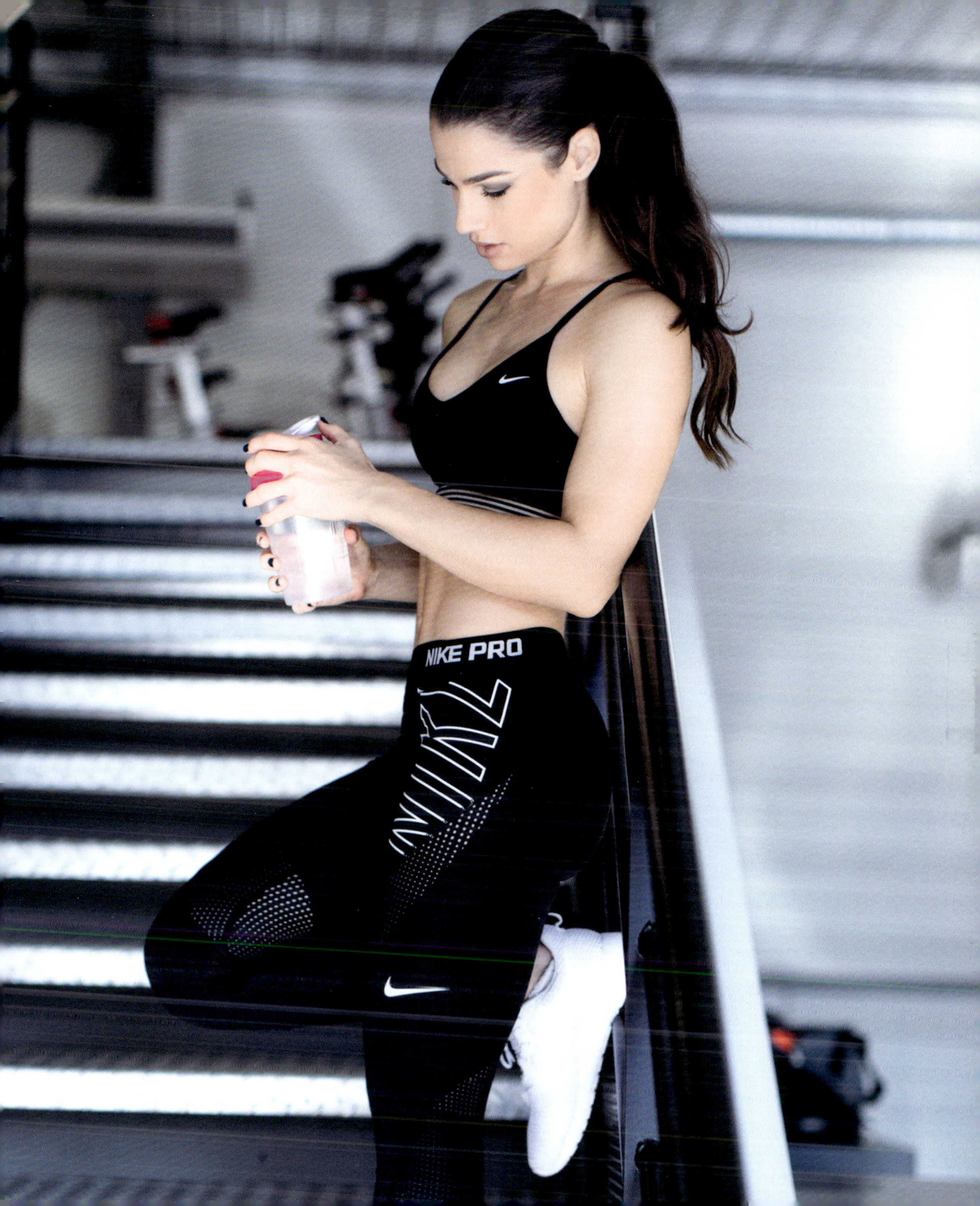

NIKE PRO
NIKE

zügen meines neuen Körpers machen. Muskulös, kaum Fett, aber mit weiblichen Rundungen. Ich war inspiriert von den Fit-Girls aus Lateinamerika, wie Alice Matos und Michelle Lewin, die denselben Körperbau wie ich besaßen: eine schmale Taille und kräftigere Beine.
Ich begann, wie die Brasilianer, regelmäßig in meinem Viertel zu laufen, vorbei an Tausenden würzigen Essensgerüchen und an der Wäsche, die von den bunten Häusern herabhing. Der öffentliche Raum ist das Spielfeld der Brasilianer. Um sich fit zu halten und ihre gestählten Körper zur Schau zu stellen, gehen sie auf die Straße und an den Strand, wo Fitnessgeräte und Klimmzugstangen aufgestellt sind. Auf diese Weise konnte auch ich komplexere Übungen, die in meinem Zimmer nicht möglich waren, ausführen. In manchen brasilianischen Städten ist auch der Ozean ein natürliches Trainingsterrain für die Sportlichen. Sie schwimmen lange Strecken oder surfen auf den hohen Wellen. In Recife war das unmöglich, denn in dieser Gegend gab es Haie. Um sich zu erfrischen, musste man warten, dass die Wellen sich ein wenig beruhigten, und sich mit Wasser bespritzen, das einem gerade bis an die Knie reichte. Schwimmen war also keine Option, aber ich machte weiter meine Kraftübungen zu Hause und am Strand. In Recife studierte ich an einer der Universitäten Ernährungswissenschaften. Schon von klein auf hatte ich sehr darauf geachtet, was ich aß. Für mich waren die „fünf Portionen Obst und Gemüse am Tag“ kein Werbeslogan des Gesundheitsministeriums. Ich wurde schon bald noch radikaler in meinen Ernährungsgewohnheiten. Ich war zwar nie ein großer Fleischesser, aber in Brasilien beschloss ich, ganz zur Vegetarierin zu werden, als ich sah, wie die Tiere auf den Farmen verdursteten, weil die Bauern in Trockenzeiten nicht genügend Wasser hatten, um sie zu tränken. Kein Fleisch mehr zu essen mag einigen unbedeutend erscheinen, aber es gehört nun mal zu einem fitten Lebensstil: Ein anstrengendes Krafttraining absolvieren, um sich anschließend einer Fast-Food-Orgie hinzugeben? Das ergibt überhaupt keinen Sinn. Das heißt nicht, dass ich den ganzen Tag nur Quinoa und Gemüse esse, manchmal erlaube ich mir eine

Ausnahme. Aber die meiste Zeit ernähre ich mich gesund und ausgewogen und es macht mir auch noch wirklich Spaß. Brasilien war für mich der Start in ein neues Leben. Ich kombinierte nun regelmäßige körperliche Aktivität mit einer gesunden Ernährung. Es war mir damals noch nicht bewusst, aber ich war dabei, den Lifestyle zu begründen, der zu meinem Markenzeichen werden sollte.

Nach zwölf Monaten unter der Sonne Brasiliens musste ich Strand und Kokospalmen hinter mir lassen und nach Frankreich zurückkehren. Wie geplant, ging ich zurück ins Fitnessstudio. Auch wenn ich die paradiesischen Landschaften vermisste, war ich doch überglücklich, meine Geräte wiederzuhaben. Das kalte Neonlicht, die Rauputzwände, das feuchte Raumklima und der Geruch nach Schweiß und Deodorant hatten mir geradezu gefehlt! Ich nahm meine Fitnessroutine wieder auf, aber diesmal mit einem klaren Ziel: eines Tages nach Brasilien zurückzukehren mit einem Körper wie eine Carioca. Dafür musste ich eine schmalere Taille bekommen und meine Muskulatur an Po, Oberschenkeln, Rücken, Schultern und Armen stählen.

DIE YOUTUBE-CHALLENGE

Es lag zwar viel Arbeit vor mir, aber nichts konnte mich von meinem Entschluss abbringen. Obwohl ich es einst kategorisch abgelehnt hatte, vor all diesen Männern Kniebeugen zu machen, fing ich damit an ... und merkte, dass niemand mich anschaute. Das zeigte deutlich, dass jeder hier nur für sich kam und nicht, um die Nachbarin anzubaggern. Im Laufe der Zeit sicherte ich mir einen festen Platz in der Gruppe. Endlich grüßte man mich, wenn ich den Raum betrat. Ich musste mich nicht mehr zu Jean-Marie flüchten und ihn auch nicht mehr um Rat fragen. Inzwischen konnte ich meine Maschinen selber einstellen und so meinen Sport eigenständig praktizieren. Das Training steigerte ich von zwei auf drei Sitzungen pro Woche. Fitness nahm in meinem Leben einen immer größeren Raum ein. Ich hatte damals einen Job in einer Bank und gleich nach der Arbeit ging ich ins Studio. Doch auch als ich danach zu Hause war, dachte ich weiter über Fitness nach. Ich verbrachte ganze Abende im Internet und suchte nach Informationen, neuen Techniken und Übungen, die ich am nächsten Tag ausprobieren konnte. Ich wollte immer mehr. Es gab nur einen einzigen Weg, um mich zufriedenzustellen: eine eigene Fitnesskette zu gründen, meine Leidenschaft mit anderen zu teilen, zu unterrichten und immer mehr Leute zum Mitmachen zu bringen. Also kam mir die Idee, Fitness-Challenges live in YouTube zu übertragen. Es funktionierte und mein Kanal explodierte. Das Programm «Bikini mit Sissy» ist zu meiner Marke geworden. Um mich herum bildete sich eine Community von Fit-Girls, Mädels, die sich nicht ins Studio trauten und die alleine zu Hause trainierten, Mädels, die einen Sport suchten, mit dem sie Gewicht verlieren, Muskeln aufbauen und sich wohlfühlen konnten. Ich eröffnete ihnen einen Weg. Ich nahm ihnen die Komplexe. Gemeinsam waren wir stark, selbstsicher und stolz. Ich wurde zur Fitness-Influencerin.

PSEUDONYM: SISSY MUA

Dass ich dafür YouTube verwendete, war kein Zufall. Schon 2008, kurz vor meiner Abreise nach Brasilien, hatte ich beschlossen, meinen eigenen Kanal zu gründen. Damals kamen die sozialen Netzwerke gerade auf und YouTube war eine große Video-Plattform. Inmitten dieser Anhäufung von Inhalten eröffneten junge Leute ihre Kanäle, die meist nur sie selbst kannten. Meine ersten Videos hatten nichts mit Fitness zu tun. Stattdessen gab ich dort Schmink- und Schönheitstipps, denn meine Freundinnen schwörten auf nichts anderes.
Um meinen Kanal zu starten, brauchte ich ein Pseudonym, das wiedererkennbar und leicht zu merken war. Ich probierte Kombinationen aus meinem Vor- und Nachnamen, aber es war nichts Gutes dabei. Irgendwann schlug mir der Internetbrowser dann „Sissy" vor. Mit der Kaiserin habe ich zwar nichts zu tun, aber es klang gut. Und da ich mich damals vor allem mit Schminktipps beschäftigte, ergänzte ich den Namen mit den Initialen M-U-A

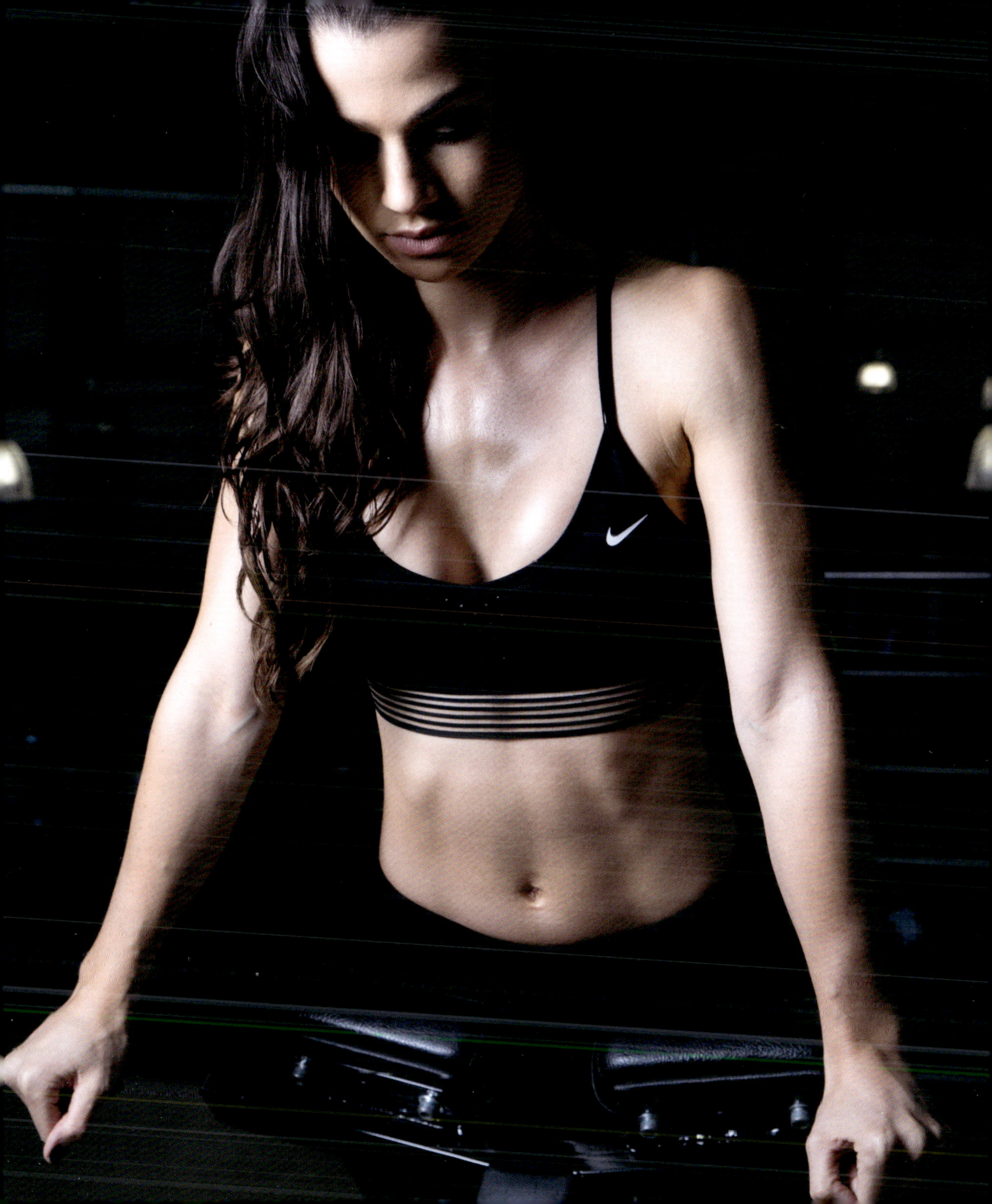

für Make-up Addict. Das Ganze ergab also Sissy MUA. Feminin und absolut originell. Mein Kanal war mir gerade in Brasilien eine große Hilfe. In Recife ging ich überall mit meiner Kamera spazieren, um meinen Eltern und meinen Followern das Land zu zeigen. In meinen Videos filmte ich das Labyrinth der Straßen, die Favelas, die ein paar Meter von den Häusern entfernt begannen und natürlich die Strände. Erst nach meiner Rückkehr nach Frankreich begann ich, Fitness-Tutorials zu drehen. Zu jener Zeit gab es so etwas noch nicht. Manche posteten Videos von ihrem Training im Fitnessstudio, um zu zeigen, was sie draufhatten, aber niemand teilte seine Trainingseinheiten. Ich hatte meine Marktlücke gefunden.

Ich hatte nie die Absicht, Youtuberin zu werden, es gab nichts, was mich zur Fitnesskönigin prädestinierte und ich hätte niemals geglaubt, dass ich eines Tages davon leben könnte. Kurz gesagt, die Anfänge waren nicht einfach. Doch trotz allem hielt ich durch. Ich gab nicht auf. Ich verbesserte meine Videos und griff wichtigere Inhalte auf. Solange meinen Followern gefiel, was ich veröffentlichte, kannte meine Entschlossenheit keine Grenzen. Und nach zwei Jahren gingen die Zuschauerzahlen durch die Decke. Ich gehörte nun zu den echten Youtubern. Dieser Teil meiner Lebensgeschichte, an dem heute noch weitergeschrieben wird, ist ein toller Erfolg. Nachdem ich Monate dafür gekämpft hatte, meinen Körper zu formen und meine Tätigkeit über das Internet zu verbreiten, hatte ich nun meinen Platz auf YouTube gefunden. Meine Anstrengungen zahlten sich aus. Endlich hatte ich den Sport gefunden, für den ich alle Opfer und Entbehrungen gerne auf mich nahm.

ERFOLGSSTORY

Training, Training, Training! Heute fühle ich mich angekommen. Natürlich gibt es noch jede Menge zu tun und mit meinem Training bin ich noch lange nicht fertig, aber ich habe meine Disziplin gefunden. Die Mühe und Ausdauer haben sich ausgezahlt. Wo trainiere ich inzwischen? Immer noch im Studio meiner Mutter, dort, wo ich Fitness für mich entdeckt habe, dem Ort, den ich liebe und wo ich mich in meinem Element fühle. Wenn ich dorthin zurückkehre, sehe ich auch meine Fortschritte: Die anderen Teilnehmer weisen mich auf meine körperlichen Veränderungen hin und ich wage mich an Geräte, die ich mir in den Anfangszeiten niemals zugetraut hätte. Es ist ein befriedigendes Gefühl, wenn mir eine neue Übung gelingt! Und wenn ich mal nicht gut drauf bin, denke ich an all die kleinen Siege, die ich über meinen Körper und meinen Geist schon errungen habe, und erinnere mich wieder daran, niemals aufzugeben.

Für Fitness braucht man in erster Linie Kraft und Ausdauer und beides kommt nur mit der Zeit. Wie bei allen anderen auch, verlief der Aufbau meines Trainings progressiv.

KRAFTANSTRENGUNG UND AUSDAUER

Ich begann mit zwei Studiobesuchen in der Woche und heute bin ich bei fünf Sitzungen. Ich beginne jeden dieser Tage mit einer Schüssel Müsli und einer Runde Morning Shape, um in den Fitness-Modus zu kommen, und jeden Abend gehe ich für anderthalb Stunden zum Training, bei dem alles genau festgelegt ist. Jeder Wochentag ist für eine andere Körperpartie reserviert. Montags trainiere ich die Schultern. Dienstags die Beine. Am Mittwoch ist der Rücken dran. Donnerstags geht es um die Brustmuskeln und am Freitag nehme ich mir wieder die Beine vor. Manchmal lege ich unter der Woche oder am Wochenende eine Extrasitzung Arme ein. Und jede Woche geht es wieder von vorne los. Am Wochenende gehe ich auch manchmal eine Runde Laufen oder auf der Promenade des Anglais Rollerbladen. Ich liebe es, an Nizzas Stränden entlangzugleiten, die jodhaltige Luft einzuatmen, während der Wind meine Wangen rötet … vorbei an den Pärchen, Familien und Müßiggängern, die auf den weiß-blauen Bänken sitzen und in den Horizont blicken.

IMMER WEITERGEHEN

Das Mittelmeer ist einfach wunderschön. Am frühen Morgen herrscht dort eine andere, ganz besondere Stimmung. Hier und da trifft man vereinzelt auf Partyheimkehrer oder Jogger, aber die meiste Zeit wird die Ruhe nur vom Geräusch der Wellen und den Schreien der Möwen durchdrungen. Eine wahre Freude. Manche fragen sich, ob sich hinter meiner Trainingsmethode und meinen Übungen ein Coach verbirgt. Die Antwort lautet Nein. Ich bin reine Autodidaktin, auch wenn ich natürlich viele Tipps bekommen und viele Bücher gelesen habe. Aber ich verleihe allen Übungen meinen persönlichen Touch. Wenn ich darüber nachdenke, habe ich wohl einige Zeit verloren, weil ich keinen Trainer hatte. Ich wäre sicher schneller weitergekommen, wenn ich von Anfang an Anleitung gehabt hätte, aber das ist jetzt nicht mehr wichtig.

Heute ist es das Wichtigste für mich, die besondere Verbindung zu stärken, die ich zu meinen Fans aufbauen konnte, und weiterhin die Disziplin zu erforschen, die mich so viel gelehrt hat. Ich bekomme regelmäßig Nachrichten, die mich sehr berühren. Eines Tages schrieb mir eine Frau: „Du hast mein Leben verändert." Sie hatte mit meiner Methode 30 Kilo abgenommen. Ich war überwältigt. Wenn man mir vor zwei Jahren gesagt hätte, dass mich einmal Leute auf der Straße ansprechen, um Fotos mit mir zu machen und Autogramme zu bekommen ...

Meine Geschichte ist die eines ganz normalen Mädchens, das mit Beharrlichkeit und Entschlossenheit seine Ziele erreicht hat. Jeder, der meine Geschichte liest, wird begreifen, dass es möglich ist, zum Helden seines eigenen Lebens zu werden. Ob sportlich oder nicht, ob voll in Form oder nicht, ob mit eisernem Willen oder nicht, jeder hat die Chance, es zu schaffen. Wenn ich heute auf meine Geschichte zurückblicke, wird mir klar, in welchem Maße der Sport mein Leben gerettet hat. Er war der Antrieb, der Motor für meine physische und mentale Kraft. Er ließ mich nach und nach die

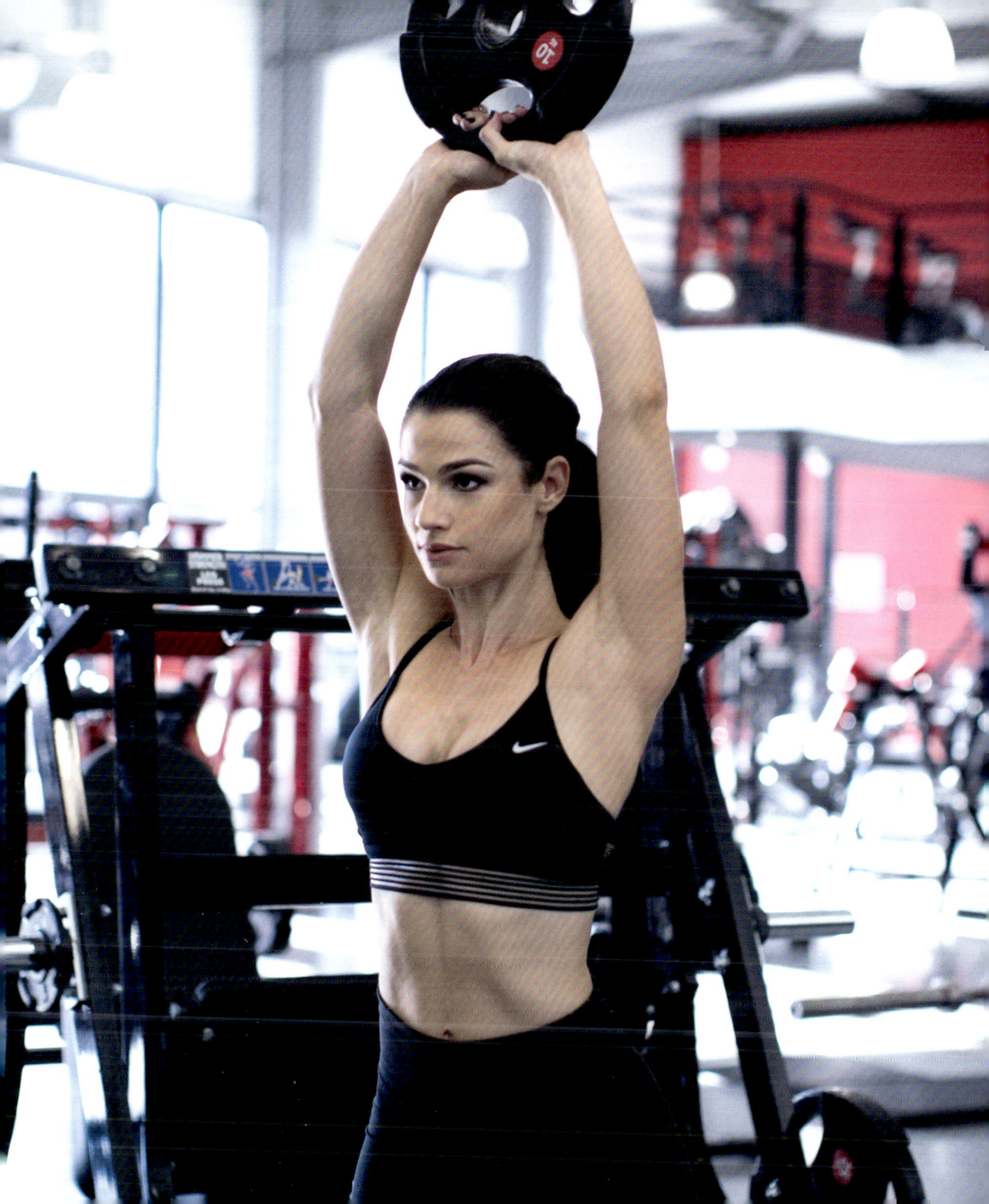

Freuden daran entdecken, Entschlossenheit, Disziplin, geistige Stärke und körperliche Widerstandsfähigkeit. Im Fitnesstraining und dem damit einhergehenden Lebensstil fand ich eine Möglichkeit, mich selbst zu entfalten. Ich weiß, dass man niemals alles erreichen kann und deshalb arbeite ich weiter hart an meinen Zielen, aber ich mache es mit Spaß und Freude. Rund um die Fitness konnte ich eine Gemeinschaft aufbauen und das ist wirklich ein großer Erfolg. Dadurch fühle ich mich nützlich und in guter Gesellschaft. Es ist noch gar nicht lange her, dass ich allein zu Hause Fitnessbücher verschlang und niemand vor dem Kraftraum auf mich wartete, um meine Sitzung zu rekapitulieren, meine Triumphe zu feiern und mich durch seine Unterstützung aufzubauen. Niemand postete mir in den sozialen Netzwerken Aprikosen. Heute sind es über 600 000 Personen, die mir zuhören und mir folgen. Jede ermutigende Mail, jeder positive Kommentar, jede Unterstützung meiner Follower, die massenweise zu den Veranstaltungen kommen, fördert meine Entschlossenheit. Ich möchte den Menschen weiterhin helfen. Für mich gibt es nichts Schöneres, als wenn es mir gelingt, andere zu motivieren, ihre Gewohnheiten zu verändern und ihr Leben selbst in die Hand zu nehmen. Ich weiß nicht, was in Zukunft aus meinem Kanal wird, aber eins ist sicher: Er hilft heute schon Tausenden Menschen, sich selbst zu verwirklichen. Er verändert ihr Leben. Das macht mich stolz und es bewegt mich sehr. Ich bin sehr glücklich über dieses neue Leben, aber eine Sache bleibt mir noch zu tun. Klick gemacht hatte es bei mir damals in Brasilien. Dort hatten die Brasilianerinnen in mir die Lust geweckt, mir einen athletischen Körper anzutrainieren. Jedes Mal, wenn ich beim Training litt und schwitzte, dachte ich wieder an mein Ziel: aussehen wie die Fit-Girls am Strand von Recife. Ich muss dorthin zurückkehren mit einem Körper, auf den ich stolz sein kann. Nun ist es an der Zeit diese letzte Mission zu erfüllen. Das Ticket ist gekauft und schon bald fliege ich in das Land, in dem alles begann.

Nizza, Dezember 2016

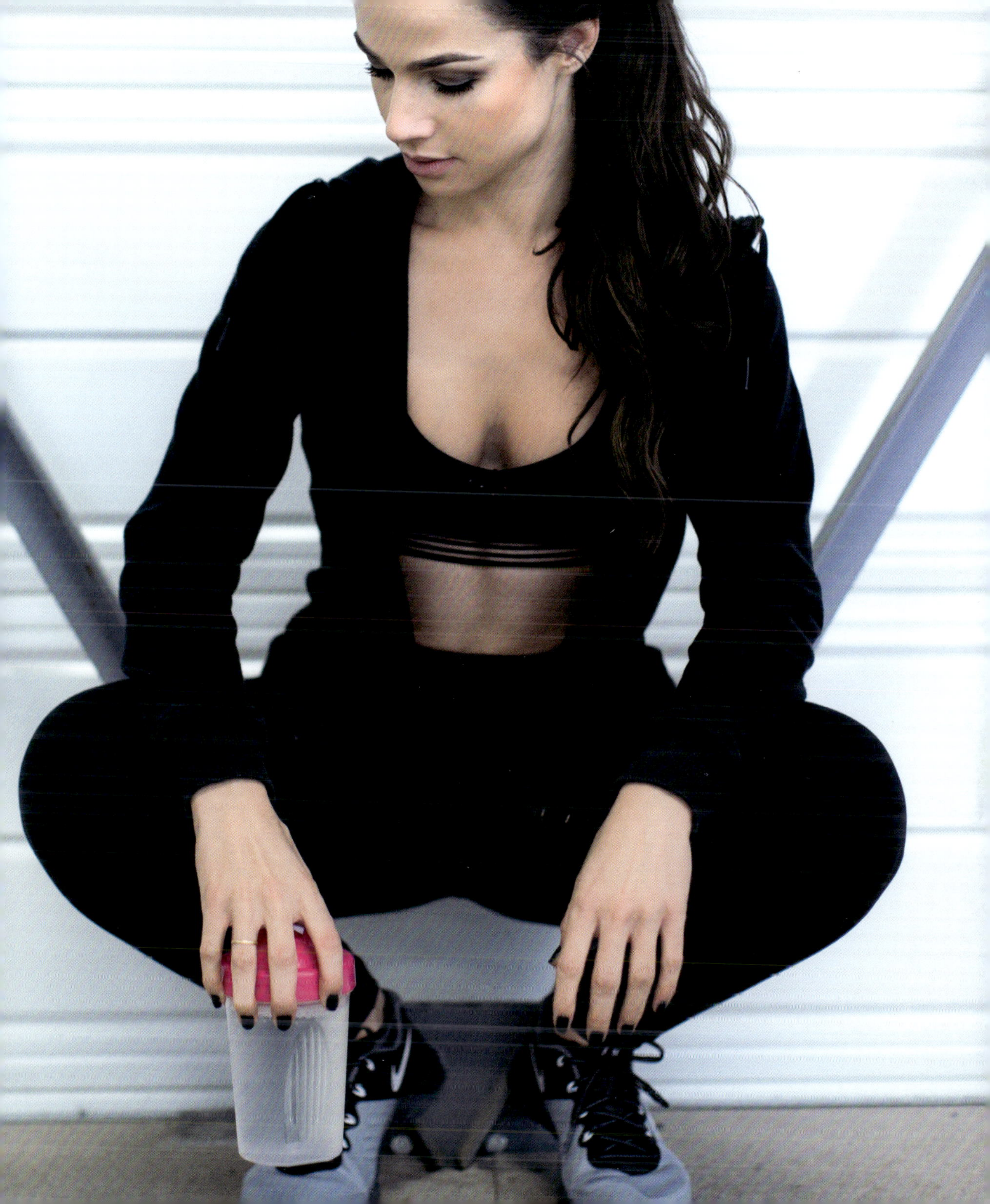

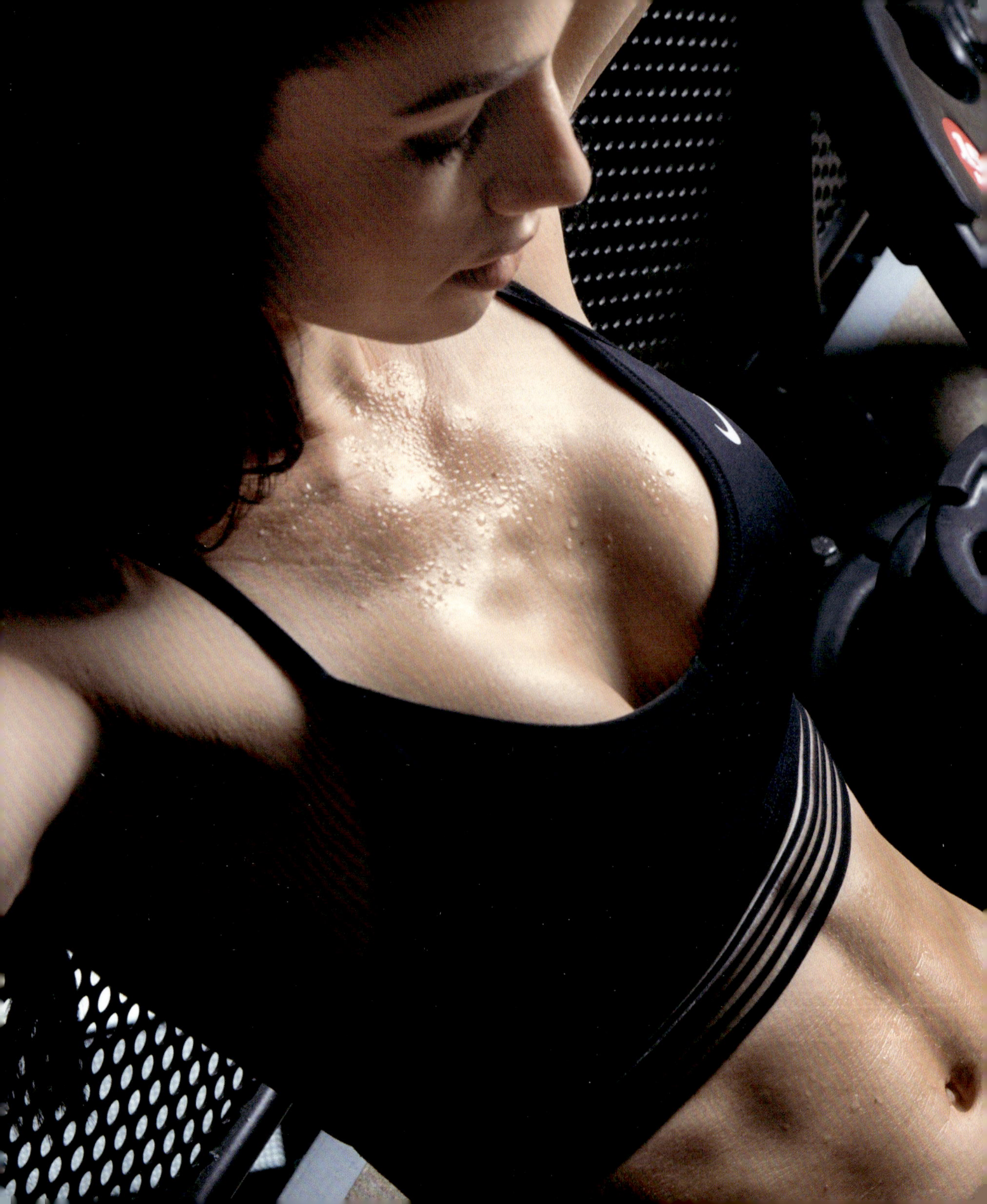

MEINE METHODE X 20 REGELN

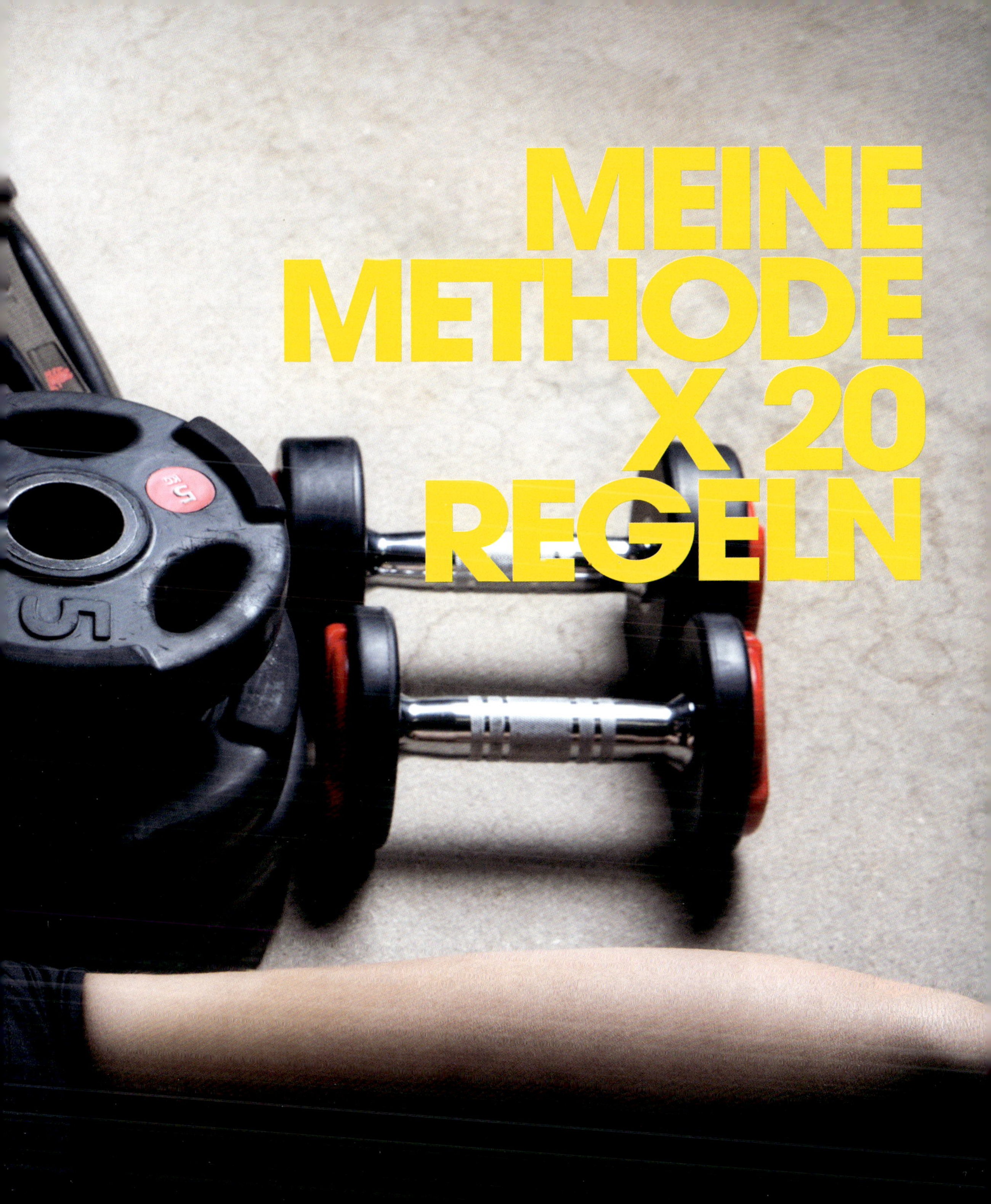

Seit drei Jahren gebe ich mich voll und ganz dem Fitnesstraining hin. Es hat mir geholfen, mich gut zu fühlen. Es macht mich stärker, sowohl körperlich als auch geistig. Ich übertreffe mich jeden Tag selbst. Der Körper, den ich mir forme, formt auch meinen Geist. Durch ihn werde ich immer selbstsicherer. Fitness betrifft mein ganzes Leben. Ich lebe sie sehr intensiv, mehr als zehn Stunden pro Woche. Ich achte auf meinen Körper und meine Gesundheit. Fitness dient dazu, die eigenen Fähigkeiten zu verbessern, sich selbst zu behaupten und den eigenen Geist zu befreien. Niemals dazu, dem eigenen Körper zu schaden.
Tretet ein in die Welt der Fitness. Im Laufe eures Trainings werdet ihr begreifen: Fitness ist nicht einfach nur ein Sport. Es endet nicht mit ein paar Stunden Training pro Woche. Fitness erobert unsere Küche, unseren Kleiderschrank, unsere Vorratskammer ... es verändert unsere Lebensart und unser Denken. Es ist ein besonderer Lifestyle, eine allumfassende Methode des Wohlbefindens. Hier liefere ich euch meine 20 goldenen Regeln, die Geheimnisse eines Fit-Girls, die auch euer Leben verändern werden.

Meine Methode besteht aus 20 einfachen Regeln, um die eigenen Ziele sicher zu erreichen. Die Methode, die ich auch selbst befolge. 20 Regeln für den Alltag, um die eigene Form und Gesundheit zu fördern. 20 Regeln, die euch dabei helfen, die Shape eurer Träume zu erreichen und sich rundum wohl in eurer Haut zu fühlen.

10 FITNESS-REGELN

Fitness ist DER Sport, um den eigenen Körper zu formen. Jeder kann es machen. Das Training passt sich eurem Niveau, eurer Form und euren Zielen an. Ganz einfach. Fitness beschränkt sich nicht auf gedopte Bodybuilder oder supermuskulöse Frauen. Lebt diesen Sport, wie ihr wollt: nur zum Spaß, ohne Zwang, oder bis zur Wettkampfreife, wenn ihr euch mit anderen messen wollt. In jedem Fall haben meine zehn Fitness-Regeln nur ein Ziel: euer Wohlbefinden. Die Herausforderung suchen, sich selbst übertreffen, aber auch wissen, wann man lockerlassen muss, um gestärkt zurückzukommen – das sind meine Regeln, um immer weiter Fortschritte zu machen.

10 FOOD-REGELN

Der Schlüssel zum Erfolg liegt zu 50 % im Studio und zu 50 % auf dem Teller. Ihr glaubt, ihr müsst euch einschränken, um euer Traumgewicht zu erreichen? Falsch! Frustration begräbt die Moral und zerstört die Shape. Diese zehn Food-Regeln sind mein Fundament für eine fitte, gesunde Ernährung, die Spaß macht. Weniger essen bringt nichts. Besser essen bringt euch an euer Ziel.

KANN JEDER MEINE FIGUR HABEN?

Die folgenden Tipps sind die Grundlage für ein gesundes, fittes Leben und werden euch helfen, eure Body-Ziele zu verwirklichen. Was ihr wissen solltet: Ihr werdet niemals Gisele Bündchen … einfach weil ihr nicht Gisele Bündchen seid! Aber ihr werdet die beste Version von euch selbst. Fitness wird euch verwandeln und euer gesamtes Potenzial entfalten. Habt ihr besondere Vorzüge? Fitness wird sie noch stärker betonen. Habt ihr Schwachstellen? Fitness wird sie korrigieren. Ihr werdet zu der Person, die ihr euch nicht zu erträumen gewagt hättet. Ihr werdet stolz, ihr werdet stark, ihr werdet ein Held! Nehmt es selbst in die Hand. Schafft euch die Mittel. Ich habe es gemacht, also könnt ihr es auch. Ich bin nicht als Fit-Girl geboren, sondern bin es geworden. Jeder kann meine Figur haben.

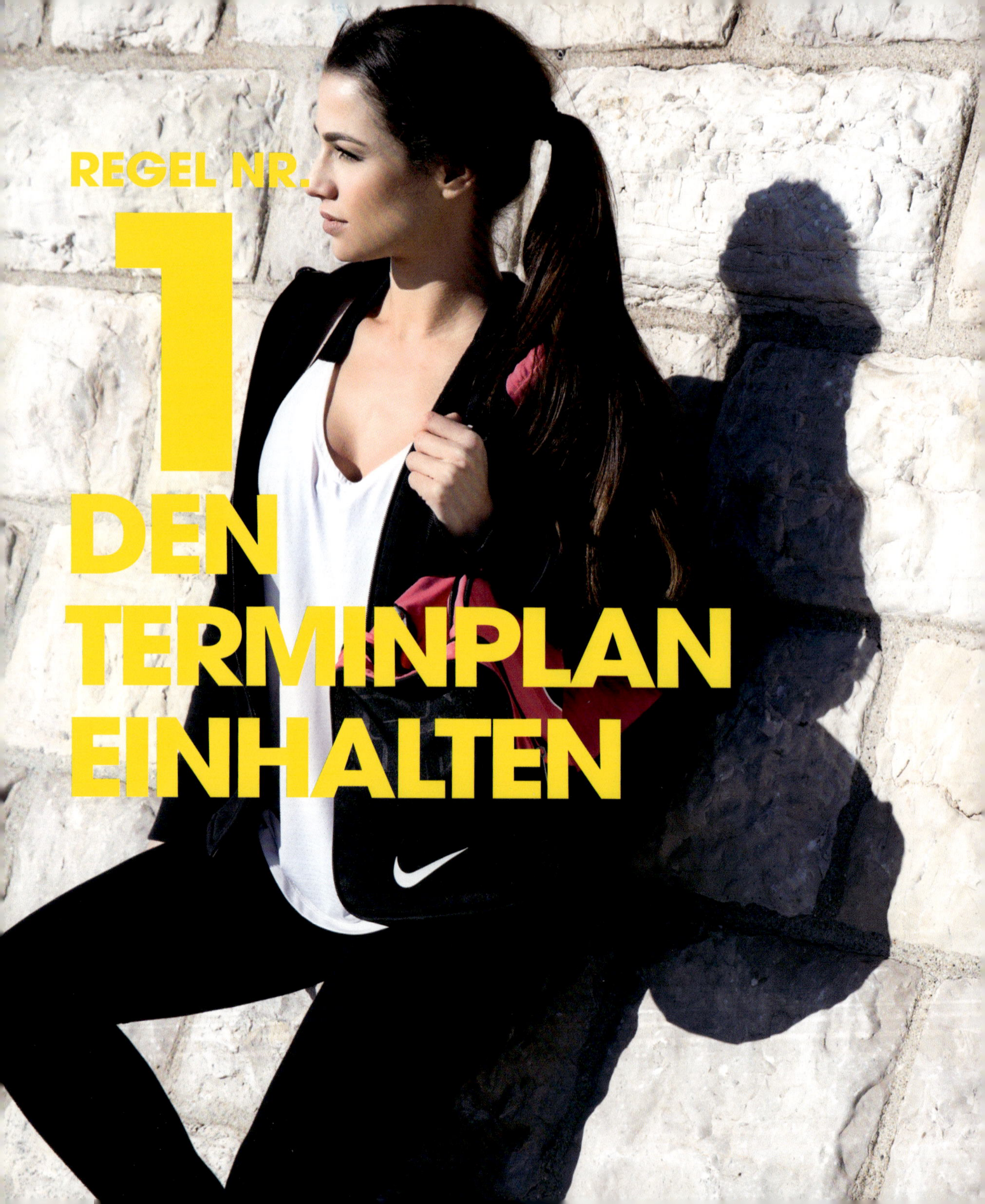

REGEL NR. 1

DEN TERMINPLAN EINHALTEN

Vereinbart einen Termin mit eurem Fitnessstudio. Meine Verabredung ist um Punkt 18 Uhr. Schon auf dem Weg zum Studio bereite ich mich körperlich und mental vor. Mit jedem Schritt auf dem Pflaster steigt die Energie meine Beine hoch und pulsiert durch meinen ganzen Körper. Ich stelle mich auf die Füße. Je weiter ich mich dem Ziel nähere, desto mehr zentriert sich mein Geist, wie ein Pfeil, der auf eine Zielscheibe gerichtet wird. All meine Sorgen verfliegen, mein Kopf wird frei. Ich bin bereit. Ich weiß, dass ich gleich die besten Momente meines Tages erleben werde.

Den Terminplan einzuhalten ist für die Fitness eine Grundvoraussetzung. Ihr nehmt euch vor, ins Studio zu gehen, wenn euch die Lust überkommt, wenn ihr gerade Zeit habt oder euch motiviert fühlt? Dann werdet ihr nie hingehen. Resultate bekommt ihr nur durch Regelmäßigkeit. Ein Fit-Girl oder ein Fit-Guy hält seine Planung auf die Minute ein. Legt eure Trainingstage fest und haltet euch daran. Genauso wie ein Termin bei einem Spezialisten, den ihr schon ein Jahr im Voraus ausgemacht habt. Fitness gehört ab jetzt zu euren Prioritäten. Ihr wollt Ergebnisse sehen? Dann gebt euch auch die Möglichkeit dazu!

EINEN TRAININGSPLAN AUFSTELLEN

Seid realistisch. Nehmt euch keine fünf Trainingseinheiten pro Woche vor, wenn ihr zwölf Stunden am Tag arbeitet oder wenn ihr Kinder oder andere Verpflichtungen habt. Der Sport muss sich in euren Terminkalender integrieren lassen. Seht euch eure Tagesabläufe an und sucht euch die günstigsten Tage für euer Training aus. Diesen Rhythmus müsst ihr dann auch unbedingt einhalten.

DIE ANZAHL DER SITZUNGEN FESTLEGEN

Der richtige Rhythmus für Anfänger: drei Sitzungen pro Woche. Nicht zu viel, nicht zu wenig. Keine Überbelastung, doch so intensiv, dass man Resultate sieht. Aber schlaft nicht ein. Hat sich der Körper erst einmal an einen Rhythmus gewöhnt, steigert die Häufigkeit. Ich selbst bin von drei Sitzungen pro Woche zu vier, dann zu fünf übergegangen. Erhöht die Zahl der Sitzungen nach und nach. So überfordert ihr euren Körper nicht. Mit fünf Sitzungen pro Woche könnt ihr das Training auf die einzelnen Muskelgruppen abstimmen und einige sogar zweimal die Woche trainieren. Das ist hilfreich, um Rückstände aufzuholen, oder einfach für große Muskelgruppen wie die Beine.

FITNESS ZUR PRIORITÄT MACHEN

Fitness muss zu einem Reflex werden, zu einem unumgänglichen Termin. Ihr fragt euch nicht, ob ihr heute hingeht oder nicht. Ihr geht hin, wenn es regnet oder euer Fit-Partner krank ist. Ihr braucht das Training, um euch wohlzufühlen. Fitness ist ab jetzt eine Priorität. Man lässt keine Sitzung sausen, um etwas trinken zu gehen. Das mag am Anfang radikal erscheinen, aber Regelmäßigkeit ist der einzige Weg, um Resultate zu erzielen. Mit der Zeit wird Fitness zu einem Bestandteil eures Lebens, genauso wie euer Job oder das Shopping am Samstag. Euer Umfeld wird sich daran gewöhnen und es respektieren.

KONSTANT MOTIVIERT BLEIBEN

Wie bleibt man motiviert? Das ist die Frage, die mir am häufigsten gestellt wird. Meine Antwort besteht aus einem Wort: Spaß. Wenn ihr Spaß bei eurem Tun empfindet, braucht ihr euch nicht mehr zu motivieren. Der Spaß kommt mit der Regelmäßigkeit. Mit der Zeit gewöhnt sich der Körper an die Arbeit. Der Körper verausgabt sich und erzielt Fortschritte. Ihr tragt bei jeder Sitzung einen Sieg über euch selbst davon und werdet süchtig danach, genauso wie ich. Denkt an all die Befriedigungen, die euch das Training verschafft: die leidenschaftlichen Gespräche mit eurem Fit-Partner, die Spannung, die ihr während der Sitzung abbauen könnt, die Energie, die ihr anschließend spürt, und die Shape, die ihr euch erarbeitet. Seht die Anstrengung nicht als Zwang, sondern als Schlüssel zu eurem Glück an.

DIE RUHEPHASEN

Ruhepausen sind genauso Bestandteil des Programms wie das Training. Während der Ruhezeiten reparieren die Muskeln die kleinen Verletzungen, die beim Trainieren entstehen, und werden stärker. Übermäßiges Training ist niemals gut. Es führt nur zur psychischen und physischen Ermüdung. Trainiert nie dieselbe Muskelgruppe an zwei Tagen hintereinander. Achtet darauf, dass ihr in der Nacht nach dem Training gut schlaft und genauso an den restlichen Tagen der Woche.

TIPPS

> Tragt euch eure Traningstage in den Terminkalender ein und variiert diese niemals. Informiert euer Umfeld darüber.

> Reserviert euch die Abende unter der Woche für das Studio und die Wochenenden für andere Aktivitäten. So könnt ihr das Training mit eurem Privatleben in Einklang bringen.

> Gebt nicht der Versuchung nach, eine Sitzung ausfallen zu lassen: Nehmt eure Sportsachen mit, meidet Partys unter der Woche, damit ihr am nächsten Tag im Studio fit seid ...

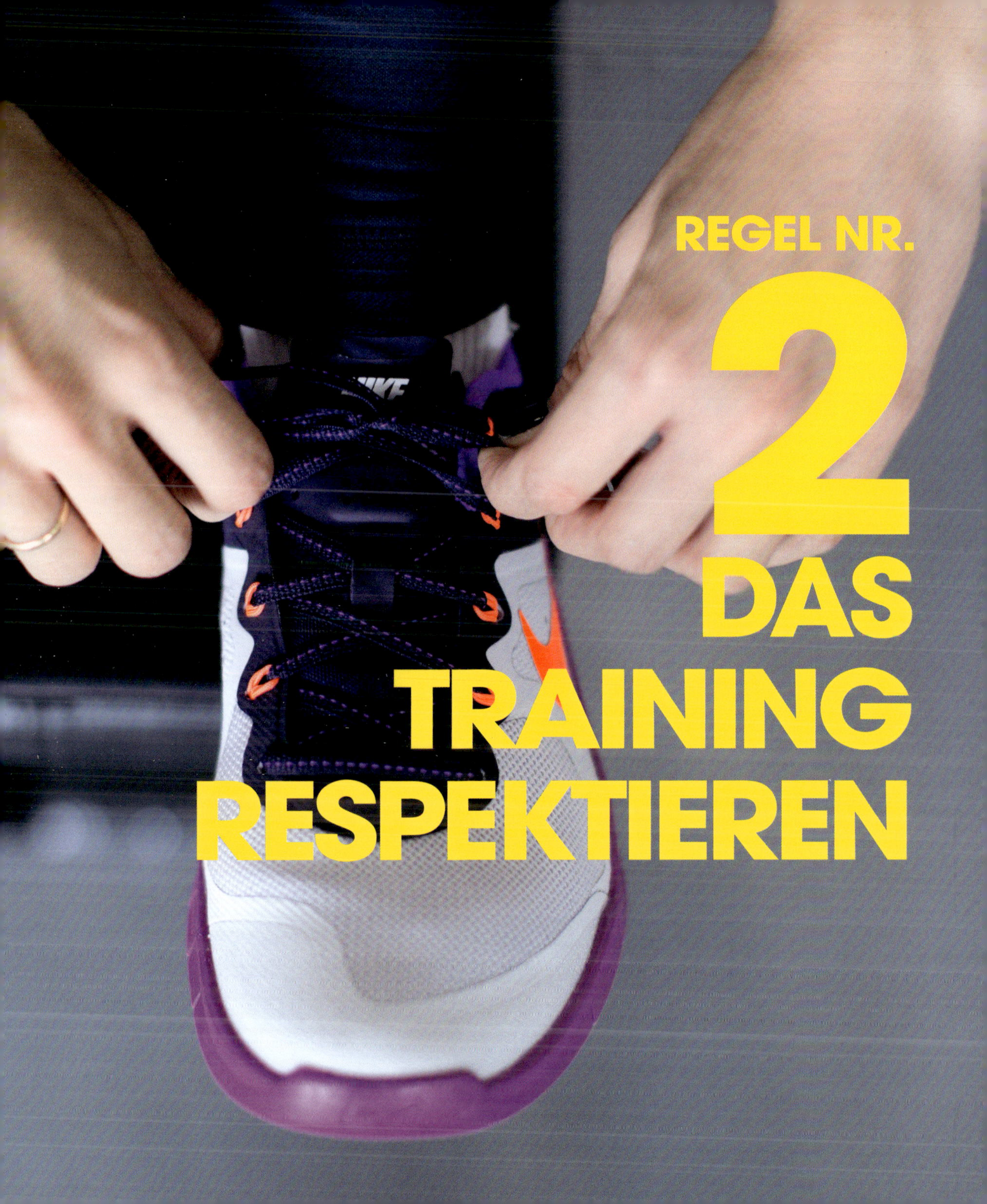

REGEL NR. 2
DAS TRAINING RESPEKTIEREN

Krafttraining ist keine Stümperei. Wenn ich ins Studio gehe, dann, um zu arbeiten. Meine Planung ist genau festgelegt und wird nicht variiert. Ich habe verschiedene Methoden getestet und ich kenne meinen Körper. Ich weiß, welche Übungen ihn malträtieren und welche ihn respektieren. Ich weiß, welche Abläufe nötig sind, um die Muskeln vorzubereiten, sie zu kräftigen und das Maximum aus ihnen herauszuholen. Ich habe ein an mich angepasstes Training ausgearbeitet, um meine Ziele sicher zu erreichen.

Okay, ihr trainiert also dreimal pro Woche. Aber was macht ihr während dieser Sitzungen? Trainiert ihr Ober- oder Unterkörper? Wie viele Übungen macht ihr und wie viele Sätze? Wichtig ist nicht nur die Regelmäßigkeit, sondern auch die Disziplin. Es geht nicht nur darum, mehrere Sitzungen unter der Woche zu absolvieren, sondern es kommt auch auf deren Inhalt an. Ihr dürft niemals ohne festes Programm ins Studio, erst recht nicht als Anfänger. Intuitiv trainieren könnt ihr höchstens, wenn ihr schon Erfahrung habt und euch mit den verschiedenen Trainingsmethoden und vor allem mit eurem Körper auskennt. Haltet euch an ein Programm, um keine Fehler zu machen.

DAS TRAINING AUF UPPER UND LOWER BODY VERTEILEN

Die Aufteilung der Sitzungen zwischen Ober- und Unterkörper richtet sich nach euren Schwächen und Stärken. Es fällt euch leicht, die Beine zu trainieren? Dann trainiert den Oberkörper zweimal mehr und umgekehrt. Bei drei Sitzungen pro Woche entspricht das zwei Sitzungen für oben und einer Sitzung für unten. Bei vier wöchentlichen Sitzungen sind es zwei Sitzungen oben und zwei unten oder auch drei und eine. Alles hängt davon ab, wie groß eure Rückstände sind und wie viel Arbeit nötig ist, um diese Schwächen zu kompensieren.

DIE SITZUNGEN AUF MUSKELGRUPPEN AUFTEILEN

Grob gesagt gibt es drei Möglichkeiten, das Training aufzuteilen: Split, Half Body und Full Body. Zu Hause, wenn ihr nur mit dem eigenen Körpergewicht oder mit wenig Material arbeitet, bietet sich Half oder Full Body an. Ihr trainiert also entweder den Ober- oder Unterkörper separat oder den ganzen Körper. So stimuliert ihr möglichst viele Muskelgruppen und verbrennt mehr Energie. Wenn ihr im Kraftraum trainiert, habt ihr die Wahl. Die meisten teilen das

Training auf und konzentrieren sich pro Sitzung auf eine Muskelgruppe. Die andere Option besteht darin, mehrere Gruppen zu bearbeiten. Ihr selbst bestimmt, welche Methode für eure Muskeln am besten geeignet ist, und vor allem, was sich für euch am besten anfühlt. Ich variiere gern, also wechsle ich regelmäßig ab. Dazu nur eine Regel: Bearbeitet beim aufgeteilten Training nicht dieselbe Muskelgruppe oder zwei benachbarte Gruppen an zwei Tagen hintereinander. Wartet dazwischen mindestens zwei Tage ab. Trainiert zum Beispiel nicht die Brustmuskeln direkt nach einer Schultersitzung. Am Ende der Woche sollten alle Muskeln des Körpers mindestens einmal trainiert worden sein.

DIE TRAININGSSTUNDEN AUFBAUEN

Den Plan für eine Sitzung auszuarbeiten ist das Schwierigste. Es gibt viele Methoden und Techniken, die nicht einfach zu meistern sind, selbst wenn man schon lange trainiert. Lasst euch am besten von einem diplomierten Fitnesscoach beraten. Wenn ihr auf euch selbst gestellt seid, so wie ich es war, macht es euch leicht. Lasst die Finger von komplizierten Methoden. Beginnt die Sitzung immer mit einem guten Aufwärmtraining, um die Muskeln und vor allem die Gelenke vorzubereiten. Macht dann mit polyartikulären Übungen weiter, die oft viel Kraft und Konzentration verlangen, wie Kniebeugen (Squats) oder Bankdrücken (Bench Press), und schließt mit isolierten Bewegungen ab, zum Beispiel Seitheben für die Schulter. Einfach, aber effizient.

SÄTZE UND WIEDERHOLUNGEN

Es gibt unzählige Methoden, um die Anzahl der Sätze und Wiederholungen (WH) festzulegen. Generell gilt: Lange Sätze mit ca. 12 Wiederholungen dienen dem Muskelaufbau, also der Hypertrophie, während mit kürzeren Sätzen von 6 bis 8 WH mehr die Kraft trainiert wird. Sehr lange Sätze mit 15,20 oder 25 WH stärken und definieren den Muskel. Variiert die Anzahl der Wiederholungen nach euren Zielen.

TIPPS

> Man trainiert nicht nur seine Stärken, weil es leichter ist. Arbeitet doppelt so oft an den Stellen, die es nötig haben.

> Wenn ihr die Sitzungen, die ihr am wenigsten mögt, am Anfang der Woche absolviert, macht ihr sie auf jeden Fall und verschiebt sie nicht immer wieder auf morgen.

> Wenn ihr euch von einem Coach helfen lasst, gewinnt ihr Zeit. Ihr kommt beim Training schneller voran als ohne Hilfe.

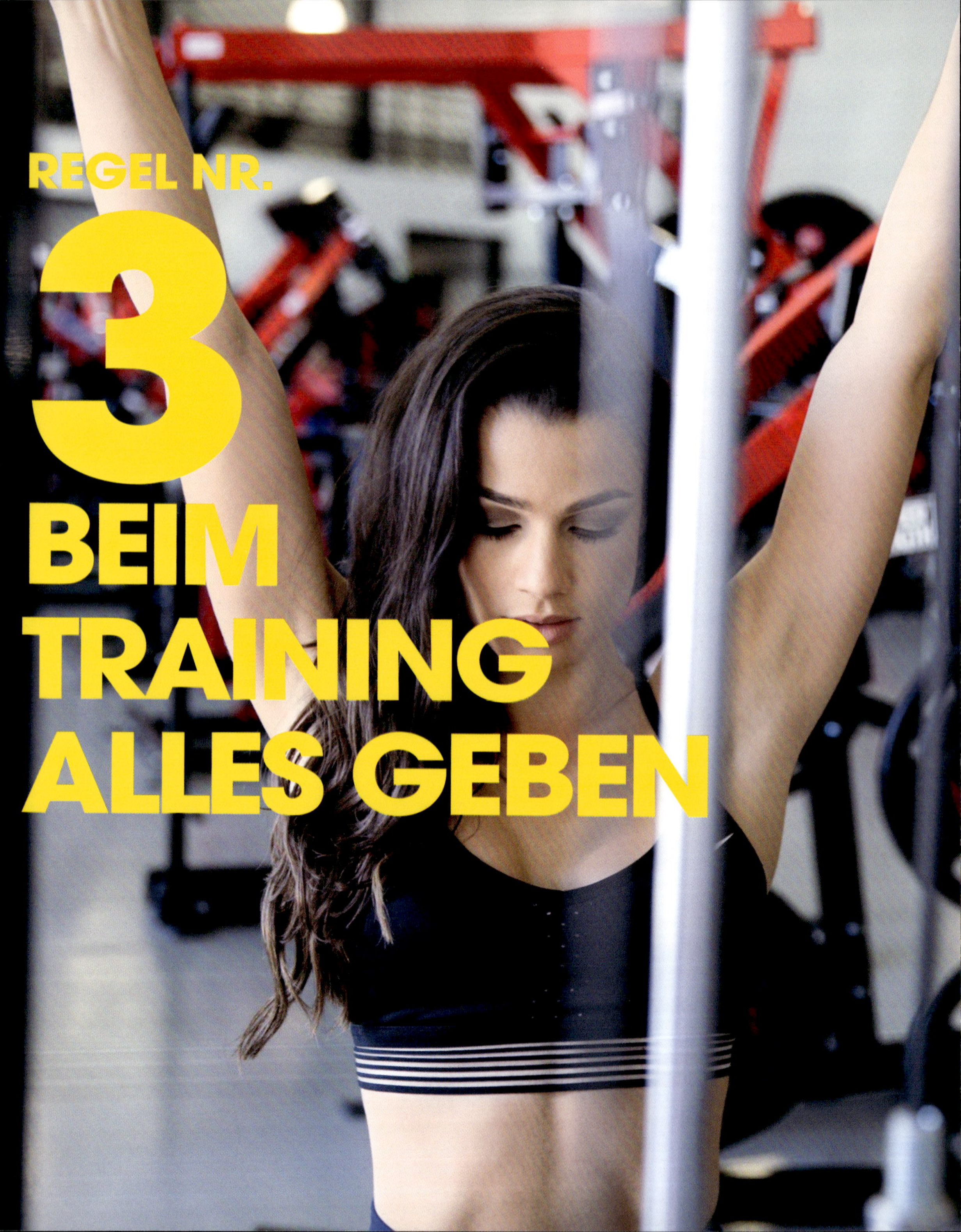

REGEL NR. 3
BEIM TRAINING ALLES GEBEN

Trainiert jedes Mal so, als wäre es euer letztes Training. Wenn ich die Tür zum Kraftraum öffne, weiß ich, dass ich an meine Grenzen gehen werde. Ich wärme mich langsam auf und wecke meine Muskeln. Dann greife ich an. Meine Muskelfasern brennen, ich bringe sie zum Glühen, spüre, wie sie sich verknoten, anschwellen, reißen, und wenn ich bei der letzten Wiederholung das Gewicht hebe, ist es, als würde ich es aus mir herausreißen. Und wenn ich dann völlig außer Atem bin, bin ich glücklich: Ich habe meine Sitzung so erfolgreich abgeschlossen wie noch nie und ich bin bereit, am nächsten Tag von vorn zu beginnen.

Das Studio ist zum Trainieren da, nicht um sich zu unterhalten. Nur Intensität zahlt sich aus. Die einzige Regel, wenn man gut weiterkommen und schnell Ergebnisse erzielen will: von Anfang bis Ende 200 % geben, in jeder Sekunde und bei jedem Training. Bei jeder Bewegung spüren, wie die Muskeln arbeiten, die Herzfrequenz steigt, bis man bei der letzten Wiederholung kurz vor der Erschöpfung steht. Viele Leute gehen jahrelang ins Studio, ohne wirklich eine Veränderung festzustellen, weil sie sich nicht voll und ganz dem Training hingeben, weil sie nicht ihr Bestes geben. Macht also euer T-Shirt nass.

GEWICHTE AUFLEGEN

Welches Gewicht bei welcher Übung notwendig und ausreichend ist, hängt von den eigenen Fähigkeiten ab. Man kann sich keine 80 kg auf die Stange packen, wenn man gerade erst mit den Squats anfängt. Findet das Gewicht, mit dem ihr die vorgesehene Anzahl von Wiederholungen machen könnt und nicht noch zwei mehr. Wie viel das ist, kann euch keiner sagen. Nur ihr allein könnt das herausfinden. Nur ihr allein könnt es spüren. Es kommt auf eure eigene Form an, wie ihr euch nach jeder Wiederholung, jeder Serie, jeder Übung fühlt. Ein Athlet ist nach seiner Sitzung nicht taufrisch, er gibt aber auch nicht nach der fünften Wiederholung erschöpft auf. Überschätzt euch nicht, aber unterschätzt euch auch nicht.

FOKUSSIERT BLEIBEN

Die Belastung zählt, die Konzentration aber noch mehr. Bleibt während eures Trainings fokussiert.

Schenkt Ablenkungen, den anderen im Studio sowie Plaudereien zwischen zwei Sätzen keine Beachtung. Eine zu lange Pause, ein Moment der Zerstreuung, und schon sinken Intensität, Herzfrequenz und Muskelkontraktion. Konzentriert euch darauf, die Bewegungen richtig auszuführen. Sonst powert ihr euch unnötig aus und das Verletzungsrisiko steigt.

DIE MUSKELKONTRAKTION SPÜREN

Spürt ihr die Muskelkontraktion während der Bewegung? Das beweist, dass ihr sie richtig ausführt. Wenn ihr nicht wisst, welche Körperpartie gerade arbeitet, solltet ihr euch Gedanken machen. Stellt euch bildlich vor und spürt dabei hin, wie der anvisierte Muskel arbeitet. Versucht ihn ganz gezielt anzuspannen: hebt nicht die Arme, um die Schultern zu trainieren, sondern spannt die Schultermuskeln an, um die Arme zu heben.

DEN PULS IN DIE HÖHE TREIBEN

Intensiviert euer Training, treibt den Puls in die Höhe. Haltet kurze Ruhezeiten ein (bis zu 1 Min 30 S). Während der Abfolge der Sätze bleiben die Muskeln in Spannung und die Herzfrequenz auf erhöhtem Niveau, der Körper hat keine Zeit, sich vollständig zu erholen. Ein gutes Training misst sich an Transpiration, Ermüdung und der Erschöpfung.

BIS ZUR ERSCHÖPFUNGSGRENZE GEHEN

Bis zur Erschöpfung heißt, die Grenzen des Körpers zu verschieben und eine Übung so lange fortzuführen, bis der Körper aufgeben will. Verlasst eure Komfortzone und geht bis an eure Grenzen. Schätzt eure Fähigkeiten richtig ein und führt die maximale Wiederholungszahl aus. So, dass ihr danach nicht mehr in der Lage seid, noch zwei mehr zu machen, aber auch nicht vorher aufhören müsst.

DIE RM

Bodybuilder und Fitnesssportler berechnen oft ihr „Repetition Maximum", also das maximale Gewicht, das sie während einer einzigen Wiederholung heben können. Diese Zahl dient als Ausgangsbasis für die Übungen, die aus einer bestimmten Anzahl an Wiederholungen mit einem bestimmten Gewicht bestehen, also z. B. 50 % des RM. So lässt sich ein genaues Programm erstellen, um die Muskeln gezielt zu stimulieren.

TIPPS

> Trainiert mit einem Fit-Partner, aber hebt euch das Plaudern für die Umkleide auf.

> Verwendet im Studio ein Chronometer, damit ihr wisst, wann die Pausen zu Ende sind.

> Habt keine Angst vor Überanstrengung, solange eure Bewegungen richtig ausgeführt werden.

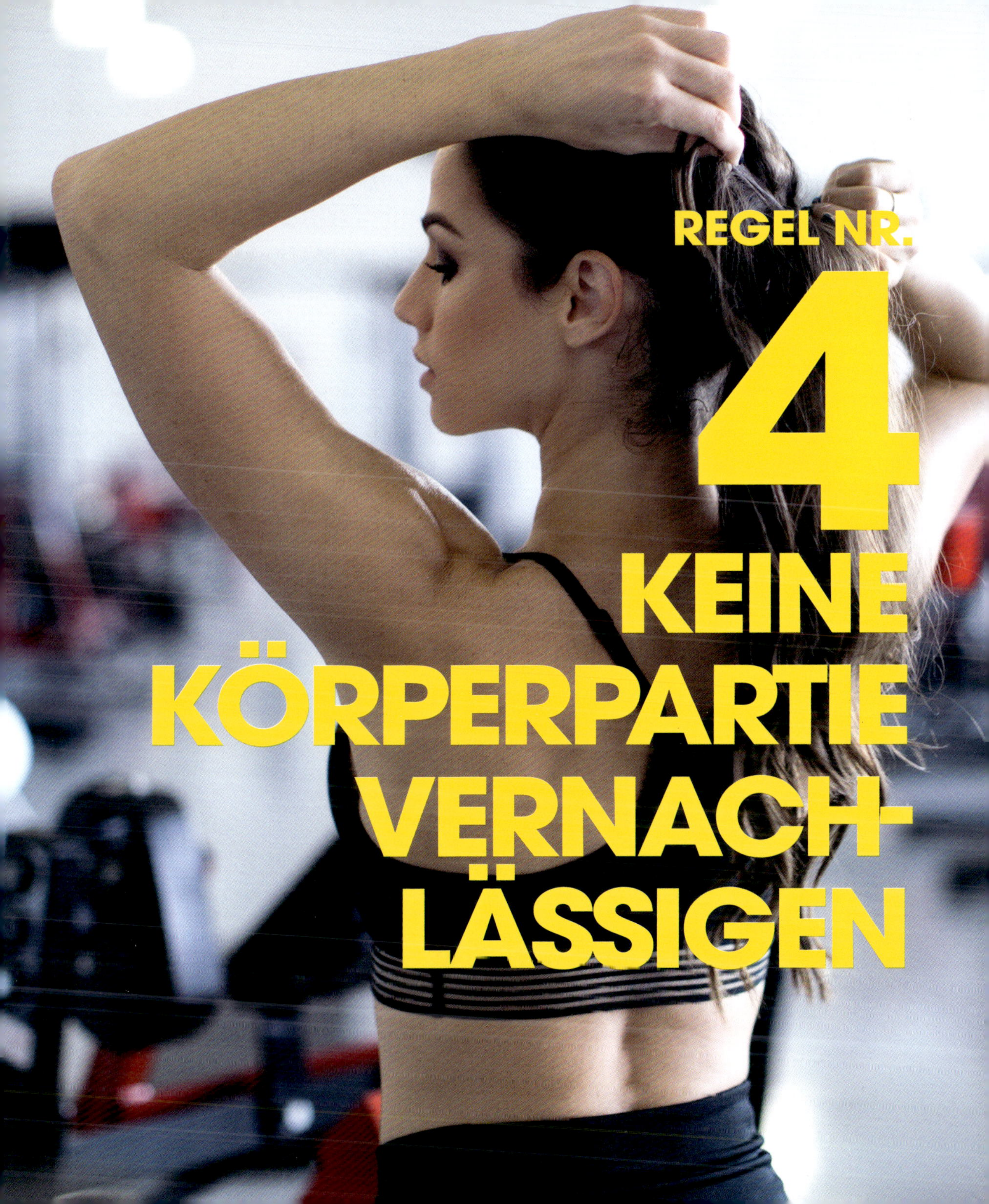

REGEL NR. 4

KEINE KÖRPERPARTIE VERNACH-LÄSSIGEN

Den Körper in seiner Gesamtheit zu trainieren ist unerlässlich. Anfangs habe ich die Brustmuskulatur gemieden. Zu männlich für eine Frau. Ein Irrtum, wie ich feststellen musste. Heute genieße ich es, wenn sich die Griffe des Butterfly-Geräts einander nähern, wenn der Rücken in die Lehne gedrückt wird und die Brustmuskeln sich zusammenziehen. Mein ganzer Körper ist in Einklang.

Typischer Anfängerfehler: sich auf bestimmte Körperpartien konzentrieren und andere dabei vernachlässigen. Selbst manch ein Fortgeschrittener lässt sich dazu hinreißen. Männer konzentrieren sich auf Brust und Arme, Frauen auf Bauch und Po. Man muss jedoch alle Muskelgruppen trainieren, um einen guten Körper zu bekommen, Fett ab- und Muskelmasse aufzubauen und Verletzungen zu vermeiden.

DEN GANZEN KÖRPER EINBEZIEHEN, UM MEHR ZU VERBRENNEN

Anfangs vielleicht schwer zu verstehen: Um Bauchumfang zu verlieren, reicht es nicht, nur die Bauchmuskeln zu trainieren. Es sind auch Kniebeugen (Squats), Bankdrücken (Bench Press) und Ausfallschritte (Lunges) nötig. Warum? Ein Muskel wird nicht isoliert bearbeitet. Bezieht den ganzen Körper und alle Muskelgruppen mit ein. Polyartikuläre oder Mehrgelenks-Übungen, die mehrere Muskelgruppen beanspruchen und ein Maximum an Energie verbrennen, sind besonders effzient, um Fett, also das kleine „Bäuchlein“, abzubauen. Man darf aber nicht vergessen, dass der Fettabbau überall erfolgt: es ist unmöglich, den Bereich genau zu bestimmen.

TIPPS

> Beim Krafttraining ist es wie beim Abitur: Nichts auslassen, wenn man gute Ergebnisse will.
> Die Muskelpartien, die man ungern trainiert, sind oft diejenigen, die es am nötigsten haben.
> Wer ein echter Athlet werden möchte, stellt sich seinen Schwächen: Arbeitet zweimal pro Woche an euren Schwachpunkten.

DIE SILHOUETTE WOHLPROPORTIONIEREN

Der zweite Grund, warum der gesamte Körper trainiert werden sollte: eine harmonische Figur. Ein schöner, muskulöser Po + ein ultraflacher Bauch + … schlabbrige Arme? Sucht den Fehler. Wenn ihr als Frau euren Trizeps trainiert, werdet ihr noch lange kein Mann. Im Gegenteil, es festigt die Arme und lässt das lästige, wabbelnde Fett verschwinden. Das gilt für alle Körperpartien. Muskulöse Arme sind nicht nur den Männern vorbehalten und ein muskulöser Hintern nicht nur den Frauen. Denn Frauen mit einer schönen, definierten Schulterpartie können den Kopf höher tragen. Und ein Mann mit einem kräftigen, trainierten Hintern ist besonders sexy. Der Körper eines Fit-Girls oder eines Fit-Guys ist athletisch, und zwar überall.

DEN KÖRPER GLEICHMÄSSIG TRAINIEREN

Männer vernachlässigen oft ihren Unterkörper. Die Beine nicht zu trainieren schafft ein Ungleichgewicht, das Fortschritte im oberen Bereich hemmt, da der Körper immer auszugleichen versucht. Viele Männer geben zu, dass sie bessere Fortschritte erzielen, seitdem sie begonnen haben, ihre Beine zu trainieren. Wenn man eine Körperpartie vernachlässigt, zahlt man früher oder später den Preis, da man zum Nachholen doppelt so viel Energie aufwenden muss.

DIE MUSKELSTRUKTUR STÄRKEN, VERLETZUNGEN VERMEIDEN

Auch wenn diese Bedeutung vielleicht nicht sofort klar wird, spielt sie eine große Rolle für euren Schutz. Das Trainieren von schwachen Muskelpartien vermeidet Verletzungen. Der Rücken ist z. B. besonders bei Kniebeugen oder beim Kreuzheben (Deadlift) wichtig. Dasselbe gilt für zahlreiche andere Partien. Deshalb ist es sehr wichtig, einen festen und stabilen Körper zu haben. Wenn ihr nach 20 Sekunden aufgeben müsst, weil eure Schultern brennen, habt ihr hier einen Schwachpunkt. Werden bestimmte Körperzonen also vernachlässigt, steigt das Risiko, sich zu verletzen und ganz aufhören zu müssen.

DER GRUNDUMSATZ

Wenn man den ganzen Körper trainiert, wird man schneller „trocken". Warum? Je muskulöser der Körper, desto mehr Energie verbrennt er im Ruhezustand, also beim „Nichtstun". Die Energie, die aufgewendet wird, um die Körperfunktionen aufrechtzuerhalten, wird Grundumsatz genannt. Wenn ihr euren Körper trainiert, muss er im Ruhezustand mehr Energie aufbringen, um die Muskeln zu versorgen. Kurz gesagt, ihr steigert euren Stoffwechsel und diese zusätzlich verbrauchte Energie führt zu weniger Fettanlagerungen. Was zu beweisen gilt!

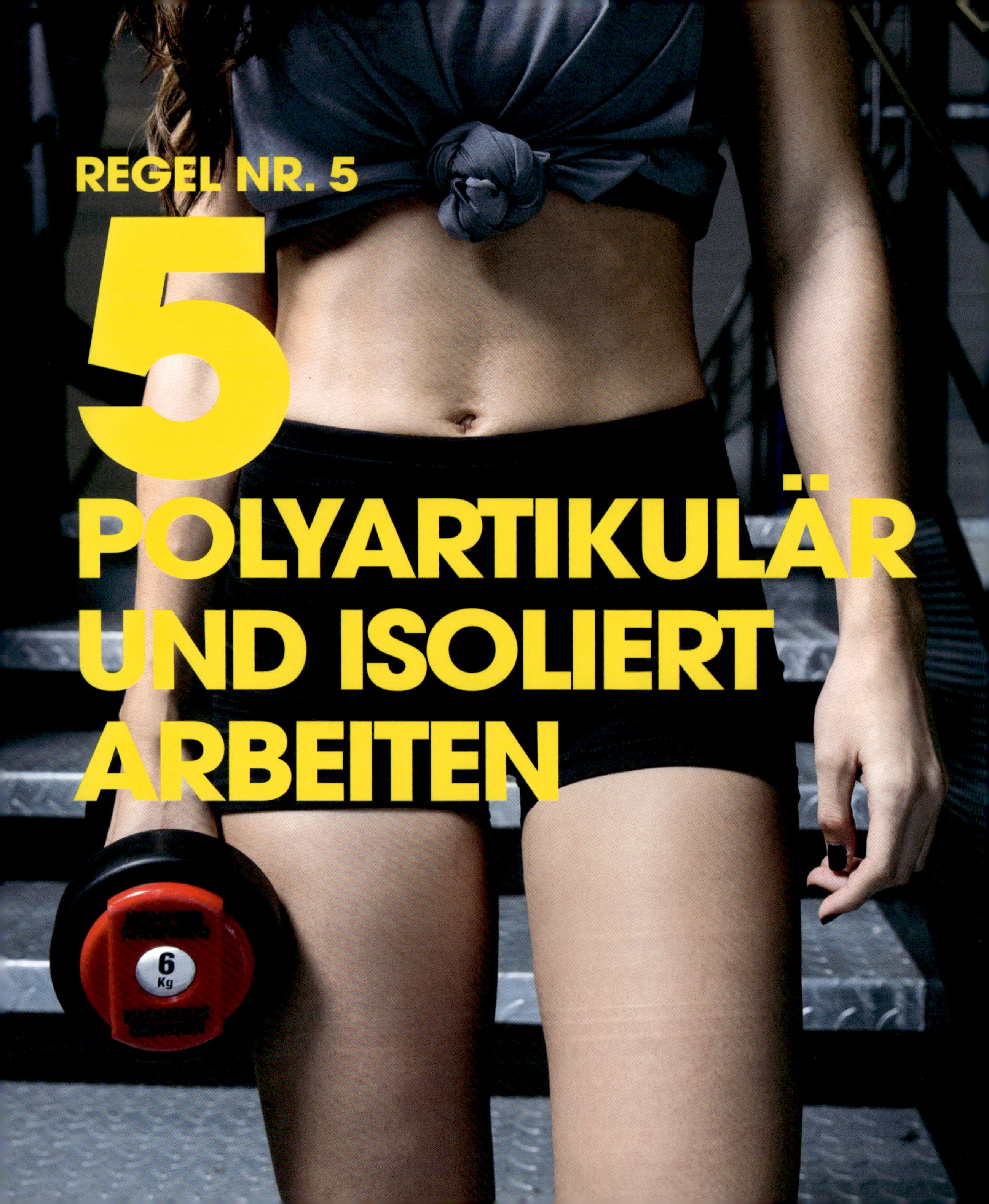

REGEL NR. 5

5

POLYARTIKULÄR UND ISOLIERT ARBEITEN

Mischt beide Übungsarten für ein optimales Ergebnis. Wenn ich die Schultern trainiere, meine Lieblings-Muskelgruppe, ziele ich auf Perfektion. Auf der Bank drücke ich die Hantel nach oben und wieder nach unten. Meine Muskelfasern schwellen an. Und während ich die Stange zurück auf den Rahmen lege, freue ich mich schon aufs Seitheben. Ich spiele auf jedem Schultermuskel wie auf den Saiten eines Instruments, ich arbeite sie heraus, definiere sie, schnitze sie. Das ist meine Kunstschmiedearbeit.

Um einen Muskel vollständig zu trainieren, mischt ihr polyartikuläre Übungen, wie Kniebeugen oder Bankdrücken, mit isolierteren Übungen, wie Donkey Kicks. Diese Art von Übungen wirkt auf den Körper auf unterschiedliche Weise. Die ersten bauen den Muskel auf, die zweiten sorgen gezielt für die Feinarbeit. Beide ergänzen einander. Lasst also nichts aus.

DEN MUSKEL AUFBAUEN

Für den Aufbau von Muskelmasse sind in erster Linie polyartikuläre Bewegungen nötig. Dabei werden mehrere Gelenke gleichzeitig beansprucht, also auch mehrere Muskelgruppen. Beispiele dafür sind Kniebeugen (Squats), Kreuzheben oder Bankdrücken. Diese Übungen brauchen viel Energie und große Anstrengung. Außerdem dienen sie der Kraftentwicklung, wenn man sie konsequent mit Gewichten ausführt. Sie sind unverzichtbar, egal auf welchem Niveau, aber vor allem am Anfang, denn sie schaffen die Basis für eure Muskeln, die ihr anschließend noch mit isolierten, gezielteren Übungen weiter formen könnt.

DIE ARBEIT VERFEINERN

Isolierte Übungen sind im Gegensatz zu den polyartikulären sehr gezielt. Sie beanspruchen nur eine einzige Muskelgruppe, im Idealfall sogar nur einen einzigen Muskel. Mit diesen Übungen baut man keine Muskelmasse auf, sondern formt den einzelnen Muskel. Man nimmt dafür eher leichte Gewichte, um die Bewegung korrekt auszuführen und den Muskel zu spüren. Es bringt nichts, voll aufzuladen, wenn dann, etwa beim Seitheben, Trapezmuskeln und die Rückenmuskulatur die Arbeit der Schultern übernehmen. Kontrolliert für eine maximale Effizienz jede Bewegung. Das gilt für alle Muskelgruppen, vom Rücken- über den Brust- und Schulterbereich bis zu den Beinen.

MIT DER EIGENEN ENERGIE HAUSHALTEN

Am einfachsten beginnt man mit polyartikulären Übungen, die deutlich mehr Energie erfordern, und macht anschließend mit isolierten Übungen weiter. Andere Optionen: Ein Doppelset aus polyartikulärer + isolierter Übung ohne Pauseoder man führt zu einer Vorerschöpfung der Muskeln mit einer isolierten Übung vor einer polyartikulären. Es gibt zahlreiche Kombinationen. Variiert so oft wie möglich. Man kann mit Squats, Ausfallschritt und Kreuzheben beginnen und mit Leg Curls und Leg Extensions enden. Oder man macht in einer Schulter-Sitzung einen Satz Military Press und anschließend Seitheben.

DEN MUSKEL ZUERST ERMÜDEN

Das ist eine der Optionen: mit einer Isolationsübung den Muskel, den man trainieren will, zuerst ermüden und dann zu einer polyartikulären Übung übergehen. Damit kann man einen bestimmten Muskel in einer Muskelgruppe wecken. Zum Beispiel beim Squat. Frauen trainieren mit Kniebeugen vor allem ihren Booty und spüren dabei besonders ihre Oberschenkel. Normal: Squats sind eine polyartikuläre Übung, die sowohl die Beine als auch den Po beansprucht. Um den Po zu trainieren, könnt ihr ihn zuerst mit einer gezielten Übung ermüden (etwa am Kabelzug).

DEN KÖRPER ÜBERRASCHEN

Beim Fitness ist Abwechslung immer gut. Die Übungen variieren, die Reihenfolge der Ausführung, die Trainings … Nicht in der Komfortzone zu bleiben und den Körper zu überraschen ist das Beste, um weiterzukommen. Trainiert mit anderen zusammen, um deren Methoden zu entdecken, andere Übungen auszuprobieren und euch zu motivieren.

TIPPS

> Durch regelmäßiges Variieren der Übungen kommt man besser weiter, da man den Körper so ständig zum Arbeiten zwingt.

> Mit einem Mix aus polyartikulären und gezielten Übungen wird der Muskel vollständig trainiert.

> Testet verschiedene Methoden, um herauszufinden, was euch am besten zusagt, und sorgt beim Training für Abwechslung.

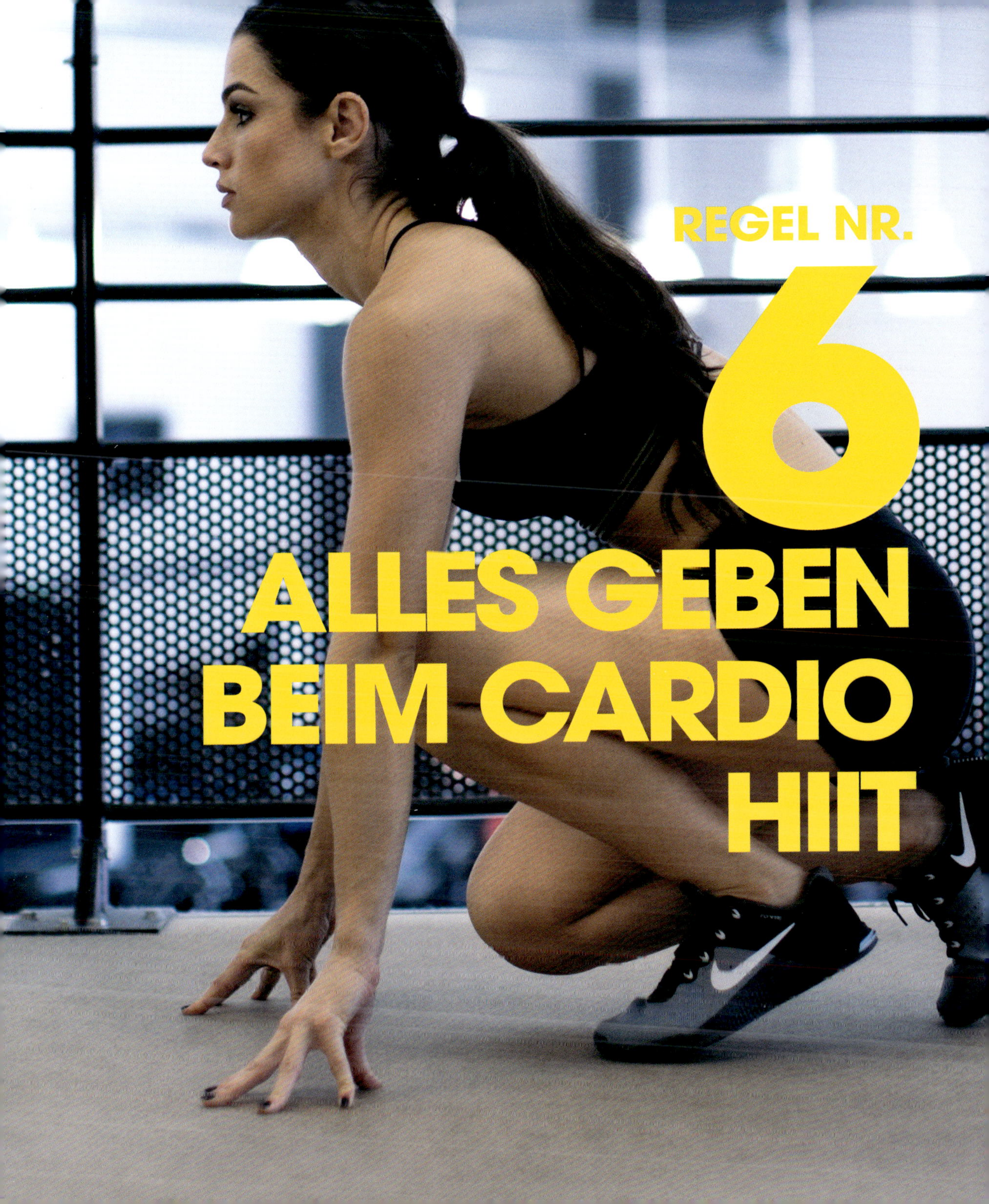

REGEL NR. 6
ALLES GEBEN BEIM CARDIO HIIT

Eine schlanke, definierte Silhouette erhält man nicht unbedingt durch stundenlanges Jogging. Früher bin ich viel gelaufen. Heute treibe ich meinen Puls vor allem im Kraftraum in die Höhe. Ich lege meine Matte auf den Boden, vor die Geräte, und mache meine Übungen. Mein Herz schlägt immer schneller und meine Atmung wird immer flacher. Meine Wangen und mein ganzes Gesicht glühen. Das Blut pocht in meinen Adern. Und zwischen zwei Sätzen mache ich quasi zur Erholung mit Krafttraining weiter. HIIT kennt keine Gnade.

Das Erste, was Frauen einfällt, wenn es ums Abnehmen geht, ist stundenlanges Joggen und Salat essen. Falsch. Beim Laufen verbrennt man zwar Kalorien, aber es ist nicht die beste Methode. 30, 40 oder 60 Minuten Laufen bei schwacher Intensität verbraucht zwar Energie im Moment der Anstrengung, zehrt aber auch an der Muskelmasse. Unser Ziel ist es jedoch, Muskelmasse aufzubauen und dabei Fett zu reduzieren. Diese Kombination garantiert einen schlanken, vitalen und definierten Körper.

CARDIO- UND KRAFTTRAINING MISCHEN

Verbindet Cardio- und Krafttraining. Macht am Ende eures Trainings etwa zehn Minuten Intervalltraining. Das HIIT-Training (High Intensity Interval Training, Hochintensives Intervalltraining) ist kurz und intensiv. Es ist das einzige Cardio-Training, das zu einer Zunahme an Muskelmasse führt. Oder zumindest dazu, dass man keine verliert. Die Anstrengung ist kurz, daher wird nicht auf die Muskelreserven zugegriffen.

TIPPS

> Es ist besser, mehrmals die Woche ein hochintensives, aber kürzeres Cardio einzulegen, als nur ein längeres mit schwacher Intensität.

> Das HIIT-Training ist effizienter, wenn man es zum Ende der Fitnesssitzung absolviert.

> Auch wenn man Gegenteiliges hört, ist Cardio im nüchternen Zustand nicht effektiver als nach einer (Zwischen-)Mahlzeit.

DEN AFTERBURN-EFFEKT FÖRDERN

Wie jede intensive körperliche Aktivität verbrennt das HIIT während der Ausführung viel Energie. Der Pluspunkt beim HIIT? Wegen der hohen Intensität verbrennt der Körper auch nachher, in der Erholungsphase, noch weiter. Der hohe Energiebedarf hebt den Grundumsatz an. Je höher der Grundumsatz, desto mehr Bodyfat wird bei gleicher Aktivität und Ernährung abgebaut. Da die Muskeln besonders viel Energie verbrauchen, haben Fitnesssportler bereits einen überdurchschnittlichen Stoffwechsel. Krafttraining in Verbindung mit Cardio HIIT ist die ideale Kombination, um Fett zu verlieren.

BEIM HIIT werden gleichzeitig Ausdauer und Muskelkraft trainiert. Es besteht aus Kraftübungen mit dem eigenen Körpergewicht in einem durchgehenden Rhythmus, der den Herzrhythmus in die Höhe treibt. Dabei wechselt man zwischen Belastungs- und Erholungsphasen. Doch auch wenn es das Ziel der aktiven Belastungsphase ist, alles zu geben, solltet ihr nicht denken, dass ihr euch während der Erholung hinsetzen und ausruhen könnt. Macht lieber Stützübungen, um wieder zu Atem zu kommen und trotzdem weiterzuarbeiten.

HOCHINTENSIVES INTERVALLTRAINING PRAKTIZIEREN

Das HIIT kann auf zwei Arten ausgeführt werden. Ihr wechselt in einer Übung schnell zwischen Phasen hoher und niedriger Intensität ab. Beim Laufen wechselt ihr z.B. 12 Minuten lang zwischen Sprints von 30 Sekunden und Erholungsphasen von 30 bis 60 Sekunden langsamen Laufens oder schnellen Gehens. Oder ihr macht eine Art Zirkeltraining und wechselt dabei 12 Minuten zwischen Belastungsphasen von 30 Sekunden und Erholungsphasen. Wählt dafür Übungen wie Burpees, Jump Squats, Knieheben, Sprünge …

EINE EXTRASITZUNG CARDIO EINLEGEN

Eine komplette Cardio-Sitzung in der Woche ist euch sehr wichtig? Macht eine große Lauftour, vielleicht am Wochenende. Das ist eine gute Lösung, um mehr zu verbrennen und die Trainingsart zu variieren, ohne viel an den Fitnessergebnissen zu ändern. Achtet nur darauf, diesen Running-Ausflug nicht zu dicht an eure Beinsitzung zu legen.

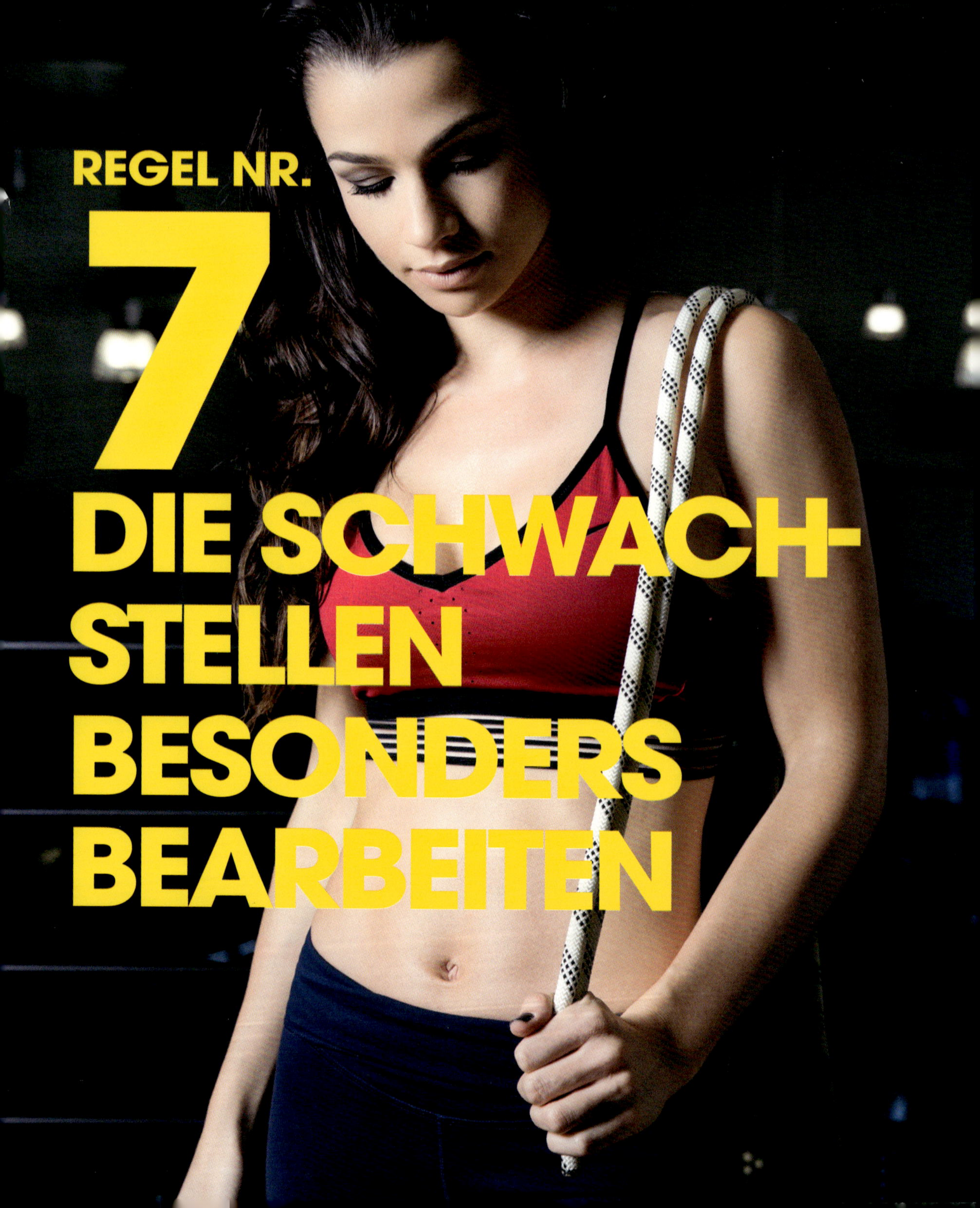

REGEL NR.

7

DIE SCHWACH-STELLEN BESONDERS BEARBEITEN

Man macht um die eigenen Schwachpunkte keinen Bogen. Im Gegenteil: man trainiert sie doppelt so hart. Anfangs habe ich meine Schultern und Brustmuskeln vernachlässigt. Sie waren weniger entwickelt und weniger kräftig. Schwer zu trainieren. Ich umging sie also. Doch dann wurde mir klar, dass ich damit meine Figur ins Ungleichgewicht bringe. Ich musste leiden, um meine Defizite aufzuholen. Die Sitzungen waren schmerzhaft, meine Arme rebellierten und ich hatte danach einen schlimmen Muskelkater. Aber ich biss mich durch. Langsam nahm ich Masse auf. Je größer die Herausforderung, desto befriedigender ist der Sieg.

Es ist einfach, seine Stärken zu trainieren, und unangenehm, an den Schwachstellen zu arbeiten. Aus Bequemlichkeit oder weil es schwerfällt, vernachlässigt man oft seine Problemzonen. Eine schlechte Strategie! Konzentriert eure Anstrengung in erster Linie auf eure Schwachstellen und holt euren Rückstand auf. So bringt ihr die Ästhetik eurer Figur ins Gleichgewicht und vermeidet gefährliche Muskelschwächen, die beim Training mit Gewichten zu Verletzungen führen können.

DIE EIGENEN SCHWACHPUNKTE FINDEN

Schwachstellen sind nicht schwer zu erkennen. Es sind die Partien, die vom Volumen her weniger entwickelt und schwieriger zu trainieren sind, da die Kraft fehlt. Oft fällt es schwer, den entsprechenden Muskel zu isolieren und beim Training zu spüren, da die umgebenden Muskeln die Arbeit für ihn übernehmen. Will man z.B. die Brustmuskeln trainieren, etwa durch Bankdrücken, kann es passieren, dass stattdessen Schultern und Trizeps arbeiten.

RÜCKSTÄNDE AUFHOLEN

Trainiert die entsprechende Muskelgruppe immer mehrmals pro Woche. Baut euch dafür zwei Sitzungen in euer Programm ein, entweder zwei gleichwertige, oder eine große und eine leichtere zur „Auffrischung".

Im ersten Fall macht ihr z. B. zwei übersichtliche, aber unterschiedliche Sitzungen, die jeweils den ganzen Körper trainieren. So gewinnt ihr an Volumen und Definition. Im zweiten Fall macht ihr (hauptsächlich isolierte) Übungen zur Auffrischung ein paar Tage nach einer traditionellen Sitzung.

DIE BASIS SCHAFFEN

Um Rückstände aufzuholen, sind polyartikuläre Übungen unverzichtbar, da sie eine solide Basis schaffen. Damit entwickelt ihr Muskelmasse, also arbeitet daran als Erstes. Sobald ihr die Übungen beherrscht, könnt ihr mit Gewichten belasten.

MIT PRÄZISION ARBEITEN

Auch wenn anfangs die Priorität bei polyartikulären Übungen liegt, könnt ihr bereits da ein paar isolierte Übungen integrieren. Im Gegensatz zu den polyartikulären Übungen führt man die isolierten Übungen mit schwächeren Gewichten aus, um die Bewegung entsprechend gut beherrschen und fühlen zu können. Ihr müsst es wirklich spüren, wie sich der anvisierte Muskel zusammenzieht und entspannt. Die anderen Muskeln dürfen sich nicht oder nur so wenig wie möglich bemerkbar machen.

ÜBERTRAINING

Wenn man eine Schwachstelle bemerkt, gerät man oft in Versuchung, den Muskel übermäßig zu trainieren, indem man die Zahl der Wiederholungen, Sätze und Übungen steigert, um den Rückstand möglichst schnell aufzuholen. Doch eine unendlich lange Sitzung ist nicht effektiver als eine kürzere, ganz im Gegenteil. Macht lieber drei bis fünf Übungen pro Muskelgruppe, je nachdem, ob es sich um eine Split-, Half- oder Full-Body-Sitzung handelt. Bei einer Brust- und Trizeps-Sitzung z. B. widmet ihr vier Übungen den Brustmuskeln und zwei dem Trizeps, da er bei den Brust-Übungen bereits mittrainiert wird.

TIPPS

> **Es ist sehr wichtig, die Muskelgruppe mit dem größten Trainingsrückstand zweimal pro Woche zu trainieren.**

> **Bei einer Auffrischungssitzung kann das Training auch nur aus Isolationsübungen bestehen.**

> **Zögert auch als Frau nicht, bei polyartikulären Übungen mit schwereren Gewichten zu belasten, um Muskelkraft und -volumen aufzubauen.**

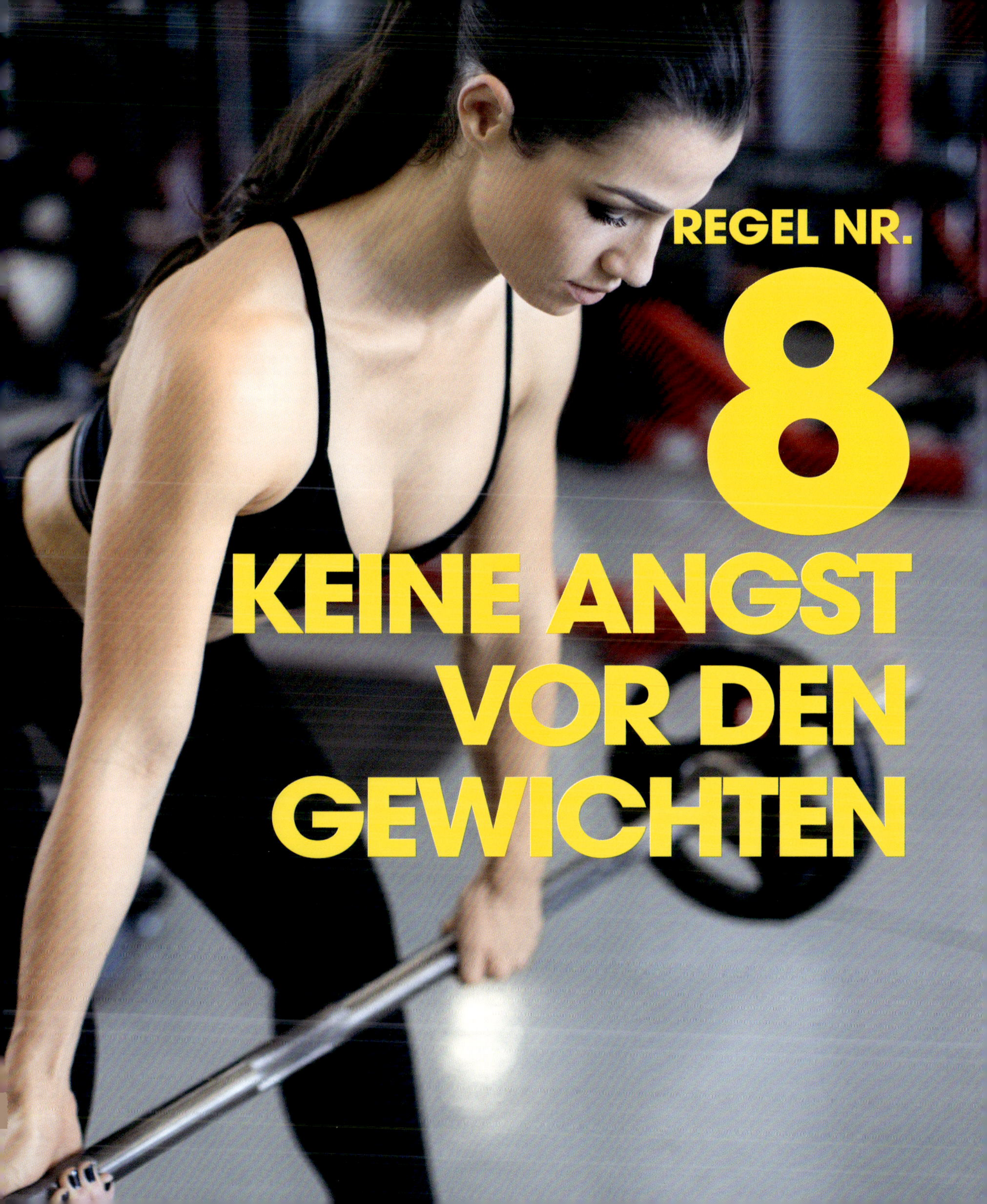

REGEL NR. 8

KEINE ANGST VOR DEN GEWICHTEN

Beim Training ist die Belastung mit dem richtigen Gewicht entscheidend, um im Krafttraining Ergebnisse zu erzielen. Bei meinen Kniebeugen, mit der Langhantel auf den Schultern, sind die Gewichte wie eine Herausforderung. Sie haben mich leiden lassen, aber heute machen mir die 70 kg nichts mehr aus. Ich lege sie ab und hebe die 80 kg. Danach kommen 100. Ich habe gewonnen.

Viele Mädchen denken, sie könnten einen Körper haben wie ihre Lieblings-Fit-Girls, nur indem sie mit Eigengewicht trainieren. Gerade Frauen fürchten, ihnen könnten Muskeln wachsen wie Arnie. Deshalb machen sie einen Bogen um Gewichte und gehen lieber laufen und/oder machen Cardio-Kurse. Diese Aktivitäten sind perfekt, um die Ausdauer und den Körper im Allgemeinen zu trainieren, aber sie sind nicht effizient genug, um ihn richtig zu definieren. Die Frauen, die sich mit Kraftsport beschäftigen, verwenden nur selten schwere Gewichte. Doch ein hartes Training macht noch lange keinen Koloss aus uns!

MUSKELN AUFBAUEN

Eine Frau kann allein von Natur aus nicht so breit werden wie ein Mann. Dafür produziert sie nicht genügend Testosteron, das Hormon, das für die Massebildung verantwortlich ist. Der einzige Weg, um das zu erreichen, wäre die Einnahme von Dopingmitteln. Ihr werdet nicht aussehen wie die Bodybuilderinnen auf dem Podium, nur weil ihr dreimal die Woche Gewichte stemmt. Hartes Training lässt den Körper nicht anschwellen, sondern formt (für einen schönen, runden Po), strafft (Adieu Cellulite) und festigt ihn (indem es Fett verbrennt).

TIPPS

> **Zögert nicht, eure Grundübungen mit Gewichten zu belasten, die eurer Verfassung und euren Zielen entsprechen.**

> **Man bleibt nicht das ganze Jahr über bei dem gleichen Gewicht! Steigert regelmäßig die Belastung, um Fortschritte zu erzielen.**

> **Belasten, okay, aber nicht, um die Übungen dann unsauber auszuführen! In diesem Fall bleibt besser beim niedrigeren Gewicht und intensiviert das Training durch verlangsamte Bewegungen und längeres Halten.**

DEN MUSKEL WEITERENTWICKELN

Eine intensive Belastung, etwa wenn man eine Übung zum ersten Mal ausführt, sie variiert oder das Gewicht steigert, führt zu Mikrotraumata, winzigen Rissen in den Muskelfasern. Diese Verletzungen entstehen meist während der exzentrischen Phase (dem negativen Teil der Übung), bei der der Muskel gleichzeitig das Gewicht halten und sich wieder strecken muss. Direkt nach der Übung und in den folgenden 24 bis 48 Stunden bilden sich durch die Risse Ödeme und Calzium tritt aus den Zellen aus. Das verursacht die Schmerzen des Muskelkaters. Um das verletzte Gewebe zu reparieren, bildet der Körper vermehrt neue, widerstandsfähigere Muskelfasern, wodurch Muskelvolumen und -kraft erhöht wird. Bei langem Training wird der Muskel erschöpft, was ihn dazu zwingt, mehr Raum zum Speichern von Energie (in Form von Glycogen) zu schaffen: Er vergrößert sich.

DEN KÖRPER FORMEN

Bei Frauen führt das Krafttraining mit Gewichten zu einer leichten Zunahme an Muskelmasse und einem Verlust an Körperfett. Der Körper wird gestrafft und cellulitefrei, bekommt wohlgeformte Rundungen, vor allem an Po, Beinen und Schultern sichtbar. Die Figur wird deutlich athletischer, bleibt dabei aber trotzdem extrem feminin. Bei Männern führen Gewichte zu einer deutlichen Zunahme an Muskelmasse, also zu mehr Volumen und ebenfalls zum Abbau von Körperfett. Sie werden insgesamt fester, straffer und kräftiger.

DAS EIGENGEWICHT

Krafttraining mit Eigengewicht beansprucht und formt den Körper auf eine völlig andere Weise. Es ist nicht meine bevorzugte Trainingsart, aber Eigengewicht bedeutet noch lange nicht „easy". Die größte Schwierigkeit bei dieser Methode ist, die Übungen ausreichend zu variieren, um den Körper vollständig zu trainieren (vor allem an den Beinen). Man bekommt davon zwar generell weniger Muskelvolumen, aber eine schlankere, definiertere Figur. Beginnt mit dem Eigengewichts-Programm (S. 88–129), um die Beherrschung über euren Körper zu erlangen und überschüssiges Fett abzubauen und geht anschließend zum Programm mit Material und/oder zum Kraftraum über.

REGEL NR.

9

KEINE CHALLENGES MITMACHEN

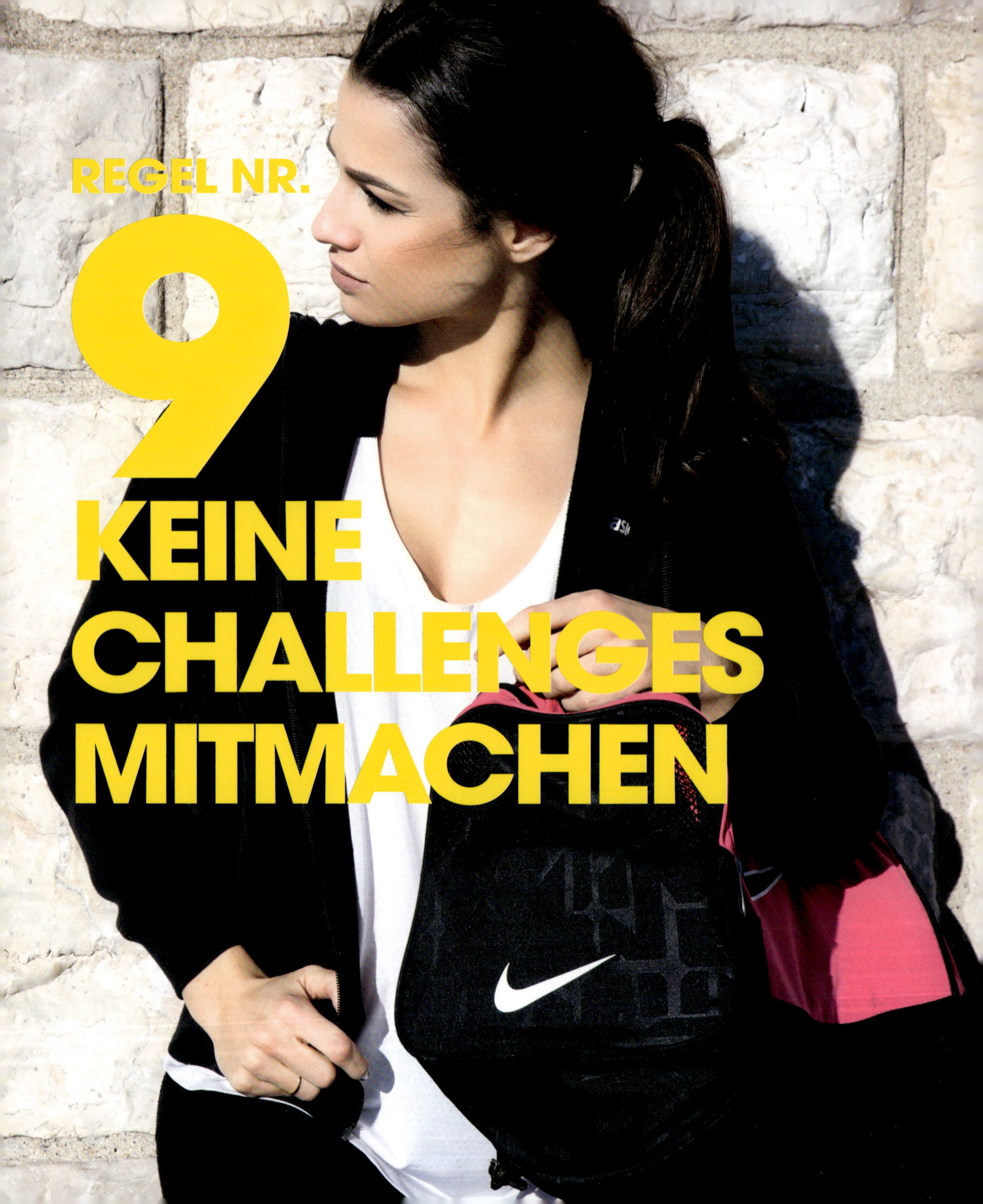

Glaubt nicht an Wunder. Herausforderungen stelle ich mir bei jedem Training: eine zusätzliche Wiederholung, ein höheres Gewicht, eine neue Methode ... Jedes Mal erweitere ich meine Grenzen, physisch und mental. Jede einzelne ist gut überlegt und steht am Ende einer langen Entwicklung. Wenn ich sie erreiche, weiß ich, dass es die Krönung meiner ganzen Arbeit ist. Ich schaffe mir meine eigenen Siege.

Squat-Challenge 30 Tage, Crunch-Challenge, die maximale Anzahl an Liegestützen … die neuen Trends im Netz rufen zu allen möglichen Herausforderungen auf. Irgendwo heißt es, Squats seien DIE ultimative Po-Übung? Jeden Tag Squats zu machen und die Anzahl der Wiederholungen bis ultimo zu steigern wird euch aber nicht so einfach mehr Volumen bringen. Tut mir leid, dass ich euch enttäuschen muss. Dasselbe gilt für den Bauch oder die Arme: 10, 100 oder 1000 Wiederholungen ändern nichts daran. Challenge hin oder her.

EINE ZONE MIT VERSCHIEDENEN ÜBUNGEN GEZIELT TRAINIEREN

Nehmen wir zum Beispiel Squats. Diese Übung allein genügt nicht, um am Booty Masse aufzubauen. Es ist eine polyartikuläre Übung, die sowohl Bein- als auch Gesäßmuskeln trainiert. Macht für die Masse Squats, aber auch Beckenheben oder Donkey Kicks. Nur wenn man die Übungen variiert, kann man einen Muskel aus verschiedenen Richtungen stimulieren, ihn aber vor allem überraschen und schockieren. Ihr benötigt eine Reihe von Übungen, um ihn auf alle möglichen Arten zu trainieren und so Fortschritte zu erzielen. Genauso ist es bei den Brustmuskeln: Dafür braucht ihr Liegestütze, aber auch Bankdrücker, Flys …

TIPPS

> **Aufhören zu glauben, dass 15 Minuten Bauchübungen am Tag für ein Sixpack ausreichen.**
> **Wenn man sich nur auf eine Muskelgruppe konzentriert, wird man wenig Veränderung sehen. Arbeitet gleichermaßen im oberen und unteren Bereich und bringt so eure Figur ins Gleichgewicht!**
> **Um einen bestimmten Muskel zu trainieren, muss man die Übungen im Laufe der Monate variieren. Der Muskel darf sich niemals gewöhnen!**

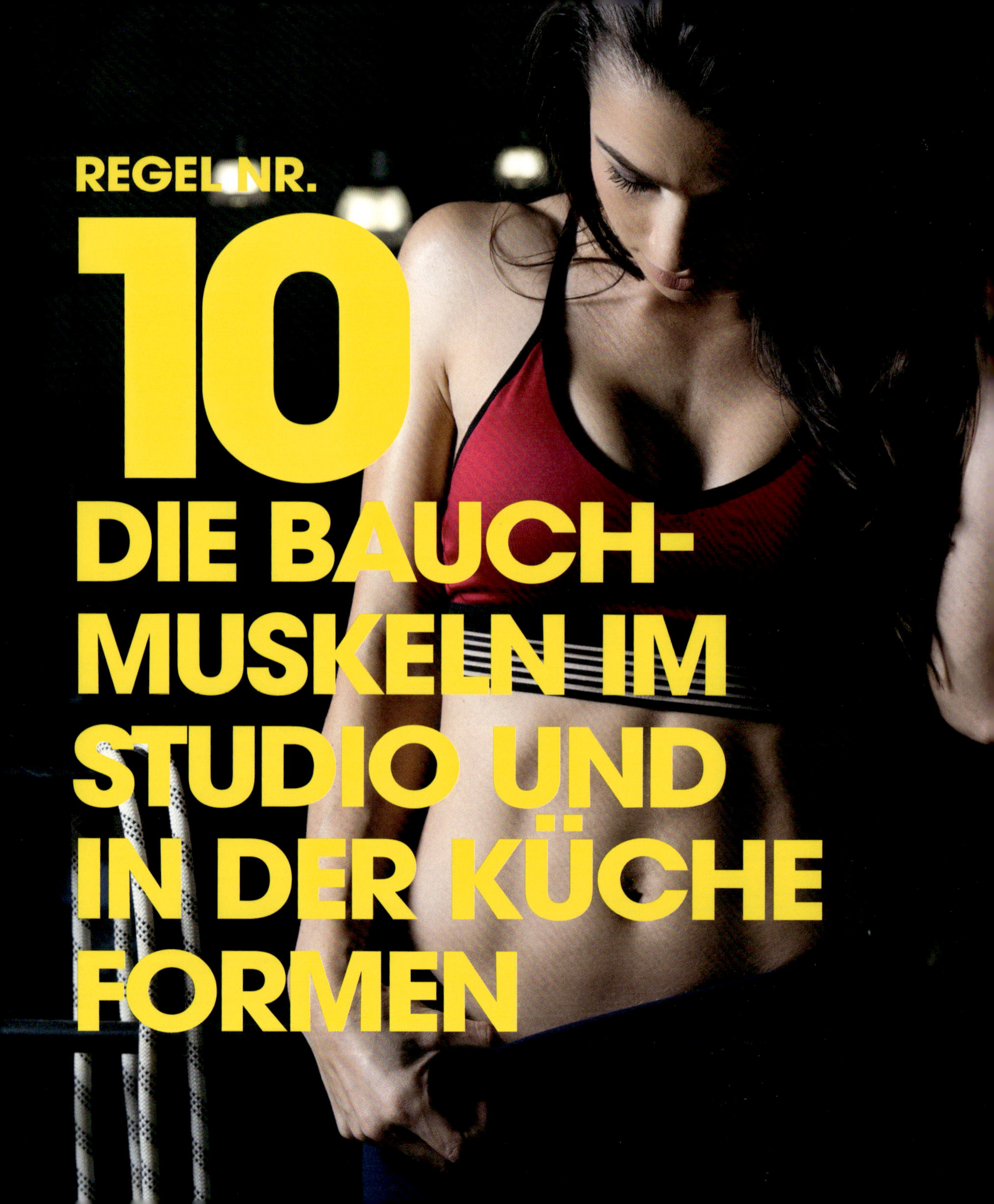

REGEL NR.

10

DIE BAUCHMUSKELN IM STUDIO UND IN DER KÜCHE FORMEN

„Abs are made in the kitchen" – Bauchmuskeln werden im Studio und in der Küche geformt. Ich hatte schon immer eine schmale Taille, aber erst seitdem ich regelmäßig trainierte, war ich wirklich stolz auf meinen flachen Bauch. Ich habe mir meine Bauchmuskeln Linie für Linie, Kurve für Kurve selbst gezeichnet.

Logischerweise muss man Bauchübungen machen, um Bauchmuskeln zu bekommen? Nicht unbedingt. Crunches und ihre Varianten regeln nicht das Problem des Bauchfetts. Es gibt einen Unterschied zwischen kräftigen und sichtbaren Bauchmuskeln. Sie können eine starke Bauchmuskulatur haben, die aber unter einem kleinen Speckbäuchlein verborgen liegt. Die Lösung für einen schönen flachen Bauch und sichtbare Bauchmuskeln? Eine gestärkte Muskulatur und gesunde Ernährung.

DIE BAUCHMUSKELN FÜR EINEN FLACHEN BAUCH STÄRKEN

Der berühmte flache Bauch hängt von der Bauchmuskulatur ab. Wenn sie kräftig ist, stützt sie die Organe und hält den Bauch in Form. Um sie zu trainieren, müsst ihr Stützübungen oder Beinheben ausführen. Damit stärkt ihr eure Bauchmuskeln in der Tiefe, ohne das Volumen zu vergrößern, und könnt so eine schlanke Taille behalten. Vergesst die polyartikulären Übungen wie Squats oder Kreuzheben nicht. Sie beanspruchen die Bauchmuskulatur, da der Oberkörper während der gesamten Übung angespannt bleibt, und sorgen so für einen flachen Bauch.

DIE BAUCHMUSKELN FESTIGEN

Verwechselt einen flachen Bauch nicht mit einem schön gezeichneten Sixpack. Um die Bauchmuskeln zu definieren und dort Masse aufzubauen, sind Gewichte unverzichtbar, zum Beispiel Crunches am Kabelzug oder Oberkörper heben in Bauchlage auf der Schrägbank mit Langhantel.

KÖRPERFETT REDUZIEREN

Parallel dazu braucht ihr eine fitnessgerechte Ernährung. Ihr reduziert das Fett, das sich rund um den Bauchnabel anlagert. Achtet auf eine ausgewogene Ernährung und eine gute Verdauung. Setzt dabei auf natürliche Lebensmittel und meidet industrielle Produkte. Sorgt für eine ausreichende Zufuhr an Proteinen, aber auch Ballaststoffen, guten Fetten und Kohlenhydraten mit niedrigem glykämischen Index (GI). Ich persönlich esse am Abend gerne leichter, so verdaue ich besser und habe immer einen flachen Bauch.

DIE VERDAUUNG FÖRDERN

Ein flacher Bauch ist auch eine Sache der Verdauung. Ein aufgeblähter Bauch ist rund und ruiniert die Taille. Achtet auf eine ballaststoffreiche, möglichst pflanzliche und natürliche Ernährung. Trinkt ausreichend und bewegt euch genug. Körperliche Aktivität ist eine der besten Methoden, die Verdauung anzuregen.

INTERMITTIERENDES FASTEN

Den ganzen Tag lang etwas knabbern, zu häufig Mahlzeiten einnehmen oder ganz einfach zu viel essen stimuliert kontinuierlich das Verdauungssystem und führt oft zu Blähungen. Beim intermittierenden Fasten wird die Zeit ohne Nahrungsaufnahme von der Nacht bis zum Mittag ausgedehnt. So kann der Verdauungstrakt länger ruhen, was Blähungen vermeidet.

TIPPS

> Sichtbare Bauchmuskeln erhält man zu 70 % durch die richtige Ernährung.

> Setzt auf polyartikuläre Übungen, um die maximale Anzahl an Kalorien zu verbrennen und die Bauchmuskulatur zu stärken.

> Trainiert für einen schönen flachen Bauch eure Abs mit Stützübungen, um die tiefe Muskulatur zu stärken, und mit Gewichten, um Volumen aufzubauen.

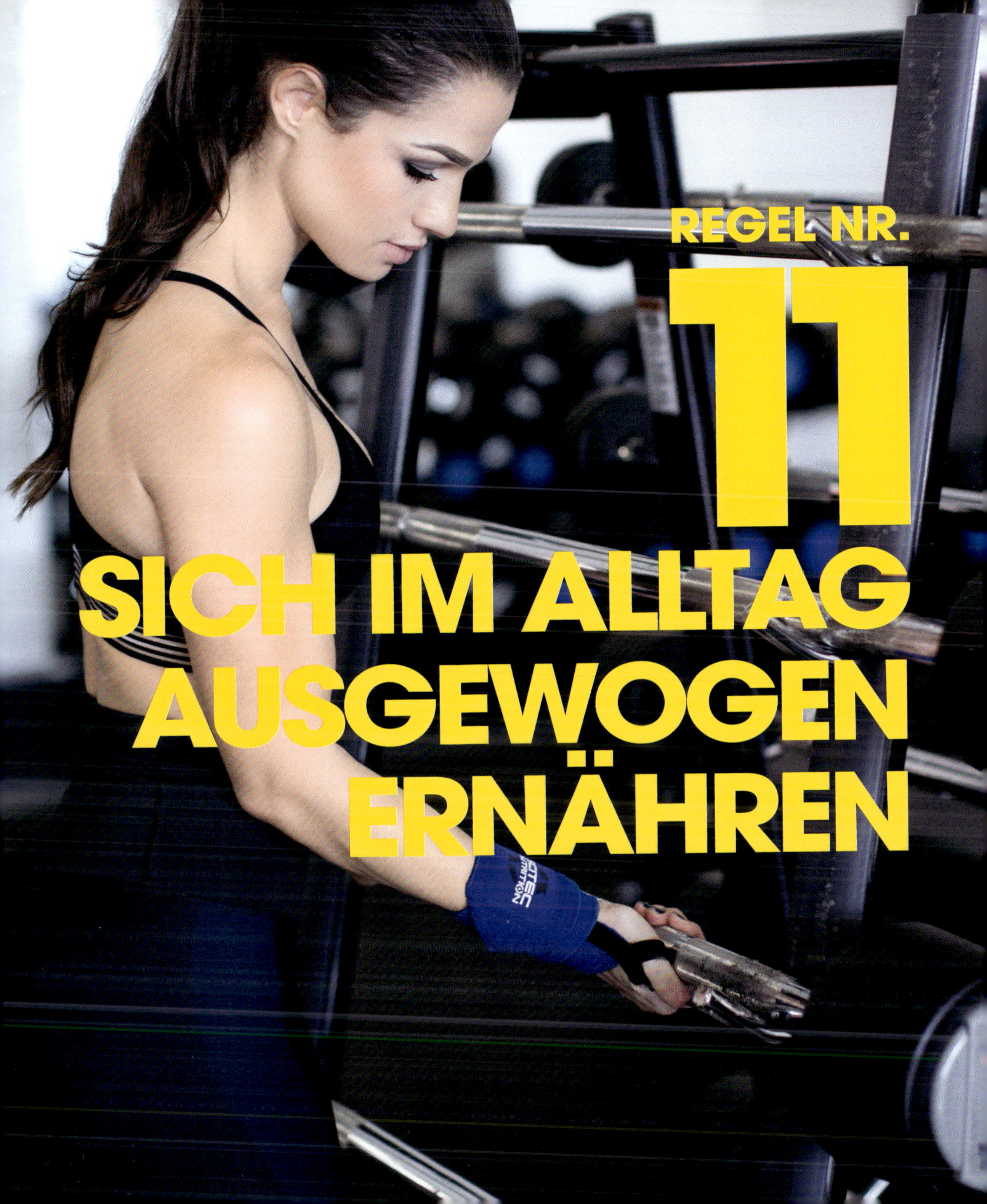

REGEL NR.

11

SICH IM ALLTAG AUSGEWOGEN ERNÄHREN

Gesund essen ist keine Diät, die über drei Monate eingehalten wird, sondern ein Lifestyle für das ganze Leben. Mich in meinem eigenen Körper wohlzufühlen, schlank und in Form zu sein ist meine Motivation Nummer eins.

Um eure Figur zu verändern, müsst ihr auch eure Gewohnheiten ändern. Express-Diäten, die zum Traumkörper führen, gibt es nicht. Wer das verspricht, lügt. Einen straffen, starken, wohlgeformten Körper bekommt man nicht durch Diäten. Macht lieber Sport und ernährt euch gesund, und das an allen Tagen eures Lebens. Ihr haltet gesunde Ernährung für eine lästige Pflicht? Healthy Food ist alles andere als ein Verzicht auf Genuss oder Geschmack. Im Gegenteil, es ist kreativ und abwechslungsreich. Ihr werdet neue Nahrungsmittel und neue Gerichte entdecken. Und vor allem werdet ihr euch gut fühlen.

SCHLUSS MIT DEN DIÄTEN

Diäten sind zum Scheitern verurteilt, da man dabei nicht lernt, sich richtig zu ernähren. Ihr ändert nicht eure Lebensgewohnheiten, die dem Körper zu viel Energie rauben, den Stoffwechsel senken und zum altbekannten Jojo-Effekt führen. Durch die drastische Senkung der Kalorienzufuhr wird der Organismus in den Hungermodus versetzt. Er fährt seinen Energieverbrauch herunter, um die lebensnotwendigen Funktionen aufrechtzuerhalten. Je mehr ihr euch einschränkt, desto weniger nehmt ihr ab: Alles wird gespeichert anstatt verbraucht. Weiterer Negativ-Bonus: Ihr seid ständig müde. Und vor allem lauft ihr Gefahr, eure ganze Muskelmasse zu verlieren.

TIPPS

> Meidet Industrieprodukte so gut wie möglich, denn sie stecken voller schlechter Fette und Zucker, die auch in salzigen Produkten massenweise versteckt sind.

> Healthy Food ist keine Diät. Die Ernährung allmählich umzustellen ist die beste Methode, sich gesund zu ernähren, ohne sich zu frustrieren.

> Obst und Gemüse wird viel zu oft vernachlässigt. Räumt dafür den größtmöglichen Platz in euren Mahlzeiten ein. Sie sind die Basis einer fitten und gesunden Ernährung.

DIE ERNÄHRUNG UMSTELLEN

Um sich im Alltag gesund zu ernähren, ohne Frust und ohne Jojo-Effekt, müsst ihr nach und nach neue, gesunde Angewohnheiten einbauen. Ersetzt die schlechten Fette wie Butter durch pflanzliche Fette (zum Beispiel Oliven- oder Rapsöl). Verwendet statt raffiniertem Zucker Süßungsmittel mit niedrigerem GI (Kokosblütenzucker, Agavensirup oder Honig). Wenn ihr eure Routine nach und nach ändert, empfindet ihr diese Veränderungen nicht als Zwang, sondern als Fortschritt. Ihr werdet jeden Tag den positiven Effekt eurer neuen Ernährungsweise spüren und keine Frustration. Im Gegenteil: Ihr werdet stolz auf euch sein.

ETIKETTEN RICHTIG LESEN

Das ist der Weg zu einer gesunden Ernährung. Studiert bei jedem Produkt die Zusammensetzung und den Nährwert. Macht einen Bogen um verdächtige Inhaltsstoffe wie Zusätze oder tierische Fette. Kauft stattdessen bevorzugt Lebensmittel mit interessantem Nährwert: reich an Eiweiß, Ballaststoffen und guten Fetten und arm an Zucker (gekennzeichnet unter Kohlenhydraten mit „davon Zucker").

MAHLZEITEN RICHTIG ZUSAMMENSTELLEN

Eine ausgewogene Mahlzeit enthält einen Anteil an Proteinen, gesunden Fetten (Olivenöl, Avocado ...), Kohlenhydraten, möglichst mit niedrigem GI, und natürlich Obst und Gemüse, am besten aus Bioanbau. Die Quantität hängt von eurer körperlichen Aktivität, eurem Körperbau und euren Zielen ab. Die Makronährstoffe (Proteine, Kohlenhydrate, Fette) sind wichtig, aber vergesst auch die Mikronährstoffe (Vitamine und Mineralstoffe) nicht. Achtet deshalb auf eine möglichst abwechslungsreiche Ernährung.

VEGETARISCHES THAI-CURRY
Für 4 Personen

- **Etwas Olivenöl in einer Pfanne oder im Wok erhitzen. 2 EL rote Curry-Paste dazugeben, dann 1 gewürfelte Zwiebel und 1 gewürfelte Schalotte darin anbraten.**
- **4 in Scheiben geschnittene Möhren, dann nach ein paar Minuten 200 g Zuckerschoten dazugeben.**
- **Zum Schluss 5 in Scheiben geschnittene Champignons hinzufügen. Das Gemüse unter Rühren goldbraun braten. Nach Belieben mit Zitronengras und Ingwer würzen.**
- **Etwas Gemüsebrühe dazugießen, dann alles köcheln lassen, bis das Gemüse weich ist (falls nötig, mehr Flüssigkeit nachgießen). 250 ml Kokosmilch dazugeben, kurz aufkochen lassen.**
- **Das Curry mit Thai-Reis servieren.**

REGEL NR.

12 SICH CHEAT MEALS ERLAUBEN

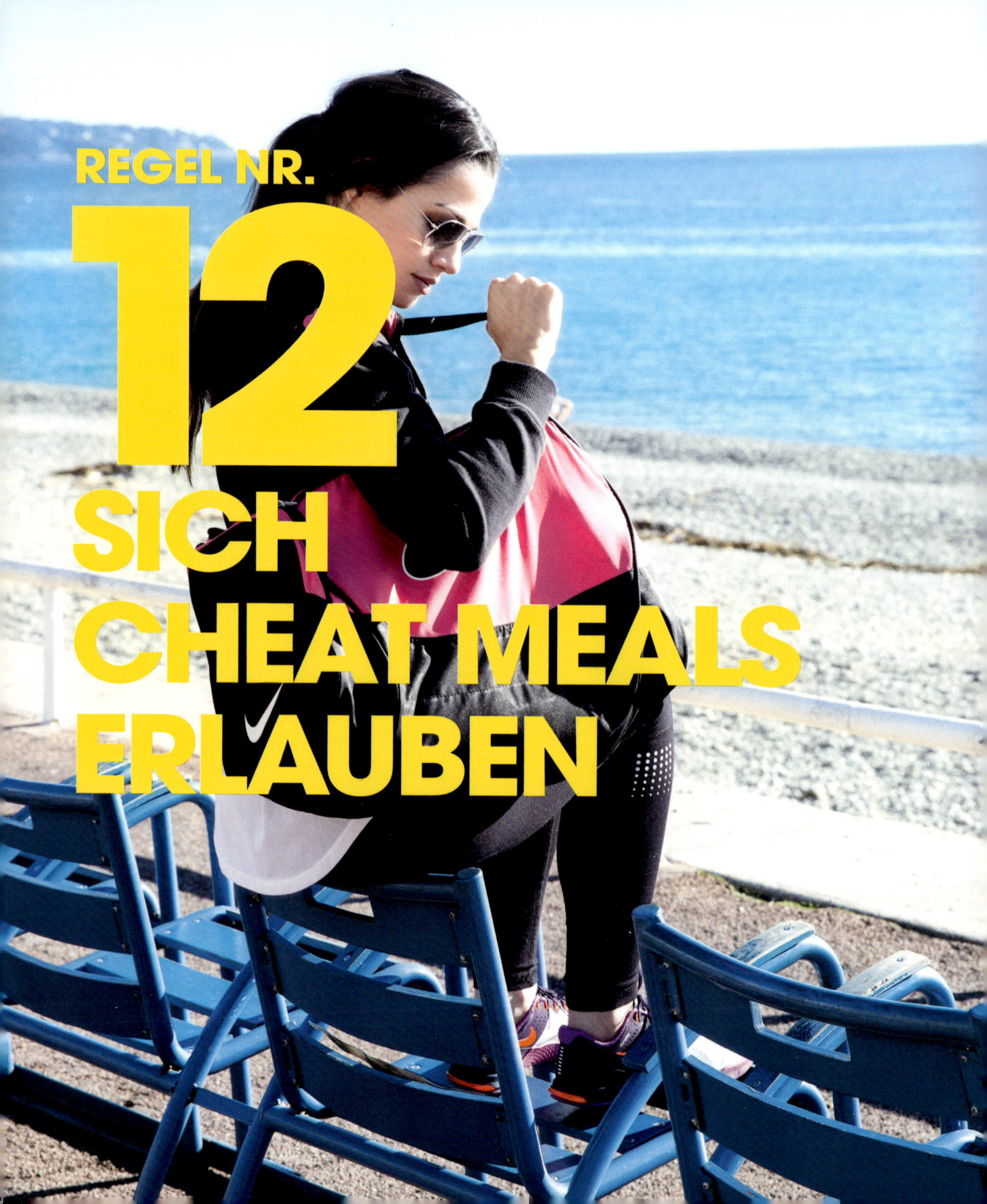

Gesund essen heißt auch, sich ab und zu kleine Sünden zu erlauben. Ich gönne mir bei jeder Gelegenheit etwas Gutes. Am liebsten sitze ich beim Vietnamesen in einem Bambusstuhl vor einer schönen Steingutschüssel mit vietnamesischem Bo-Bun-Salat und fische die knusprigen Frühlingsröllchen heraus, die sich zwischen Reisnudeln und dem mit Minze und Koriander geschmückten Gemüse verstecken.

Gesund essen ist ein Lebensstil. Es ist aber auch ein Vergnügen und das soll es auch immer bleiben. Niemals dürft ihr euch frustriert fühlen, weil bestimmte Nahrungsmittel verboten sind, auch nicht bei den fettesten und süßesten. Dafür gibt es schließlich das Cheat Meal. Wenn ihr euch im Alltag gut ernährt, könnt ihr von Zeit zu Zeit den Joker ziehen. Esst unter der Woche fit und erlaubt euch Lieblingsmahlzeiten, wenn ihr abends weggeht.

LOCKERLASSEN

Lasst bei eurer Ernährung ab und zu locker. Das Gefühl, sich etwas zu verbieten, steigert nur das Verlangen nach genau den Nahrungsmitteln, die wir vermeiden sollten. Erlaubt euch also auch Cheat Meals. Bestellt, was ihr wollt, wenn ihr mit Freunden im Restaurant seid. Psychologisch ändert das alles! Macht aus Healthy Food keine Diät, sondern einen Lebensstil, der Spaß macht. Freut euch darüber, dass ihr in Form seid, eurem Körper etwas Gutes tut und gut esst. Aber nehmt euch auch die Freiheit, euch bei Gelegenheit etwas Besonderes zu gönnen. Das Cheat Meal ist die Garantie, um auf lange Sicht durchzuhalten.

DEN STOFFWECHSEL ANKURBELN

Das Cheat Meal hat auch einen physiologischen Nutzen. Ein Körper, der ständig im Verzicht leben muss, speichert das geringste Extra. Nichts führt sicherer zur physischen Stagnation: Euer Stoffwechsel fährt herunter, der Energieverbrauch sinkt. Gelegentliches Cheaten bringt eine Extraration an Kalorien und Kohlenhydraten, die euren Körper beruhigt. Cheat Meals kurbeln also den Stoffwechsel an, da sie dem Körper sagen, dass er sich nicht im Energiesparmodus befindet. Außerdem werden die Batterien aufgeladen, indem die Kohlenhydratspeicher aufgefüllt werden.

CHEAT MEALS EINLEGEN

Ein Cheat Meal muss nicht kompensiert werden. Wenn ihr cheatet, lasst die Mahlzeit davor nicht aus. Ihr kommt ansonsten völlig ausgehungert zum Essen, obwohl das Cheat Meal doch gerade dazu dient, die Kalorienzufuhr zu erhöhen. Macht am nächsten Tag lieber eine ordentliche Bein-Sitzung. So profitiert ihr sinnvoll von dem zusätzlichen Energie-Kick.

HEALTHY PANCAKES
Für 15 Pancakes

- **250 g Vollkorn-Weizenmehl, ½ Päckchen Backpulver, 2 Päckchen Vanillezucker, eine Prise Salz und 2 EL gemahlene Mandeln in einer Schüssel mischen.**
- **In die Mitte eine Mulde drücken und 40 cl Mandelmilch und 2 EL neutrales Pflanzenfett hineingeben. Alles mit dem Schneebesen zu einem glatten Teig verrühren.**
- **Die Pancakes in einer Pfanne von beiden Seiten goldbraun backen (sie sollten auch in der Mitte gut durchgegart sein). Heiß servieren, mit Ahornsirup beträufeln.**

TIPPS

> Erlaubt euch ein bis zwei Cheat Meals pro Woche.

> Diätversionen eurer Lieblingsgerichte sind eine gute Idee, um gesund zu genießen. Sie schmecken oft sogar noch besser!

> Gebt im Zweifelsfall bei euren Cheat Meals immer den salzigen statt den süßen Gerichten den Vorzug.

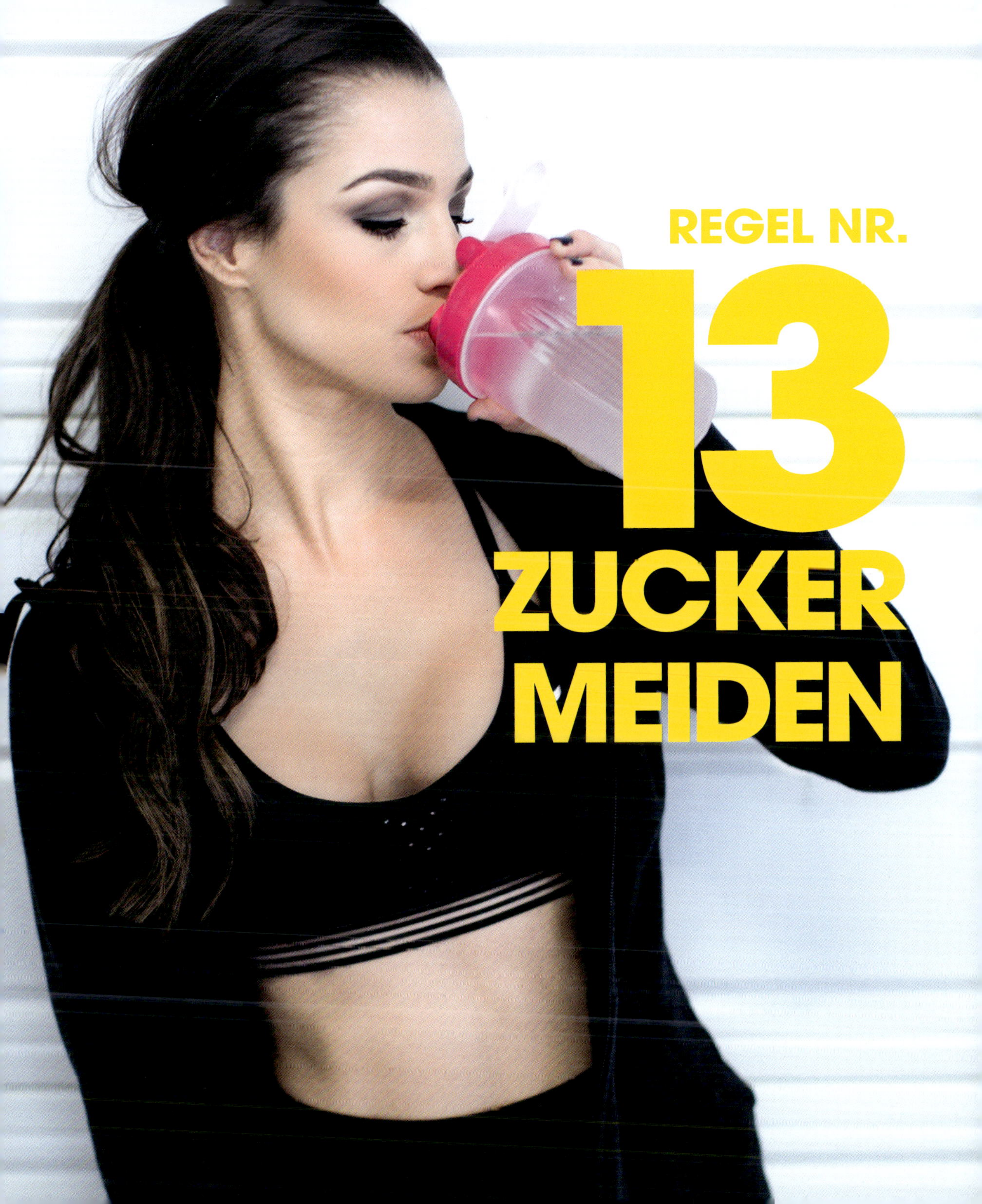

REGEL NR. 13 ZUCKER MEIDEN

Wenn man nur eine einzige Sache vom Speiseplan verbannen müsste, dann wäre es raffinierter Zucker. Setzt auf Zucker in seiner natürlichen Form, also so, wie er in Nahrungsmitteln enthalten ist. Ich genieße ihn in Form von Ananas-, Mango- und Passionsfrucht-Cocktails, oder in Kokoswasser direkt aus der Nuss am Strand ...

Alles essen, nur in kleineren Mengen? Ja und nein. Nicht alle Lebensmittel sind gleichwertig. Manche sind unverzichtbar, andere sollten nur in Maßen konsumiert werden. Nur eines ist absolut zu meiden: Zucker. Zugesetzter Zucker (Glucose, Saccharose und sonstige in transformierten Lebensmitteln enthaltene Zucker) ist kein notwendiges Element der Nahrung. Der Körper braucht komplexe Kohlenhydrate als Brennstoff, aber der Bedarf an einfachen Zuckern ist gering. Als Maß für die Unterscheidung von Kohlenhydraten dient der glykämische Index (GI). Er gibt die Wirkung eines Lebensmittels auf den Blutzuckerspiegel in den ersten zwei Stunden nach dem Verzehr an. Je weiter sich der Index dem Wert 100 nähert, desto mehr ist Vorsicht geboten.

FETT ABBAUEN

Raffinierter oder in Industrieprodukten versteckter Zucker bringt nichts als überflüssige Kalorien, die berüchtigten „leeren Kalorien", die keinerlei Nährstoffe enthalten. Er regt jedoch die Produktion von Insulin an, dem Hormon, das den Zuckerspiegel im Blut reguliert. Ein zu hoher Zuckerspiegel führt zu Insulinausschüttung und zur Speicherung von Zucker in Form von Fett. Daher ist Zucker der größte Feind beim Abnehmen. Eine zuckerfreie Ernährung mit niedrigem GI regt den Körper hingegen an, von seinen Reserven zu zehren: Er baut Fett ab.

TIPPS

> Den Zuckerkonsum zu reduzieren ist der erste Schritt zu einer fitten, gesunden Ernährung.

> Süßstoffe helfen nicht gegen die Zuckersucht. Lasst die Finger davon, um euch zu entgiften.

> Verwendet nur natürliche Süßungsmittel, keine künstlichen Süßstoffe.

SICH ENTGIFTEN

Zucker ist eine Droge. Er macht süchtig. Er steigert immer weiter das Verlangen nach Desserts, Gebäck und Süßigkeiten. Ein wahrer Teufelskreis. Es gibt nur eine Lösung, um sich zu entgiften: nach und nach den Konsum reduzieren. Mit der Zeit verliert ihr den Geschmack an diesen Nahrungsmitteln und esst immer weniger davon. Schon bald werdet ihr eure früheren kleinen Sünden abstoßend finden. Der natürliche Zuckergehalt von Früchten (Fructose) reicht aus, um sich vor oder nach dem Training einen Powerschub zu verschaffen oder sich als Zuckerfan etwas Süßes zu gönnen.

AUF LEBENSMITTEL MIT NIEDRIGEM GI SETZEN

Lebensmittel mit einem niedrigen glykämischen Index (< 50) haben nur eine geringe Wirkung auf den Blutzuckerspiegel. Sie lösen keine Insulinspitzen aus. Es sind Kohlenhydrate, die dem Körper Nährstoffe und Energie liefern, ohne zu einer Gewichtszunahme zu führen. Um die Nahrungsmittel mit hohem GI zu reduzieren, wählt bei Getreideprodukten die Vollkornversion (Brot, Nudeln, Reis, Mehl ...) und ersetzt den Zucker in Kaffee oder Tee durch Agavensirup, Kokosblütenzucker, Honig ... Hülsenfrüchte und Süßkartoffeln haben von Natur aus einen niedrigen GI.

SÜSSSTOFFE VERGESSEN

Viele denken, Lightprodukte seien unsere Verbündeten. Aber sie sind tückisch. Bei süßen Getränken und Lebensmitteln, die als zuckerfrei bezeichnet werden, stehen zwar weniger Kalorien in der Nährstofftabelle, aber sie enthalten jede Menge synthetische Süßstoffe. Abgesehen davon, dass sie die Sucht nach Süßem weiter anheizen, stehen sie auch unter Verdacht, Blutzuckerspitzen auszulösen. Besser als Aspartam ist also etwas Rohrzucker oder Bio-Agavensirup im Joghurt oder Dessert.

ZUCKERREDUZIERTER APFELKUCHEN

- **250 g Vollkorn-Weizenmehl und 125 g festes Kokosfett, am besten gewürfelt, zu einer krümeligen Masse kneten.**
- **In die Mitte eine Mulde drücken und 1 EL Rohrohrzucker, eine Prise Salz, die abgeriebene Schale von 1 Bio-Zitrone, 1 Päckchen Vanillezucker und 1 Ei hineingeben. Zu einem glatten Teig kneten und 1 Stunde ruhen lassen.**
- **Den Teig ausrollen und eine Tarteform damit auslegen. Den Teig mit Mandel- oder Haselnusspaste bestreichen und mit 4 in dünne Scheiben geschnittenen Äpfeln belegen.**
- **Im vorgeheizten Ofen bei 190 °C (Gas Stufe 6-7) 25 Min. backen.**

REGEL NR. 14
DIE RICHTIGEN FETTE WÄHLEN

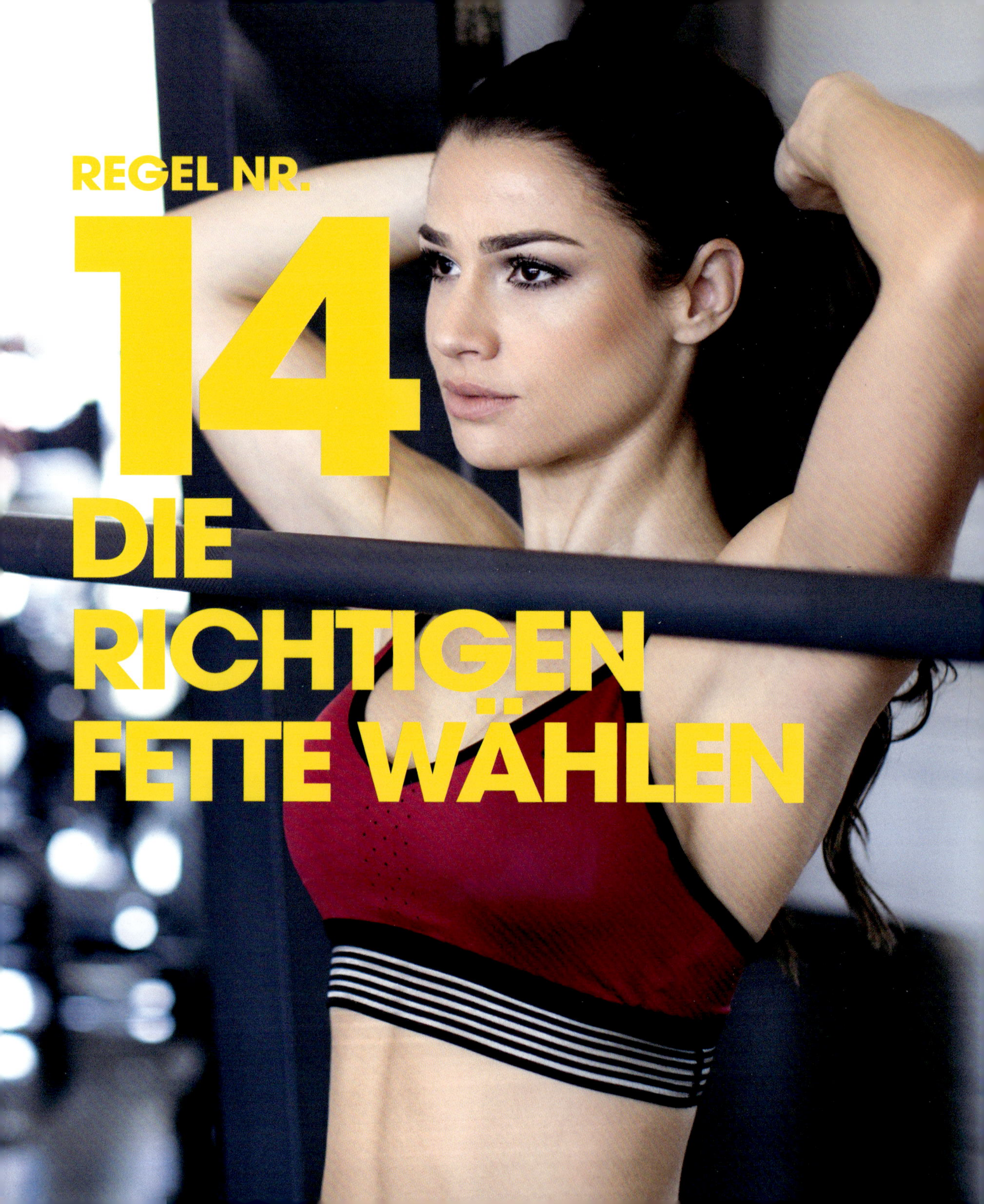

Fett gehört zum Leben. Manche beschließen, Fett aus ihrer Ernährung zu verbannen - ich nicht. Ein schöner Teller mit grüner Avocado, oder auch Tomate und Mozzarella, in dünne Scheiben geschnitten, kreisförmig angeordnet und mit ein wenig Olivenöl beträufelt ... Das ist meine mediterrane Seite!

Die Idee ist weit verbreitet und dennoch grundfalsch! Man nimmt nicht ab, wenn man das Fett weglässt. Lipide gehören zu den Makronährstoffen, die für den Körper unverzichtbar sind. Sie sind eine Komponente der Zellmembranen. Das Speichern von Energie in Form von Fett ist eine wichtige Energiequelle. Wer unter dem Vorwand, dass es kalorienreich ist, auf Fett verzichtet, bringt seinen Körper in Gefahr.

GUTE UND SCHLECHTE FETTE UNTERSCHEIDEN

Vermeidet Trans-Fettsäuren und gesättigte Fettsäuren. Gesättigte Fettsäuren sind vor allem in tierischen Fetten (Butter, Speck, Milch ...) und in einigen pflanzlichen Fetten wie Kokosöl enthalten. Sie sind leicht ausfindig zu machen, da sie bei Raumtemperatur meist fest sind. Trans-Fettsäuren sind noch heimtückischer. Sie sind Bestandteil ungesättigter Fettsäuren, genau wie auch die guten Cis-Fettsäuren, sind aber ein Produkt der Lebensmittelindustrie. Sie bleiben ebenfalls fest, eine physikalische Eigenschaft, die von der Industrie besonders geschätzt wird. Man findet sie überall (die berüchtigten „gehärteten Fette"). Das Problem? Gesättigte und Trans-Fettsäuren erhöhen den Cholesterinspiegel und damit das Risiko für Herz-Kreislauf-Erkrankungen ... Vor allem Trans-Fette begünstigen bestimmte Krebserkrankungen und erhöhen die Insulinresistenz.

DIE RICHTIGEN FETTE ESSEN

Gute Fette sind ungesättigte Cis-Fettsäuren. Sie enthalten Omega-3, Omega-6 und Omega-9, die essenziellen Fettsäuren. Diese sind für den Körper überlebenswichtig. Sie können ausschließlich über die Ernährung aufgenommen werden. Enthalten sind sie vor allem in den kleinen Fischen, die am Anfang der Nahrungskette stehen, wie Sardinen und Makrelen, und im fetten Fisch (Lachs), weniger in Fleisch. Veganer und Vegetarier finden sie auch in verschiedensten Ölen wie Raps- und Olivenöl sowie in Nüssen (Paranüsse, Mandeln ...). Ersetzt die Sahne und Butter durch Fette pflanzlichen Ursprungs.

AUF OMEGA-3-FETTSÄUREN SETZEN

Das Verhältnis Omega 3/Omega-6 ist in unserer Ernährungsweise unausgewogen. Zu viel Omega-6 und zu wenig Omega-3.

Das Verhältnis beträgt 1 zu 10, obwohl es 1 zu 4 betragen sollte. Ein besseres Verhältnis trägt unter anderem zu einem normalen Cholesterinspiegel und niedrigen Triglyzeridwerten im Blut bei. Esst fetten Fisch, Algen, aber auch Chia- oder Leinsamen, Rapsöl oder Sojaöl. Pflanzliche Omega-3-Fettsäuren (ALA) werden vom Organismus allerdings noch besser aufgenommen als die tierischen Ursprungs (DHA und EPA). Wenn ihr keinen Fisch esst, dann nehmt Omega-3-Ergänzungsmittel mit EPA und DHA. Doch Vorsicht, diese Supplements werden oft aus fettem Fisch gewonnen, aber man findet im Internet auch vegane Alternativen.

BEI JEDER MAHLZEIT FETT ZU SICH NEHMEN

In Salaten, warmen Gerichten, Snacks ... Am besten versorgt man sich mit Fett über natürliche Lebensmittel, wie Nüsse oder Avocado. Verwendet möglichst kalt gepresste Bio-Pflanzenöle. Ich rationiere meinen Konsum an guten Fetten nicht. Ich nehme sie bei jedem Essen zu mir. In Form von Nüssen beim Frühstück, Avocado oder Olivenöl im Salat, oder Rapsöl für verschiedene Gerichte. Aber Vorsicht, verwendet diese Öle nicht zum Frittieren: Sie vertragen keine hohen Temperaturen und setzen toxische Stoffe frei, wenn sie zu stark erhitzt werden.

NAHRUNGSERGÄNZUNGSMITTEL

„Komplette“ Supplements mit Omega-3, Omega-6 und Omega-9 in ein und derselben Kapsel werden nicht selten auf einschlägigen Fitnessseiten angeboten. Ein verlockendes Marketingargument ... aber vor allem ein Irrtum! Denn eigentlich konsumieren wir bereits zu viel Omega-6 im Verhältnis zu Omega-3. Besorgt euch lieber ein Omega-3-Supplement guter Qualität (auf das Label achten ...).

TIPPS

> Pflanzliche Öle, aber auch Nüsse und Getreide sorgen für eine gute und ausgewogene Versorgung mit Lipiden.

> Reduziert man den Konsum von Fleisch und Fleischprodukten, reduziert man auch die Aufnahme von gesättigten Fettsäuren.

> Die Zufuhr an Omega-3-Fettsäuren lässt sich durch fetten Fisch oder entsprechende Nahrungsergänzungsmittel erhöhen.

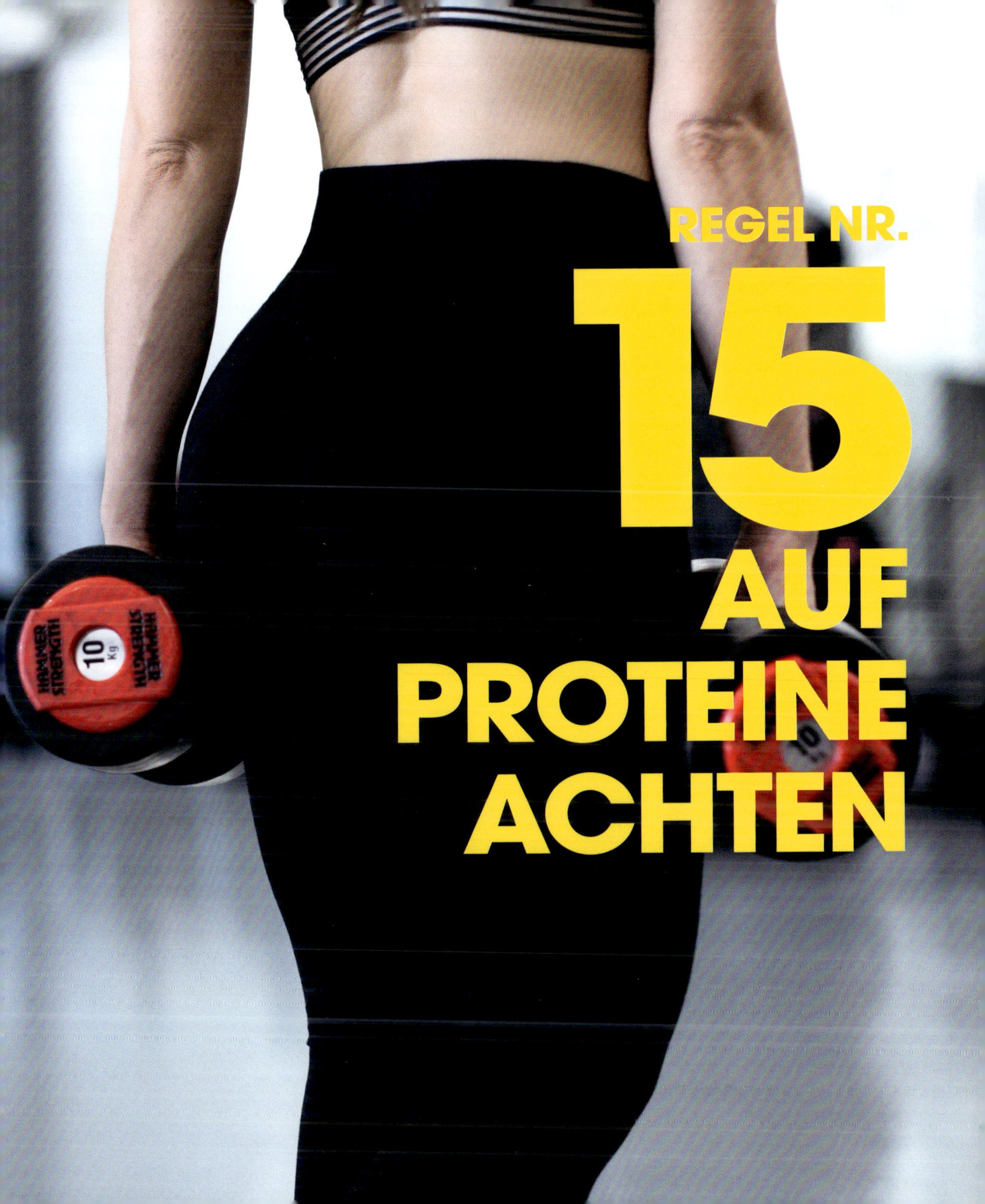

REGEL NR. 15
AUF PROTEINE ACHTEN

Proteine sind der Makronährstoff der Fit-Girls und Fit-Guys. Ich bin Vegetarierin und stehe voll dazu. Meine Proteine sind zwar nicht die, die man überall sieht, aber sie sind köstlich. Mein Putenfilet? Gegrillte karamellisierte Seitanwürfel mit Sojasauce.

Das Thema Proteine ist in der Fitnesswelt unumgänglich. Es sind Makronährstoffe, die für den Körper lebenswichtig sind. Vor allem aber für aktive Sportler. Proteine sind die Bausteine des menschlichen Körpers; sie bilden das Herz unserer Zellen und sind am Zellbildungsprozess beteiligt, also auch am Aufbau der Muskelzellen. Sie sind essenziell für euer Ziel, Muskeln aufzubauen.

PROTEINE ZU SICH NEHMEN

Proteine gibt es nicht nur als Pulver. Es ist nicht nötig, auf Ergänzungsmittel zurückzugreifen. Ob Vegetarier oder nicht, ihr erhaltet alle notwendigen Proteine problemlos aus der täglichen Ernährung: aus Fleisch, Fisch oder Meeresfrüchten, Eiern, aber auch aus Hülsenfrüchten, Getreide und Nüssen. Sehr eiweißreich sind auch Tofu, Seitan (30 g Protein auf 100 g), Quinoa oder Linsen, die ich als Vegetarier gerne esse.

TIPPS

> **Eine Portion Proteine bei jeder Hauptmahlzeit ist eine Voraussetzung für den Muskelaufbau.**

> **Die Proteinquellen zu variieren, ob als Vegetarier oder nicht, ist für eine komplette Versorgung an Makro- und Mikronährstoffen essenziell.**

> **Aber keine Panik, wenn ihr bei einer Mahlzeit einmal keine Proteine zu euch nehmen könnt. Ihr könnt eure Eiweißration über den restlichen Tag ausgleichen.**

VEGETARISCH ESSEN OHNE MANGELERSCHEINUNGEN

Kein Fleisch zu essen führt nicht zwangsläufig zu einem Eiweißmangel. Eine proteinreiche pflanzliche Ernährung ist problemlos möglich. Am einfachsten: Tofu (ein Sojaprodukt) oder Seitan (ein Produkt aus Weizen, aber Vorsicht bei Glutenintoleranz), gebraten, paniert oder in einer würzigen Sauce. Auch andere Hülsenfrüchte und Getreide liefern Proteine, etwa Linsen oder Vollkornreis. Mit Ausnahme von Soja und Quinoa enthalten pflanzliche Proteine allerdings nicht alle Aminosäuren. Für eine komplette Versorgung empfehlen manche Spezialisten, Hülsenfrüchte und Getreide bei jeder Mahlzeit zu kombinieren. Ich persönlich variiere meine Proteine lieber im Laufe des Tages oder der Woche.

VOR UND NACH DEM TRAINING PROTEINE ZU SICH NEHMEN

Lasst euch keine Proteinobsession einreden. Achtet nur darauf, dass ihr möglichst bei jeder Mahlzeit eine Portion zu euch nehmt. Vor allem nach dem Training, für den Muskelaufbau. Frauen, die mäßig Fitness betreiben, empfehle ich eine Proteinration von 1,5 g Protein pro Kilogramm Körpergewicht, also 75 g Protein am Tag für eine Frau von 50 kg. Und für Männer 2 g Protein pro Körperkilo.

EIWEISSPULVER

Protein in Pulverform ist in der Fitnesswelt weit verbreitet – und dennoch nicht unverzichtbar. Es sorgt weder für Gewichtsverlust noch für schnelleren Muskelaufbau, sondern stellt nur einen Zusatz zur alltäglichen Ernährung dar. Nehmt es nicht systematisch oder aus Bequemlichkeit. Es ist immer noch ein industriell transformiertes Produkt und von gesunder Ernährung weit entfernt. Verteufelt es aber auch nicht. Konsumiert es mit Bedacht, ganz einfach. Ich persönlich nehme es zwei- oder dreimal im Monat.

REGEL NR.

16 SICH ABWECHSLUNGSREICH ERNÄHREN

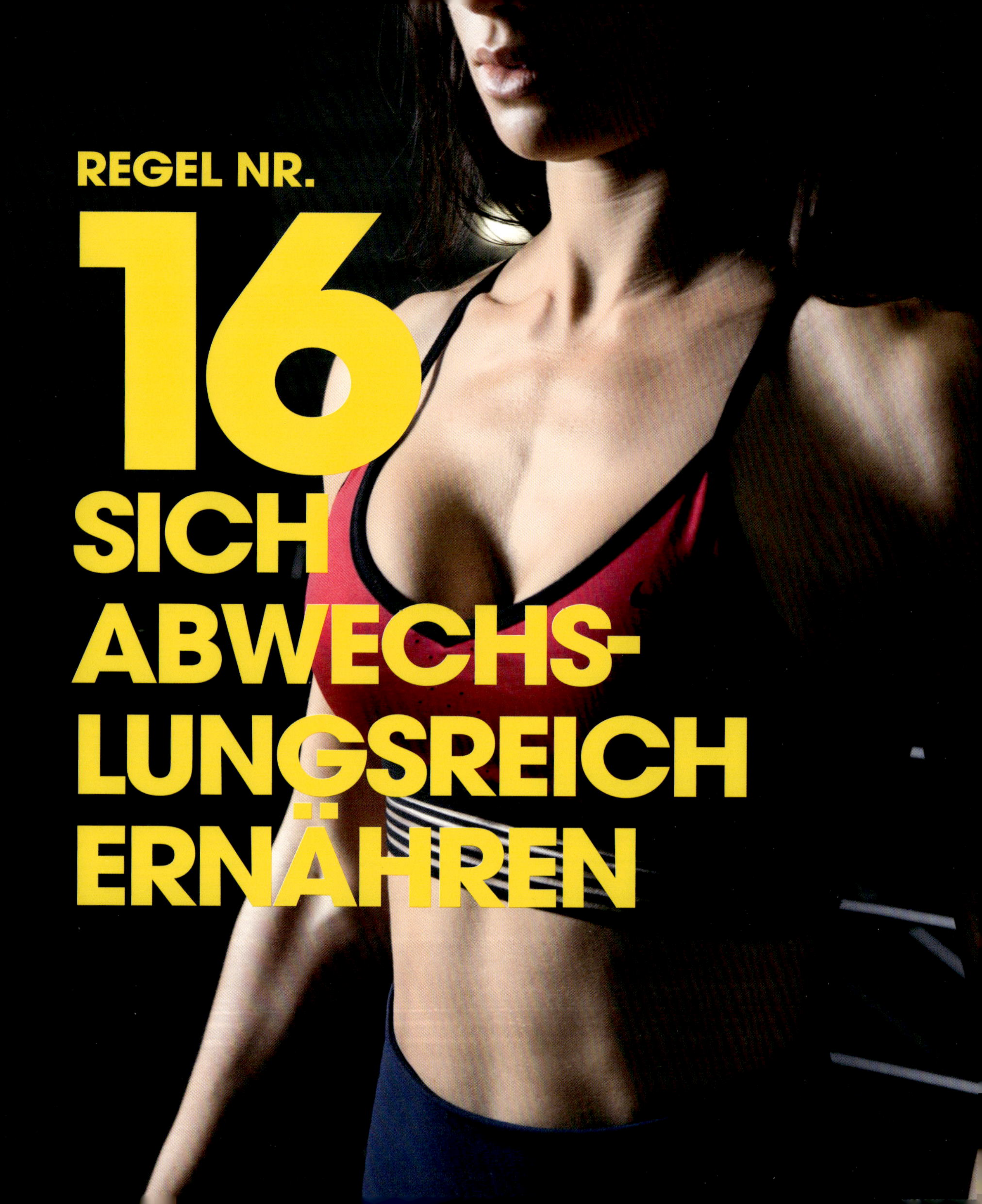

Fit essen ist gut. Fit und healthy essen ist besser. Ich koche gerne, vor allem einfache und schnelle Gerichte. Ein paar Zwiebeln in der Pfanne anbraten und karamellisieren lassen. Dann ein paar Tofuwürfel dazu. Zum Ablöschen etwas Kokosmilch darübergeben. Eine Prise exotische Gewürze und eine Schüssel Reis dazu. Fertig!

Viele Sportler essen jeden Tag dasselbe, ohne jegliche Abwechslung. Einfach und praktisch. Das Klischee der Tupperboxen für die ganze Woche, in denen immer dasselbe enthalten ist. Na gut, Makronährstoffe (Proteine, Kohlenhydrate, Fette) sind wichtig, aber die Mikronährstoffe (Vitamine und Mineralstoffe) nicht weniger. Das klassische Hähnchen mit Reis und Bohnen mittags und abends versorgt euch zwar mit den nötigen Proteinen und Kohlenhydraten, aber ihr riskiert einen Mangel an Vitaminen und Mineralstoffen. Kein Wunder, dass die Leute, die sich so ernähren, Ergänzungsmittel brauchen.

AUF VITAMINE UND MINERALSTOFFE ACHTEN

Vitamine und Mineralstoffe sind Mikronährstoffe, also Nährstoffe, die der Körper nur in geringen Mengen benötigt. Dennoch sind sie absolut unverzichtbar. Es gibt viele verschiedene Vitamine und Mineralstoffe. Um sicher zu sein, dass man alle bekommt, gibt es nur eine Lösung: sich möglichst abwechslungsreich ernähren. Auch wenn man den Nutzen der Mikronährstoffe im Gegensatz zu den Makronährstoffen nicht immer wahrnimmt, da sie diskreter wirken, ist er dennoch enorm. Sie sind an zahlreichen biochemischen Prozessen beteiligt, und ein Mangel kann ernste Konsequenzen haben etwa beim Vitamin B12, das für die Hirnfunktionen und die Blutbildung notwendig ist. Dieses Vitamin ist das einzige, das man nicht in pflanzlicher Nahrung findet. Nehmt deswegen ein B12-Präparat ein, wenn ihr Veganer seid.

ABWECHSLUNG FÜR EINE VOLLSTÄNDIGE VERSORGUNG

Kein Nahrungsmittel enthält alle Vitamine und Mineralstoffe. Nur durch Abwechslung bekommt der per alles, was er braucht. Eine abwechslungsreiche Ernährung ist gar nicht so kompliziert und erspart einem die Einnahme von Ergänzungsmitteln, die der Körper nicht so effektiv aufnimmt wie natürliche Nahrungsmittel (was vor allem für Mineralstoffe gilt). Esst möglichst viel Obst und Gemüse. Früchte sind eine wertvolle Vitamin- und Mineralstoffquelle, genauso wie alles, was aus dem Meer kommt. Einzeln enthält jedoch keine Kategorie sämtliche Mikronährstoffe, die man braucht. Esst daher alles und variiert dabei. Für Veganer sind Algen empfehlenswert, eine wahre Nährstoffbombe mit hohem Gehalt an Vitamin C und E und Antioxydantien.

DAS „MEAL PREP"

Die eigene Ernährung tagtäglich abzuwechseln braucht ein wenig Arbeit und Zeit, lässt sich aber organisieren. Nutzt das Wochenende oder freie Tage, um ein paar gesunde Gerichte in großen Mengen zuzubereiten. Friert ein, was ihr nicht am selben oder nächsten Tag essen wollt. So habt ihr für jeden Tag verschiedene Tupper im Gefrierfach. Eure Gesundheit wird es euch danken und eure Figur erst recht.

BIO, REGIONAL UND SAISONAL ESSEN

Ein Muss für euren Körper und für unseren Planeten. Bei saisonalen Produkten aus der Region könnt ihr sicher sein, dass noch alle Vitamine und Mineralstoffe enthalten sind. Produkte aus biologischem Anbau sind weitgehend frei von Pestiziden und sonstigen chemischen Zusatzstoffen.

TIPPS

> Kauft regelmäßig ein, um immer verschiedene frische Produkte zu haben, mindestens einmal pro Woche.

> Bereitet eure Gerichte im Voraus zu, um jeden Tag etwas Gesundes und Hausgemachtes zu essen.

> Friert die Gerichte in Tupperboxen ein, um nicht drei Tage hintereinander dasselbe zu essen. Die Wirkung einer abwechslungsreiche Ernährung ist für die eigene Form unvergleichlich.

REGEL NR.

17 REGELMÄSSIGE MAHLZEITEN PLANEN

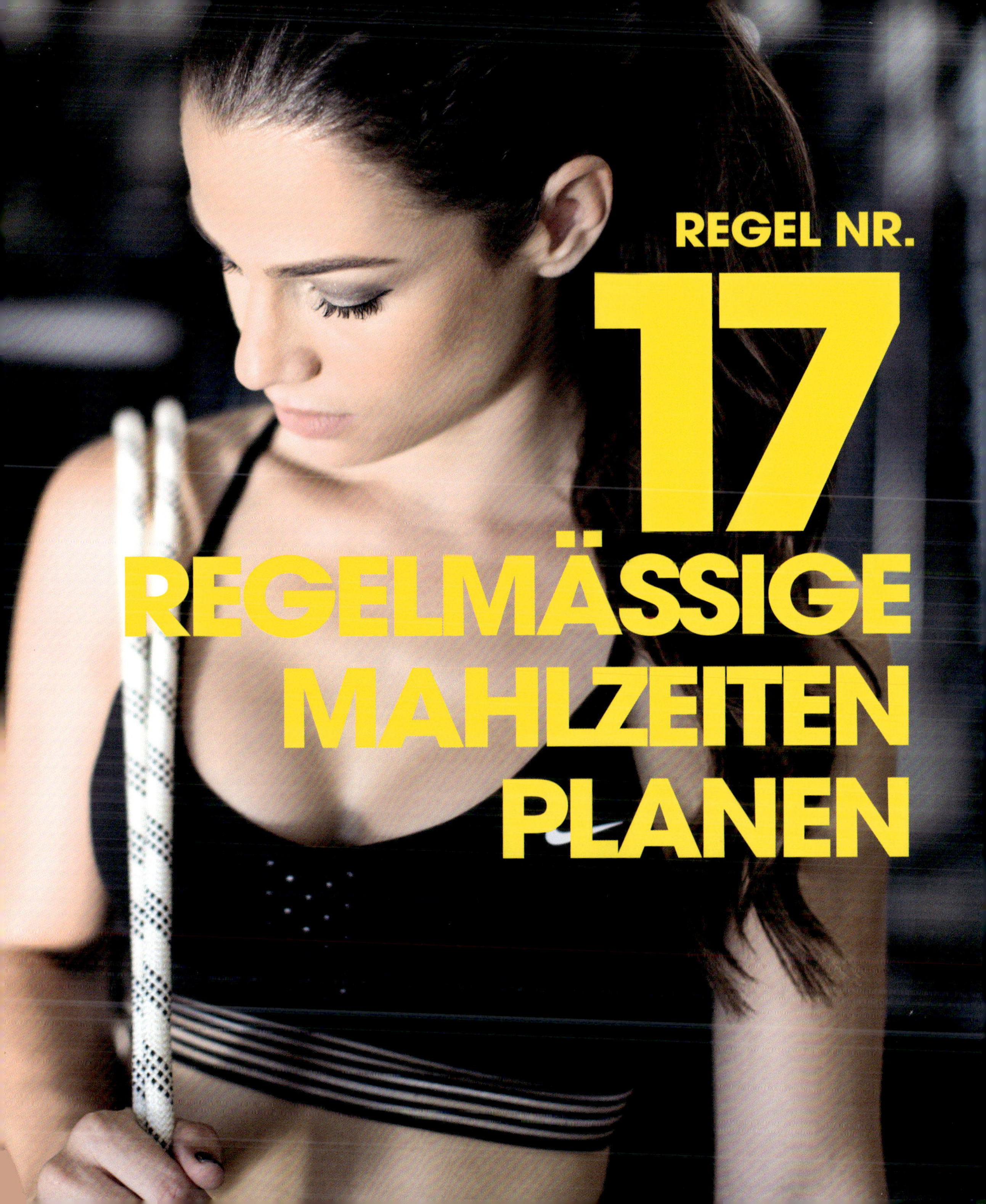

Der Nachmittagssnack ist nicht nur etwas für Kinder. Ich bin die Erste, die etwas isst, wenn sie Hunger hat. Wie oft habe ich meine Mutter sagen hören: „Was, du isst jetzt schon wieder was, um 16 Uhr?“ Ich bereite mir meine Mahlzeit gegen 17 Uhr zu, eine Stunde vor meinem Training im Fitnessstudio. Ich lade meine Energie auf und fühle mich gut. Ich weiß, dass ich jetzt alles geben kann.

In der Fitnesswelt sprechen wir bei Snacks von Mahlzeiten. Die ideale Zwischenmahlzeit besteht aus Proteinen und Kohlenhydraten, die für die sportliche Tätigkeit vonnöten sind, und eventuell auch aus Lipiden. Am späten Vormittag oder am Nachmittag, wenn der Energiehaushalt sinkt, sorgt sie für einen neuen Schub.

FÜNF MAHLZEITEN AM TAG

Zwischenmahlzeiten sind nicht unbedingt nötig, aber oft eine wertvolle Hilfe. So könnt ihr bis zur Mahlzeit besser abwarten. Am Morgen verhindert ein Snack um 9 Uhr, dass ihr euch um 10 oder 11 Uhr auf Süßigkeiten stürzt. Am Nachmittag solltet ihr um 16 oder 17 Uhr etwas Kleines vorbereiten, um durchzuhalten, vor allem wenn am Abend eine Fitnesssitzung ansteht.

ZWISCHENMAHLZEIT VOR UND NACH DEM TRAINING

Ihr könnt vor und nach eurer Sportsitzung etwas essen. Das Prinzip: Nehmt einen kleinen Snack zu euch, wenn eure letzte Mahlzeit länger als zwei Stunden zurückliegt oder wenn ihr noch eine Stunde auf eure nächste Mahlzeit warten müsst. Wenn ihr am frühen Nachmittag trainiert, ist die Wartezeit bis zum Abendessen zu lang. Gönnt euch also eine Zwischenmahlzeit nach dem Training. Und andersherum: Wenn ihr spät trainiert, dann esst vorher etwas Kleines. Die Zwischenmahlzeit nach dem Training sollte eiweißreich sein, um den Muskel aufzubauen, wohingegen die vor dem Training viel Kohlenhydrate (Obst) enthalten sollte, die für einen kleinen Energieschub sorgen.

TIPPS

> Zwischenmahlzeiten sind die Lösung, um sich nicht ausgehungert irgendwas hineinzustopfen!

> Salzige Zwischenmahlzeiten sind oft ausgewogener und proteinreicher als süße Snacks.

> Smoothies sind immer eine gute Idee: schnell und einfach und man kann wirklich alles hineinmischen!

DAS ANABOLE FENSTER VERGESSEN

Man hört hin und wieder, dass das anabole Fenster der entscheidende Moment für die Regeneration und den Aufbau von Muskelmasse sein soll. In diesem Zeitfenster, direkt nach dem Training, sei es für den Muskelaufbau besonders von Vorteil, Proteine und/ oder Kohlenhydrate zu sich zu nehmen. Viele Kraftsportler trinken deshalb einen Proteinshake, oft mit Kohlenhydraten und einem hohen glykämischen Index (GI) versetzt. In Wahrheit soll es aber kein solches Fenster geben. Die Muskeln sind nach der Anstrengung vielleicht aufnahmefähiger, was Nährstoffe angeht, aber nur, wenn wir vor und während dem Training nichts gegessen haben. Wenn ihr vor dem Training noch nüchtern seid, solltet ihr schnell etwas essen, das ist besser, als sich nach der Sitzung auf einen Snack zu stürzen.

EINE GESUNDE ZWISCHENMAHLZEIT ZUSAMMENSTELLEN

Eine Zwischenmahlzeit ist nicht einfach irgendwas Beliebiges. Ein Fitnesssnack besteht aus gesunden Lebensmitteln, die den Körper nähren und sättigen. Zuckerhaltige Produkte sind verboten! Wenn euer Magen leer ist, lässt der Zucker nur euren Insulinspiegel steigen. Besser sind Proteine und komplexe Kohlenhydrate, wie zum Beispiel Nüsse, eine Banane, zwei harte Eier ... Ein einfaches Rezept für einen ausgewogenen Imbiss: ein Smoothie aus Kokoswasser, Früchten, einigen Mandeln und einer Dosis pflanzlicher Proteine. Proteinriegel sind okay, wenn sie keine Süßungsmittel und Zusatzstoffe enthalten.

FITNESS-EXPRESS-PANCAKE

1 zerdrückte Banane, 2 verquirlte Eier und eine Prise Zimt zu einem glatten Teig verrühren. In einer Pfanne etwas Kokosöl erhitzen und darin kleine Pancakes ausbacken.
Die Pancakes mit dem Topping eurer Wahl verzieren (Waldbeeren, Sirup ...).

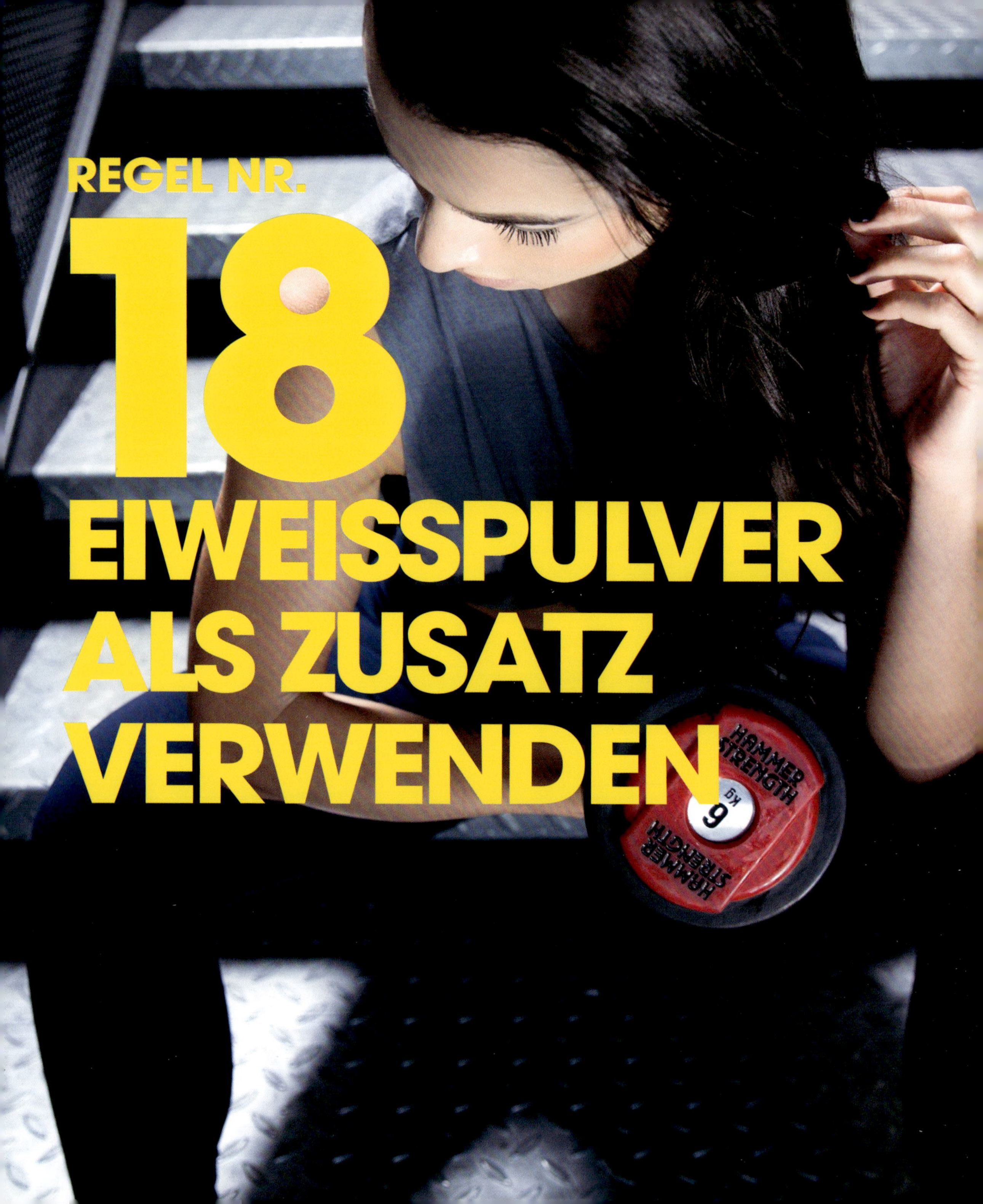

REGEL NR.

18

EIWEISSPULVER ALS ZUSATZ VERWENDEN

Man kann Muskeln ohne Nahrungsergänzungsmittel aufbauen. Der Beweis: ich verwende sie im Alltag nur sehr selten. Und bei meinem täglichen Morning Shape, wenn ich meine kräftigen Oberschenkel, die gerundeten Schultern, den gewölbten Bizeps sehe, habe ich keine Zweifel: Ich habe mein Vorhaben ohne Proteine gemeistert.

Man hört oft, Nahrungsergänzungsmittel seien der einzige Weg, um Muskeln auf- und Fett abzubauen. Falsch. Man kann ohne Ergänzungsmittel und Proteinpulver Fortschritte erzielen und Fett abbauen. Vor allem am Anfang. Wenn man Fitness mit mittlerer Intensität betreibt (im Schnitt drei Sitzungen pro Woche), ist die Nährstoffzufuhr einer normalen Ernährung ausreichend. Egal ob man alles oder nur vegetarisch isst.

PROTEIN MIT DER NAHRUNG AUFNEHMEN

Für eine Frau ist 1,5 g Protein pro Kilo Körpergewicht eine vernünftige Menge. Eine Portion Tofu oder mageres Fleisch enthält 20 bis 30 g, eine Portion Seitan bis zu 60 g und 3 Eier bringen ca. 20 g. Es ist also sehr einfach, diese Eiweißmenge zu erreichen, selbst für Vegetarierinnen. Männer, die einen höheren Bedarf haben, müssen ihre Portionen vergrößern, um auf ihre empfohlene Eiweißmenge zu kommen, wenn sie keine Supplements nehmen wollen.

SUPPLEMENTS GEZIELT EINSETZEN

Nehmt Ergänzungsmittel dann ein, wenn ihr eure Nährstoffzufuhr nicht kontrollieren könnt, etwa weil ihr auswärts esst. Ein Shake aus Proteinpulver kann das kompensieren. Das ist eine praktische Hilfe. Eine Dosis mit 30 g Eiweißpulver bringt im Durchschnitt 25 g Protein. Diese Proteine gibt es auch für Veggies. Die gängigsten sind Whey-Proteine, die aus Molke (englisch whey) gewonnen werden, und vegane Proteine auf Basis von Erbsen, Soja oder Reis.

AUF ERHÖHTEN BEDARF REAGIEREN

Eine tägliche Einnahme von Ergänzungsmitteln ist notwendig, wenn der Bedarf zu hoch ist, um ihn vollständig aus der Nahrung zu decken. Dies ist bei Männern oder Frauen der Fall, die intensiv Kraftsport betreiben (vier Sitzungen pro Woche und mehr).

FRESH COLADA PROTEIN-SMOOTHIE
Im Mixer aus
20 cl Kokoswasser,
5 Würfel tiefgekühlte Ananas,
5 Paranüsse,
1 Dosis pflanzliches Proteinpulver mit Bananengeschmack und ein paar Eiswürfeln
einen schön frischen Smoothie herstellen.

TIPPS

> Proteinpulver weder verbannen noch verteufeln, aber intelligent einsetzen!

> Nehmt es höchstens einmal am Tag, um für eine größere Zufuhr an soliden Proteinen zu sorgen.

> Trinkt Proteinshakes am besten nach dem Training oder als Zwischenmahlzeit, um den Muskelaufbau zu optimieren.

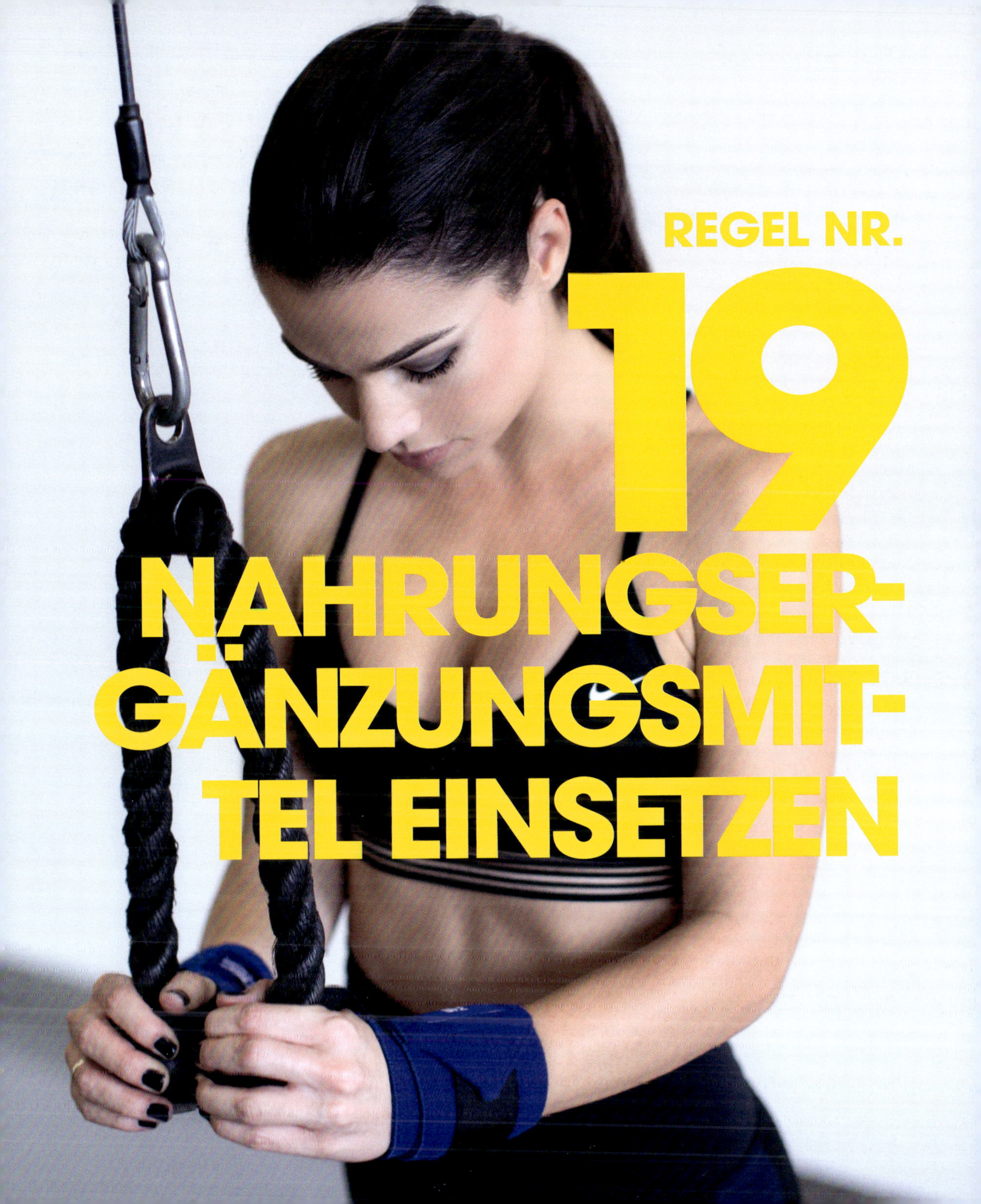

REGEL NR. 19

NAHRUNGSERGÄNZUNGSMITTEL EINSETZEN

Es kommt manchmal zu der Situation, dass unserem Körper etwas nachgeholfen werden muss. Mein Körper gibt alles. Wenn er trainiert, wird er zunehmend stärker und stärker. Er geht bis an seine Grenzen, verbrennt seine Reserven. Manchmal benötigt er dann Hilfe.

Die sogenannten Supplements vollbringen keine Wunder. Wenn eure tägliche Ernährung nicht ausgewogen ist, können die Ergänzungsmittel auch nichts ausrichten. Sie können jedoch unter bestimmten Umständen eine wertvolle Hilfe sein. Nehmt kein Vitamin C ein, wenn ihr kein Obst esst. Kauft euch lieber Orangen.

NAHRUNGSDEFIZITE AUSGLEICHEN

Ein einziger Mikronährstoff ist im Pflanzenreich nicht enthalten: Vitamin B12. Vegetarier müssen sich also unbedingt zusätzlich mit B12 versorgen. Ansonsten ist keine weitere Nahrungsergänzung erforderlich. Und wenn ihr euch abwechslungsreich und ausgewogen ernährt, werdet ihr keine Mangelerscheinungen haben, egal ob ihr Veganer, Vegetarier oder Allesesser seid.

DIE KÖRPERLICHE VERFASSUNG ANKURBELN

Wer Kraftsport in hoher Intensität betreibt, hat einen erhöhten Bedarf an bestimmten Nährstoffen. In diesem Fall ist der Einsatz von Nahrungsergänzungsmitteln wie den berühmten BCAA (Aminosäuren) notwendig. Ich nehme nur zwei Supplements täglich. Erstens: vegane Omega-3-Fettsäuren, denn auch wenn man diese über eine vegetarische Ernährung bekommt, werden sie vom Körper nicht so gut aufgenommen wie die tierische Form. Zweitens: vegane BCAA. Diese Aminosäuren sind in eiweißreichen Nahrungsmitteln enthalten. Sie helfen entscheidend bei der Zellregenerierung. Vor oder nach dem Training eingenommen, reduzieren sie den Muskelkater.

TIPPS

> Man nennt sie nicht umsonst „Nahrungsergänzungsmittel“: Ihr sollt damit eure Nahrung ergänzen, nicht ersetzen.

> Nur ein Arzt kann mithilfe einer Blutanalyse genau bestimmen, ob ihr wirklich Ergänzungsmittel benötigt oder nicht.

> Wählt eure Supplements beim Kauf sehr genau aus. Nicht alle sind gleich und die Unterschiede im Preis sind durchaus berechtigt.

REGEL NR.

20 AUF DEN EIGENEN KÖRPER HÖREN

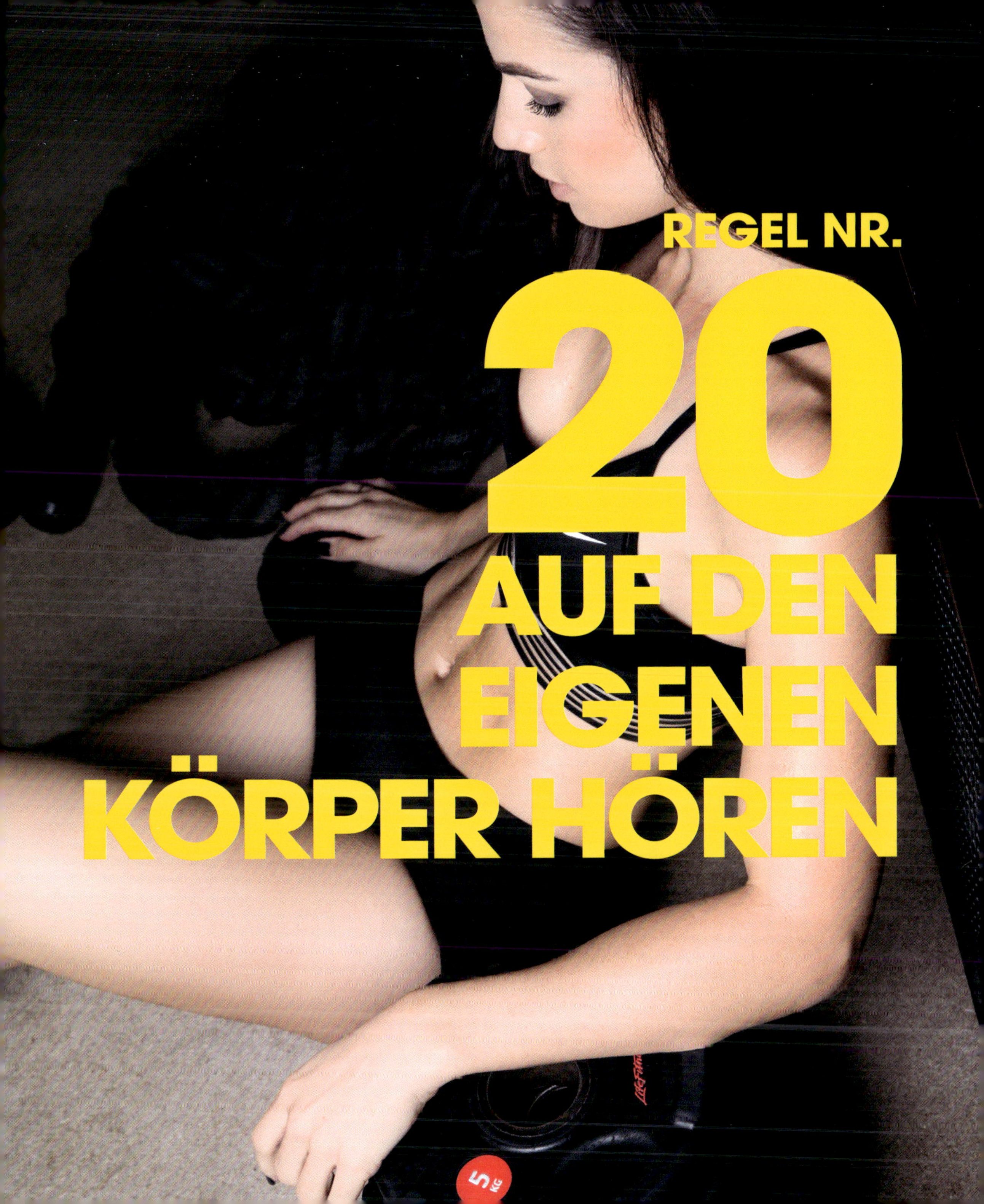

Auf seinen Körper zu hören ist die beste Methode, um zu lernen, was er braucht. Früher habe ich so gegessen, dass nicht mehr als drei Stunden zwischen meinen Mahlzeiten lagen. Heute esse ich dann, wenn ich das Bedürfnis danach habe. Ich esse mehr, wenn ich großen Hunger habe, vor oder nach dem Training, und weniger, wenn ich keine Lust habe. Ich befolge meine eigenen Regeln.

Wenn ihr nur einen von meinen Ratschlägen unbedingt behalten solltet, dann diesen: ihr könnt allen möglichen Ernährungsregeln, allen Fitnessmethoden folgen, aber keine wird Früchte tragen, wenn ihr nicht mit eurem Körper im Einklang seid. Hört auf ihn. Er allein kann euch sagen, ob er Hunger hat, ob er erschöpft ist, ob er gut gearbeitet hat oder ob ihr ihn sogar falsch trainiert. Auf die eigenen Wahrnehmungen zu hören ist eine Voraussetzung, um Fortschritte erzielen zu können. Lernt, wie EUER Körper funktioniert, um ihn zu transformieren. Damit ihr euch wohlfühlt.

AUF DIE EIGENEN REAKTIONEN ACHTEN

Man kann euch alle guten Gründe nennen, warum ein gutes Frühstück so wichtig ist, aber wenn euch morgens vor eurer Müslischüssel fast schlecht wird, vergesst es. Man kann euch überzeugen, warum welche Übung DIE beste Übung für den Muskelaufbau ist, aber wenn sie für euch schmerzhaft ist, lasst sie aus. Aufmerksam auf die Reaktionen des eigenen Körpers zu achten ist der beste Weg, um seine Funktionsweise zu verstehen und sich entsprechend zu verhalten.

TIPPS

> Darauf zu hören, was euer Körper euch zu sagen hat, ist die beste Methode, um zu erfahren, was er braucht.

> Probiert Verschiedenes aus, um euren Körper und seine Funktionen besser kennenzulernen. Versucht zum Beispiel eine glutenfreie Ernährung, wenn ihr euch ständig aufgebläht fühlt ...

> Erkundigt euch bei erfahrenen Personen und informiert euch ausgiebig, bevor ihr euren Lebensstil von Grund auf ändert, etwa wenn ihr zum Vegetarier werdet. So könnt ihr euch einige schlechte Erfahrungen sparen ...

DIE EIGENEN BEDÜRFNISSE WAHRNEHMEN

Auch wenn ich weiß, dass eine Zwischenmahlzeit um 16 Uhr absolut notwendig ist, wenn um 18 Uhr ein Training ansteht: Wenn mein Körper nicht nach Nahrung verlangt, stopfe ich auch nichts in mich hinein. Der Körper kommuniziert mit dem Geist, unter der Bedingung, dass man ihm zuhört. Lernt eure Bedürfnisse zu erkennen und dabei von reinen Gelüsten zu unterscheiden: Es geht nicht darum, jeden Nachmittag Nutella zu naschen, sondern für seine Reaktionen sensibilisiert zu werden. Beobachtet, wie er auf bestimmte Übungen oder Nahrungsmittel reagiert. Etwa beim Essen: Habt ihr noch Hunger oder esst ihr nur aus reiner Gier weiter?

DEN EIGENEN KÖRPER VERSTEHEN

Hört auf euren Biorhythmus. Ihr trainiert am Abend, wenn ihr von eurem Arbeitstag erschöpft seid? Steht früher auf und probiert, am frühen Morgen zu trainieren. Ihr habt gehört, dass Whey unbedingt nötig ist, um beim Fitness weiterzukommen, aber ihr fühlt euch danach jedes Mal aufgebläht? Probiert pflanzliche Proteine aus. Folgt eurem Körper, nicht den Regeln oder dem, was man euch sagt. Ich bin oft gegen den Strom der Fitnessnormen geschwommen. Das hat mich aber niemals an meinem Fortschritt gehindert. Heute habe ich den Beweis dafür: Ich esse kein Fleisch und keinen Fisch mehr, was in der Fitnesswelt ein Sakrileg darstellt. Ich esse zu viele gute Fette, um mich richtig entwässern zu können und nicht genügend Ergänzungsmittel, um weiterzukommen ... All das hat man mir schon gesagt. Dennoch habe ich mich in meinem Körper noch nie so wohlgefühlt, wie seitdem ich auf ihn höre!

LEICHT ESSEN, UM GUT ZU SCHLAFEN

Abends esse ich gern etwas Leichtes, um gut zu schlafen. Oft mache ich mir einen Teller gekochter pflanzlicher Proteine, dazu einen schönen grünen Salat, ein paar Kirschtomaten und Knoblauchcroûtons. Für Abwechslung sorge ich mit verschiedenen Dressings.

Meine Lieblingsvariante:

- **1 EL Wasabi**
- **2 EL süße Sojasauce**
- **2 EL Cidreessig**
- **1 EL Rapsöl**

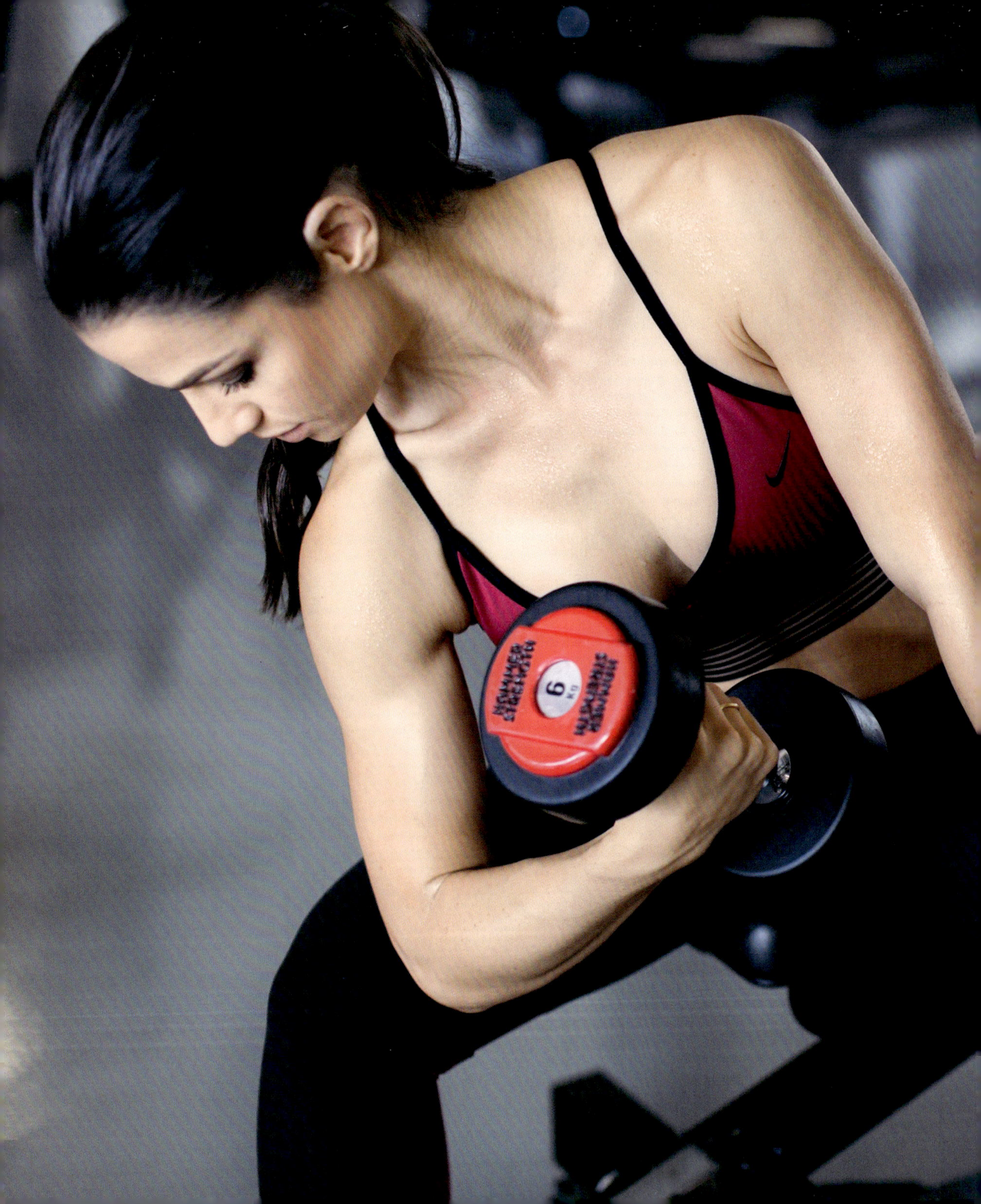

MEIN TRAINING

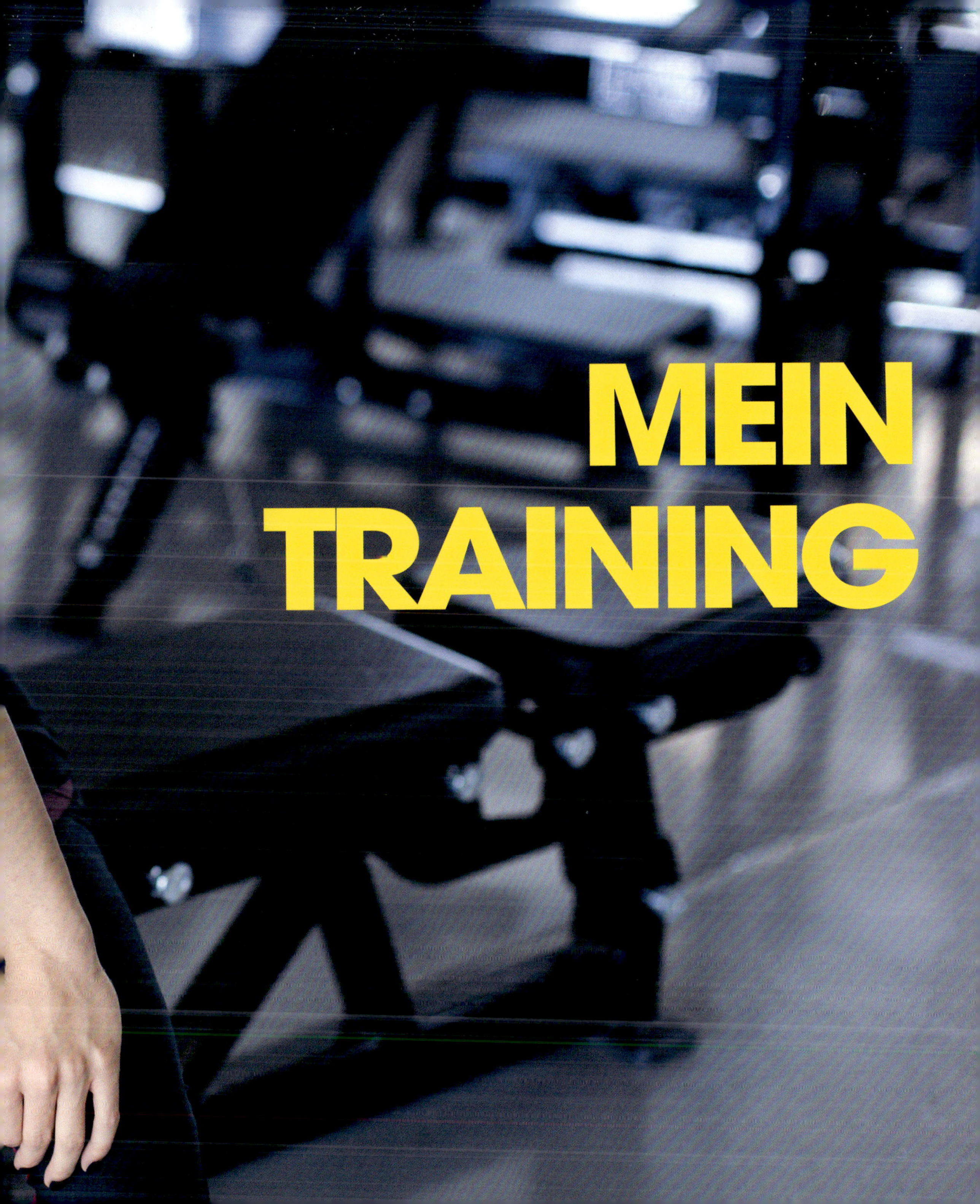

Ich erinnere mich noch gut an meine ersten Eigengewichts-Fitnesssitzungen zu Hause. Ich war in Brasilien, hatte kein Fitnessstudio und kein Material, aber mein Körper war unausgeglichen, wie elektrisiert. Beim Anblick der Brasilianer mit ihren wohlgeformten Körpern hielt ich es kaum noch aus. Und so trainierte ich in meinem kleinen Appartement ohne warmes Wasser auf meinem beige-blauen Wohnzimmerteppich, als ginge es um mein Leben. Es war zwar nur ein Eigengewichtstraining, aber es war dennoch zum Fürchten.

EIN PROGRAMM FÜR ALLE, DIE … gerade mit dem Fitnesstraining anfangen oder die kein Material zur Verfügung haben. Eher für Anfänger gedacht, aber körperlich sehr anspruchsvoll. Es enthält alle Grundlagen und ist daher sowohl für Anfänger als auch für Fortgeschrittene gut geeignet.
DAS ZIEL? Das Programm kombiniert Kraft- und Cardio-Training, um Fett abzubauen und die Silhouette zu definieren. Anfänger werden damit schnelle Resultate erzielen.
WEITER ZUR NÄCHSTEN STUFE GEHT ES … wenn ihr die Trainingseinheiten mühelos ausführen könnt und die Muskeln nicht mehr ziehen. Dann könnt ihr das mittelschwere Programm in Angriff nehmen.

Bereit, eine bessere Version von euch selbst zu werden? Dieses erste Programm ist nicht weniger als der Beginn eures neuen Lebens.

GO!

FITNESSPROGRAMM I ANFÄNGER I OHNE MATERIAL	
RHYTHMUS	3 Sitzungen pro Woche, mit 1 Tag Pause nach jeder Sitzung
DAUER	1 Monat, Woche A und Woche B im Wechsel

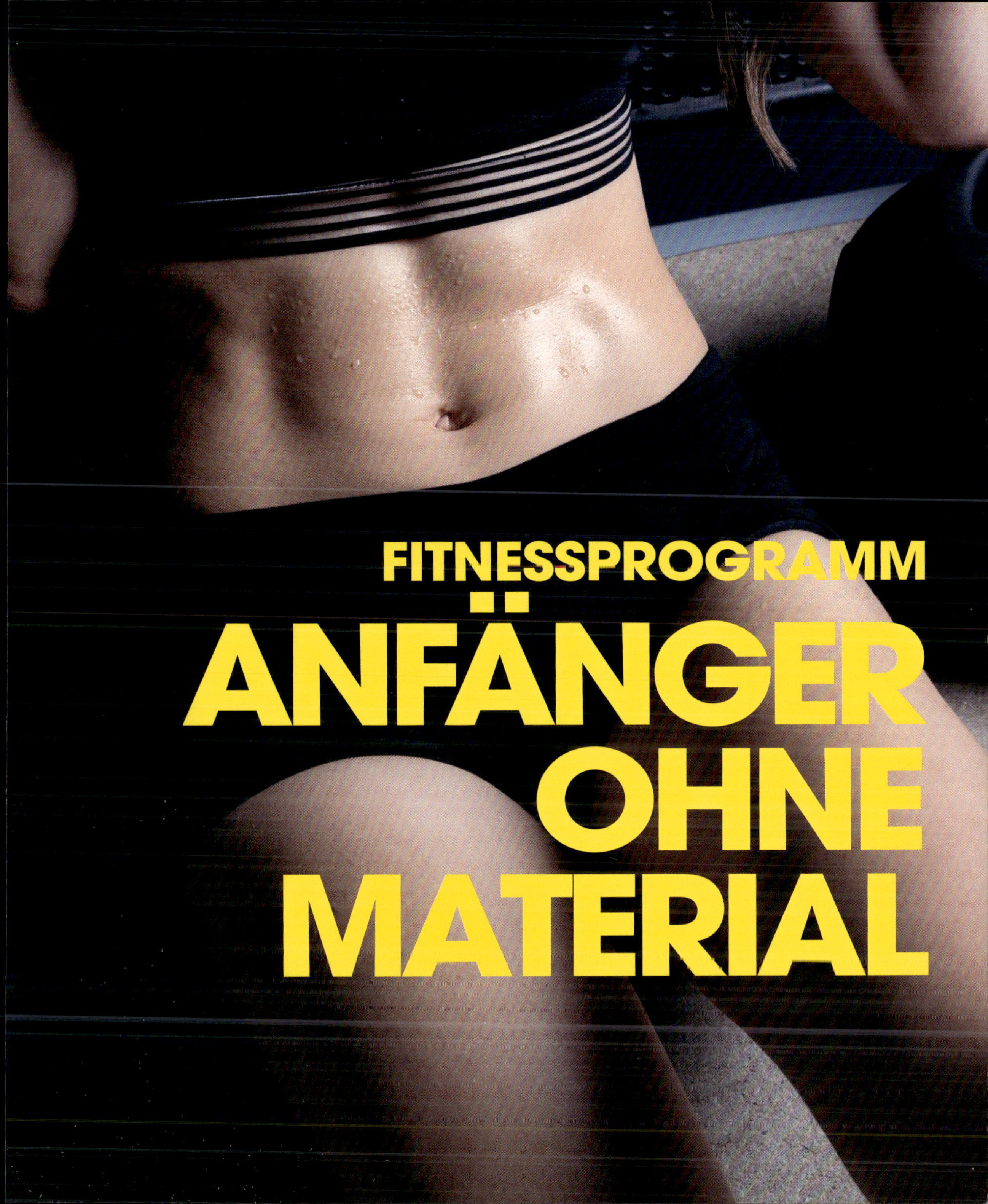

FITNESSPROGRAMM

ANFÄNGER OHNE MATERIAL

ANFÄNGER | OHNE MATERIAL

WOCHE A

LERNEN SIE, IHREN KÖRPER ZU BEHERRSCHEN

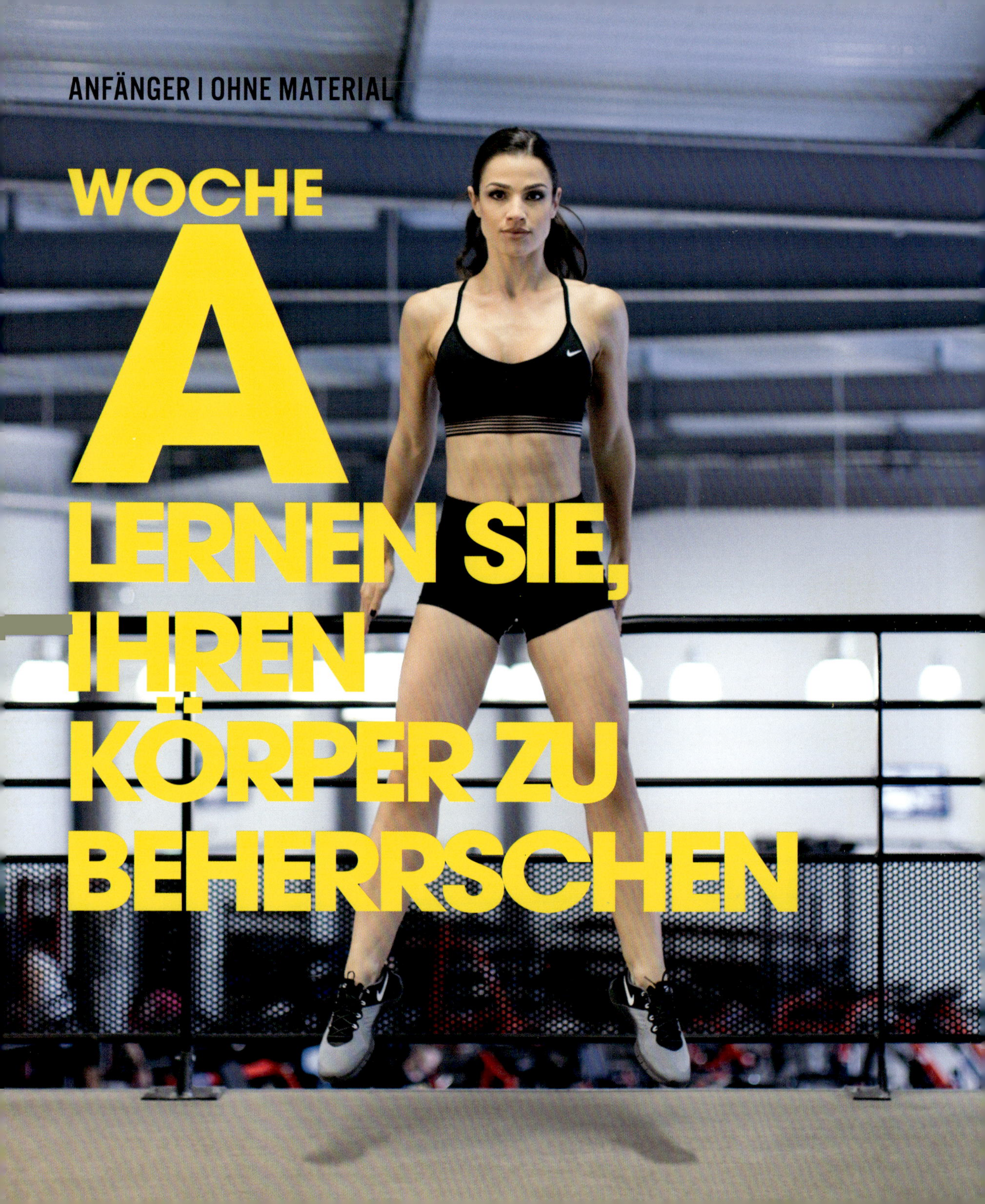

Ihr werdet Muskeln entdecken, von deren Existenz ihr bisher nicht einmal etwas geahnt habt. Ihr werdet spüren, wie sie entrosten, heiß werden, sich befreien. Das Ziel ist es, alle Übungen und alle Zirkel zu absolvieren. Wenn es schwerfällt, macht langsamer, atmet durch … aber zieht es bis zum Ende durch.

Die Übungen zielen gleichzeitig auf Kraft und auf Ausdauer ab. Die Idee dahinter: Muskeln aufbauen, Kalorien verbrennen und schlanker werden, mit Trainingseinheiten für Upper, Lower und Full Body. Für maximale Effizienz werden alle Muskeln zweimal pro Woche beansprucht.

IN SITZUNG NR. 1 FOKUS LEGS & BOOTY

Das Ziel: Kräftigen und modellieren. Diese Sitzung besteht aus drei Zirkeln: Cardio für Beine und Po, Krafttraining für Beine und Po und ein Bauchmuskeltraining. Squats trainieren das gesamte Bein und besonders die Vorderseite der Oberschenkel, während beim Ausfallschritt vor allem die Rückseite beansprucht wird, also die ischiocrurale und die Gesäßmuskulatur. Der Stütz trainiert den gesamten Körper und sorgt für den berühmten flachen Bauch. Oberschenkel und Po sind für Frauen oft Problemzonen und für Männer eine eher unterentwickelte Partie. Also immer unumgänglich.

IN SITZUNG NR. 2 FOKUS OBERKÖRPER

Manche lieben es, andere vermeiden es um jeden Preis. Ich verspreche euch, dass ihr an dieser Sitzung Spaß haben werdet. Bei diesem Training absolviert ihr ein HIIT-Zirkeltraining, um die maximale Anzahl an Kalorien zu verbrennen und den Körper aufzuwecken, dann ein Upper-Body-Krafttraining und Stützübungen. Das Ziel: Den gesamten Oberkörper kräftigen und besonders Brust, Rücken und Trizeps. Vergesst nicht: Ein homogenes Training ist der Schlüssel zum Erfolg. Es trägt dazu bei, den gesamten Körper zu entwässern, Fett zu verbrennen und seine Muskeln zu definieren. Strengen wir uns also doppelt an!

IN SITZUNG NR. 3 FOKUS BOOTY

Die Lieblingssitzung der Fit-Girls. Der Trumpf der Fit-Guys. Ihr werdet diesen kräftigen Muskel stärken, sein Volumen vergrößern und gleichzeitig Fett und Cellulite reduzieren. Für maximale Effizienz ist auch diese Sitzung ein Mix aus Cardio- und Krafttraining. Der Po wird aus allen Richtungen trainiert, mit polyartikulären und isolierten Übungen im Wechsel: Squats, Ausfallschritt, Beinheben und Donkey Kicks. Einfach Bombe!

GO!

SITZUNG 1

SCHLANKE BEINE UND KNACKIGER PO

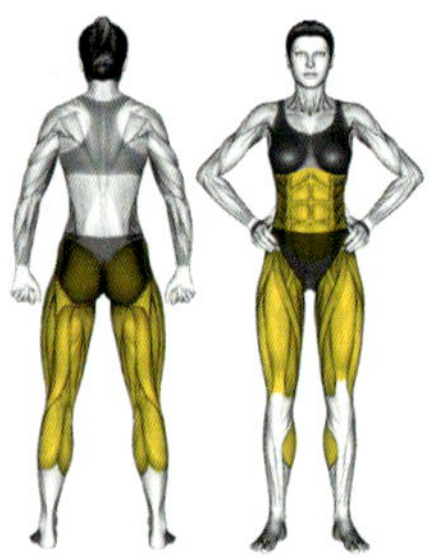

Gesamtdauer der Sitzung 30 Minuten

1 Minute Pause zwischen zwei Übungen

SQUATS (KNIEBEUGEN) trainieren das gesamte Bein (Po, vordere und hintere Oberschenkel) in Hinblick auf Kraft und Ausdauer. Die Eigengewichtsübung formt den Muskel, vergrößert aber nicht das Volumen. Mini-Squats intensivieren die Muskelkontraktion.

LEICHTES CARDIO ZUM AUFWÄRMEN (SCHNELLES LAUFEN, FAHRRAD) 5MIN

JUMP SQUATS X 20 WH

DAMIT TRAINIERT IHR ... Die Ausdauer und die Muskeln des ganzen Körpers (Bauch, Po, Waden ...).

LET'S GO! Aufrecht hinstellen, Füße schulterbreit, dann in die Hocke gehen, ohne dass die Knie über die Fußspitzen herausragen, dabei den Po nach hinten strecken. Aus der Hocke hochspringen, dabei über die Fußballen abrollen, dann wieder in die Hocke gehen.

WAS IHR NICHT TUN SOLLTET ... Den Rücken rund machen und die Bauchmuskeln locker lassen.

SQUATS X 20 WH

DAMIT TRAINIERT IHR ... Das gesamte Bein (Booty, Quadrizeps und ischiocrurale Muskulatur).

LET'S GO! Aufrecht hinstellen, Füße schulterbreit auseinander, dann in die Hocke gehen, ohne dass die Knie über die Fußspitzen herausragen, dabei den Po nach hinten strecken. Zum Aufrichten die Gesäßmuskeln bewusst anspannen.

WAS IHR NICHT TUN SOLLTET ... Den Rücken rund machen und die Bauchmuskeln locker lassen.

MINI-SQUATS X 20 WH

DAMIT TRAINIERT IHR ... Quadrizeps und Gesäßmuskeln.

LET'S GO! Wie beim Squat in die Hocke gehen, dann die Beine nur einige Zentimeter weit durchstrecken, um die Muskelkontraktion zu halten, danach wieder in die Hocke gehen.

WAS IHR NICHT TUN SOLLTET ... Die Bauchmuskeln locker lassen.

WADENHEBEN X 20 WH

DAMIT TRAINIERT IHR ... Die Wadenmuskeln.

LET'S GO! Hinstellen, Füße schulterbreit, auf die Zehenspitzen heben, dann die Fersen wieder senken.

WAS IHR NICHT TUN SOLLTET ... Die Fersen nicht weit genug vom Boden abheben.

Fortsetzung der Sitzung auf der nächsten Seite. ▼

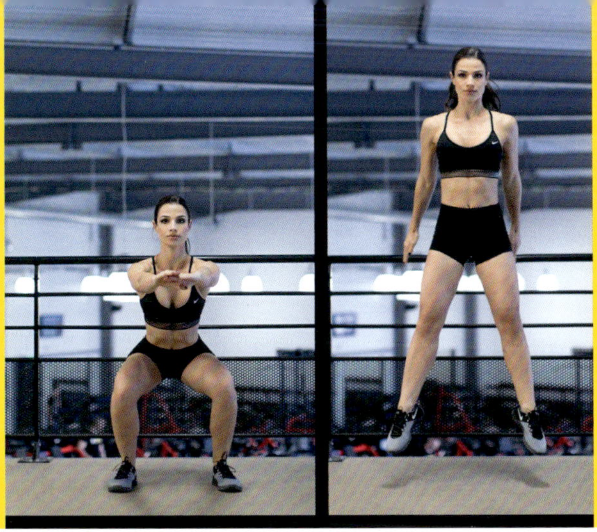

SQUATS
X 20 WH

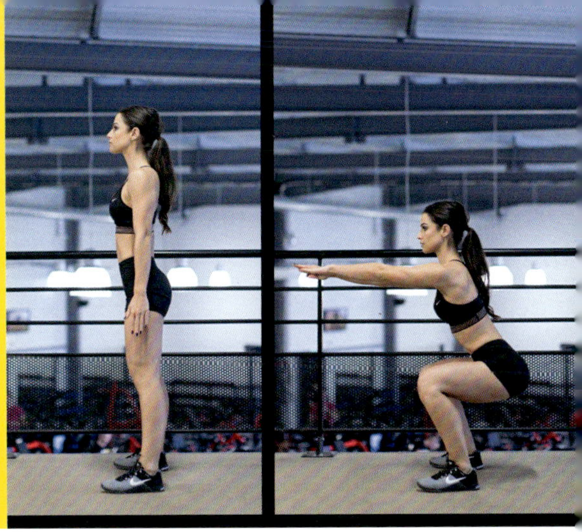

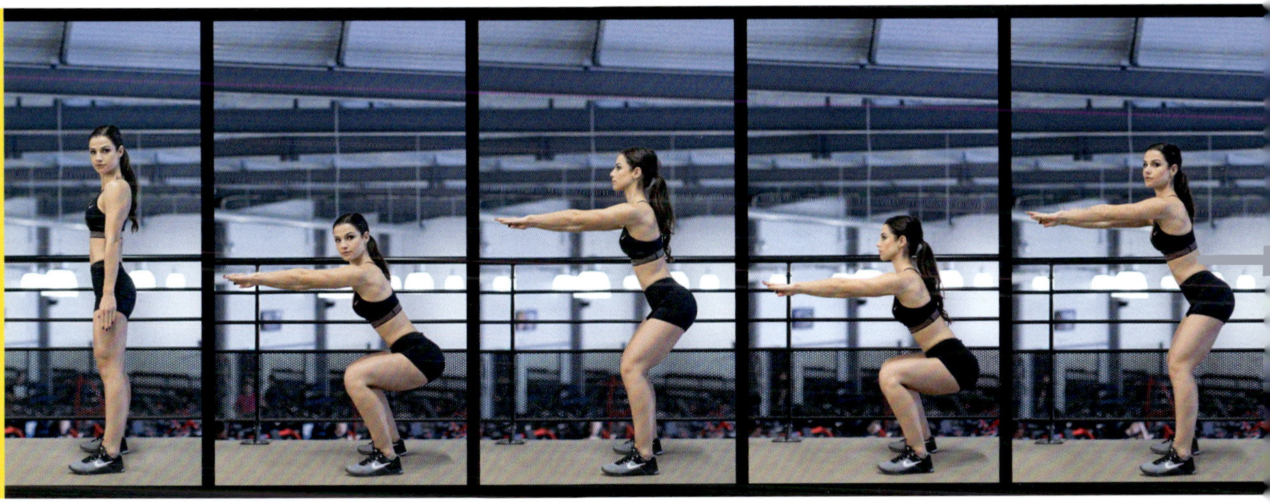

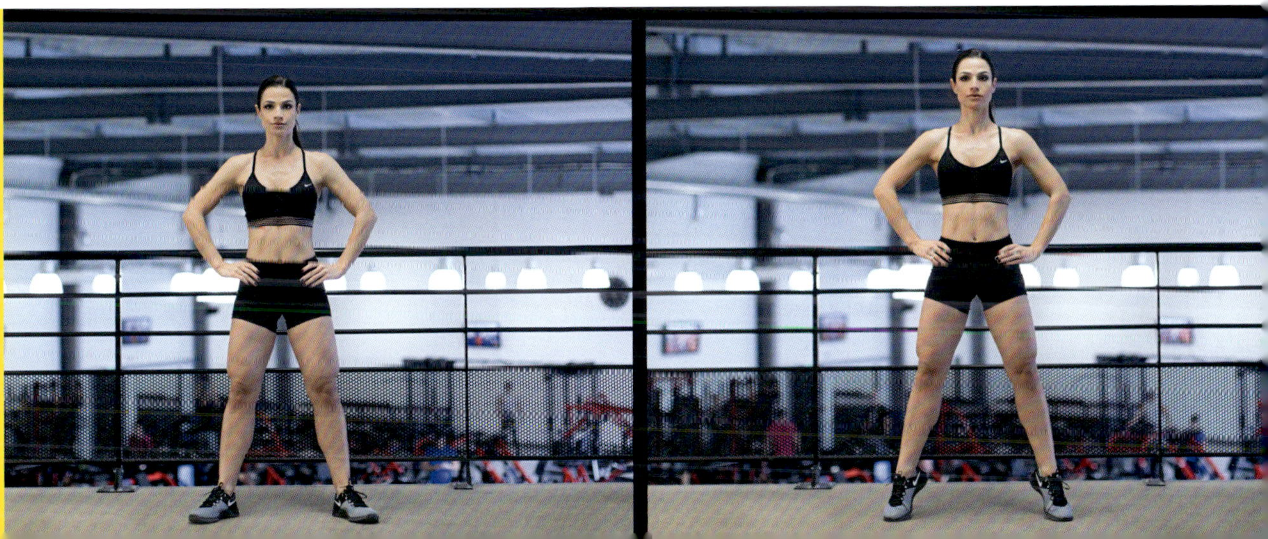

SITZUNG 1

SCHLANKE BEINE UND KNACKIGER PO

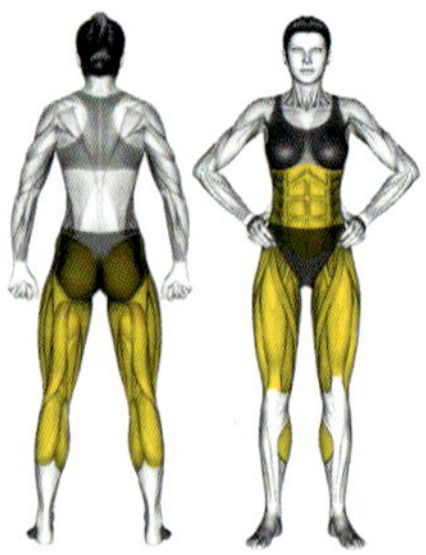

Gesamtdauer der Sitzung 30 Minuten

1 Minute Pause zwischen zwei Übungen

Nach den ersten Sitzungen werdet ihr heftigen Muskelkater haben. Das zeigt, dass ihr unterforderte Muskeln gut trainiert habt. Dass der Muskelkater im Laufe der Wochen weniger wird, bedeutet jedoch nicht, dass ihr zu wenig trainiert habt. Der Körper gewöhnt sich nur an die Anstrengung.

KNIEHEBEN X 20 WH

DAMIT TRAINIERT IHR … Die Ausdauer und diverse Muskeln, etwa die Bauchmuskulatur.

LET'S GO! Auf der Stelle laufen und dabei die Knie möglichst weit hochheben.

WAS IHR NICHT TUN SOLLTET … Vergessen, Bauchmuskeln, Arme und Schultern anzuspannen.

ALTERNIERENDER AUSFALLSCHRITT X 20 WH

DAMIT TRAINIERT IHR … Die Beine, besonders Quadrizeps und ischiocrurale Muskulatur (vordere und hintere Oberschenkelmuskeln) und die Gesäßmuskeln.

LET'S GO! Hinstellen, beide Füße fest am Boden, dann mit dem linken Bein einen großen Schritt nach vorne machen, das Knie beugen, bis der Oberschenkel parallel zum Boden steht. Das hintere Bein ist dabei relativ angespannt. Zurück in die Ausgangsposition, dann mit dem rechten Bein wiederholen.

WAS IHR NICHT TUN SOLLTET … Nach vorne beugen und die Bauchmuskeln locker lassen.

EINSEITIGER AUSFALLSCHRITT X 20 WH PRO BEIN

DAMIT TRAINIERT IHR … Quadrizeps, ischiocrurale Muskulatur und Gesäßmuskulatur.

LET'S GO! Den Ausfallschritt während der ganzen Serie immer mit demselben Bein ausführen.

WAS IHR NICHT TUN SOLLTET … Das Knie über die Fußspitze hinausstrecken.

Fortsetzung der Sitzung auf der nächsten Seite. ▼

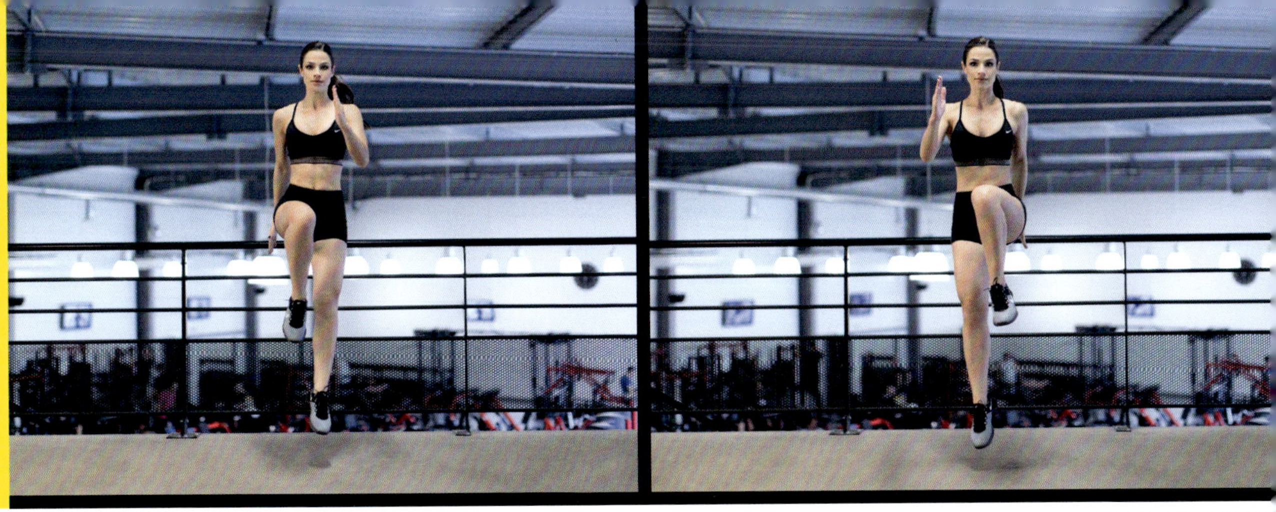

X 40 WH

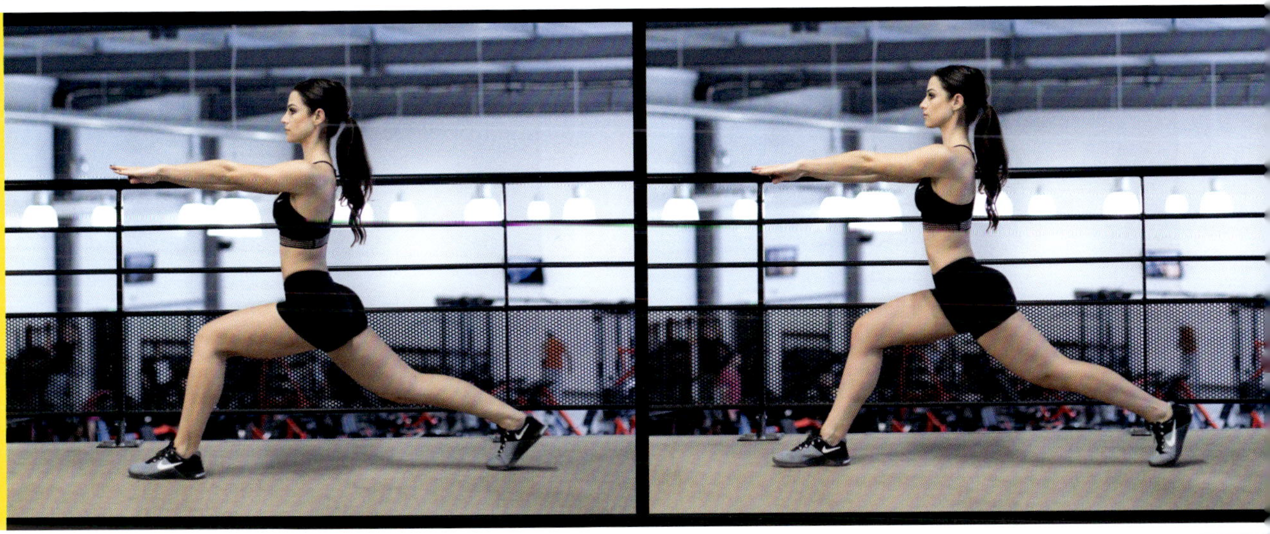

X 20 WH PRO BEIN

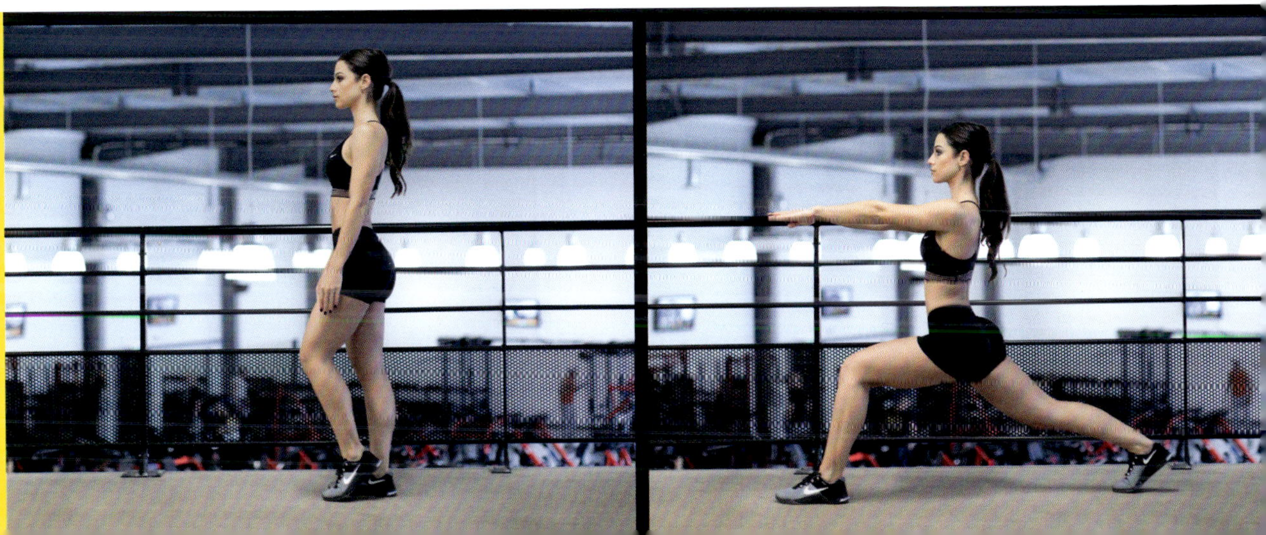

SITZUNG 1

SCHLANKE BEINE UND KNACKIGER PO

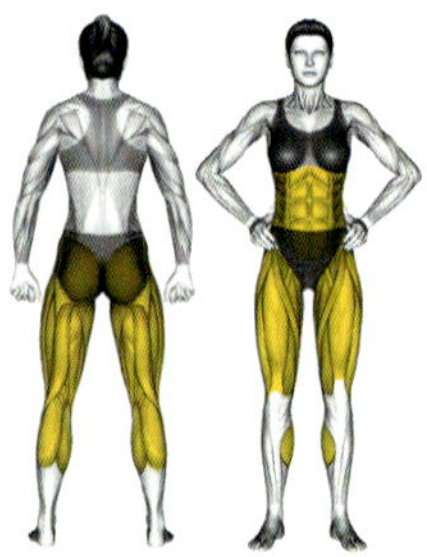

Gesamtdauer der Sitzung 30 Minuten

1 Minute Pause zwischen zwei Übungen

FRONTSTÜTZ MIT BEINHEBEN 30 S

DAMIT TRAINIERT IHR ... Die Bauchmuskeln und den gesamten Körper.

LET'S GO! In Stützposition gehen, Hände und Füße fest auf dem Boden, der Oberkörper ist gerade und angespannt. Nun abwechselnd das linke, dann das rechte Bein heben, dabei die Gesäßmuskeln anspannen.

WAS IHR NICHT TUN SOLLTET ... Ein Hohlkreuz machen, vor allem während des Beinhebens.

SEITSTÜTZ 30 S

DAMIT TRAINIERT IHR ... Die Bauchmuskeln, besonders die transversalen, also die Taillenmuskeln.

LET'S GO! Seitlich hinlegen, auf einen Ellenbogen abstützen, beide Füße übereinandersetzen. Die Hüfte vom Boden abheben, sodass der Körper eine gerade Linie bildet und von Kopf bis Fuß angespannt ist.

WAS IHR NICHT TUN SOLLTET ... Den Rücken rund machen, das Becken nach unten durchhängen lassen.

DEHNEN UND ENTSPANNEN, ZUR RUHE KOMMEN 10 MIN

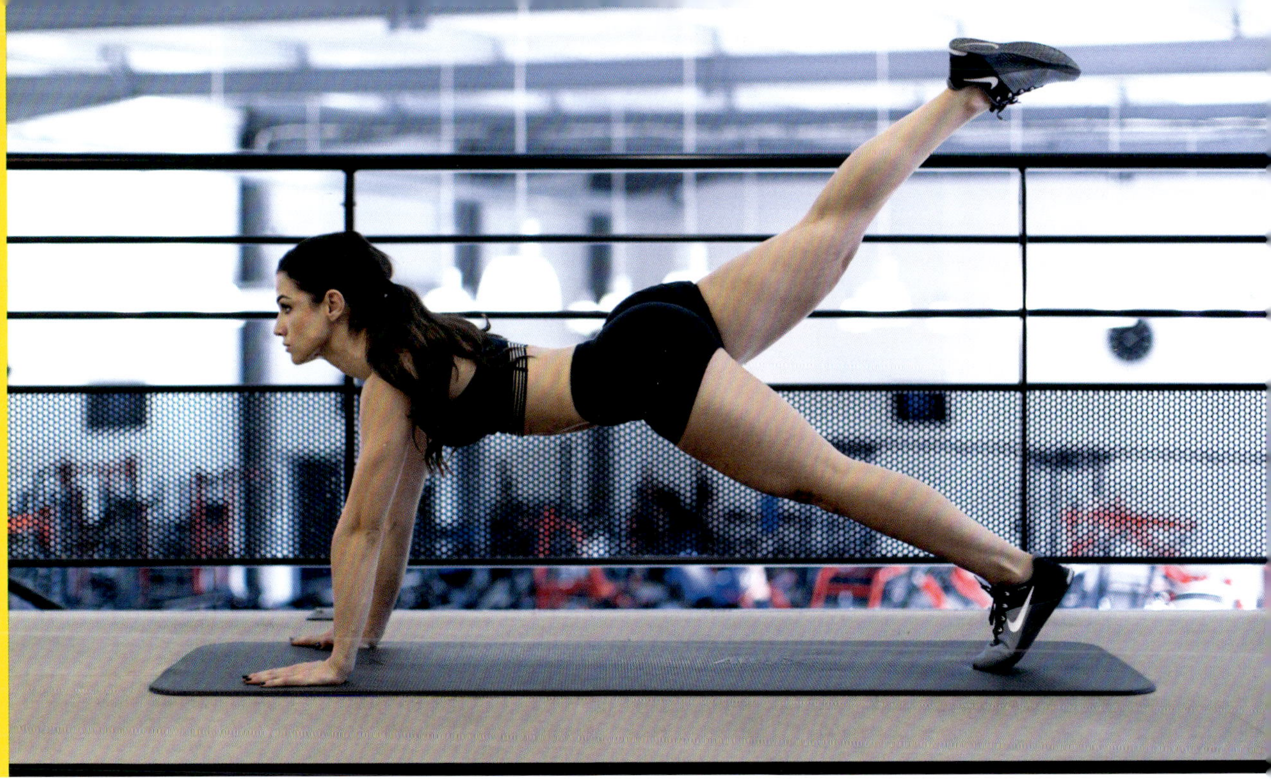

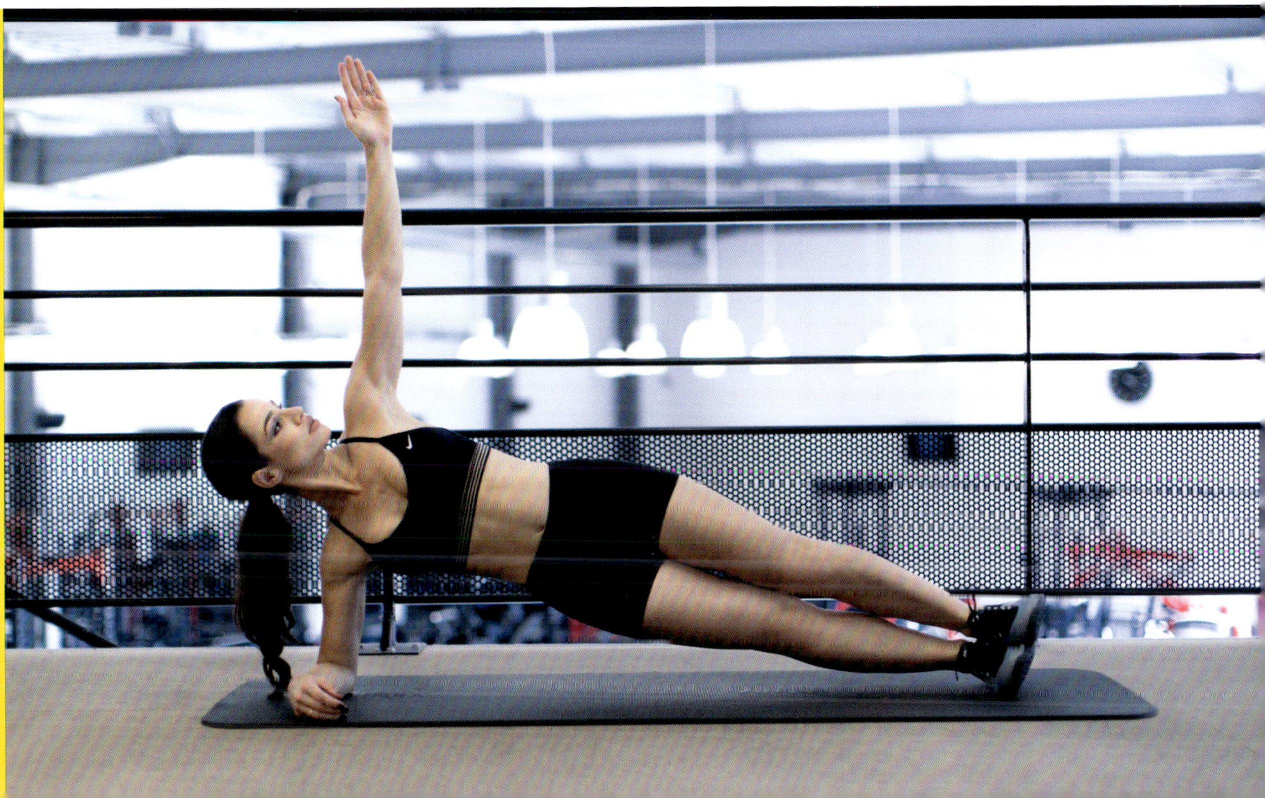

SITZUNG 2

GEFORMTER TORSO UND CARDIO HIIT

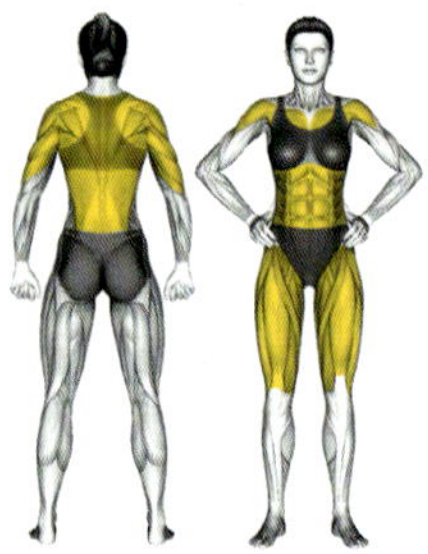

Gesamtdauer der Sitzung 30 Minuten

1 Minute Pause zwischen zwei Übungen

LEICHTES CARDIO ZUM AUFWÄRMEN (SCHNELLES LAUFEN, FAHRRAD) 5 MIN

JUMP SQUATS X 20 WH

DAMIT TRAINIERT IHR … Die Ausdauer und die Muskeln des ganzen Körpers (Bauch, Po, Waden …).

LET'S GO! Aufrecht hinstellen, Füße schulterbreit auseinander, dann in die Hocke gehen, ohne dass die Knie über die Fußspitzen herausragen, dabei den Po nach hinten strecken. Aus der Hocke hochspringen, dabei über die Fußballen abrollen, dann wieder in die Hocke gehen.

WAS IHR NICHT TUN SOLLTET … Den Rücken rund machen und die Bauchmuskeln locker lassen.

JUMPING JACKS X 20 WH

DAMIT TRAINIERT IHR … Den ganzen Körper: Schulter-, Bauch- und Beinmuskeln werden warm.

LET'S GO! Aufrecht hinstellen, Arme gerade am Körper, Füße eng nebeneinander. Hochspringen, die Arme über den Kopf heben und die Beine spreizen, dann wieder in die Ausgangsposition zurückspringen.

WAS IHR NICHT TUN SOLLTET … Vergessen, die Bauchmuskeln anzuspannen.

MOUNTAIN CLIMBER X 20 WH

DAMIT TRAINIERT IHR … Die Muskeln zahlreicher Körperpartien wie Bauch oder Schultern.

LET'S GO! Auf Hände und Füße abstützen, den Körper gerade halten, abwechselnd ein Bein zur Brust ziehen, wie beim Hochklettern einer Wand.

WAS IHR NICHT TUN SOLLTET … Den Rücken rund machen, die Bauchmuskeln locker lassen.

Fortsetzung der Sitzung auf der nächsten Seite. ▼

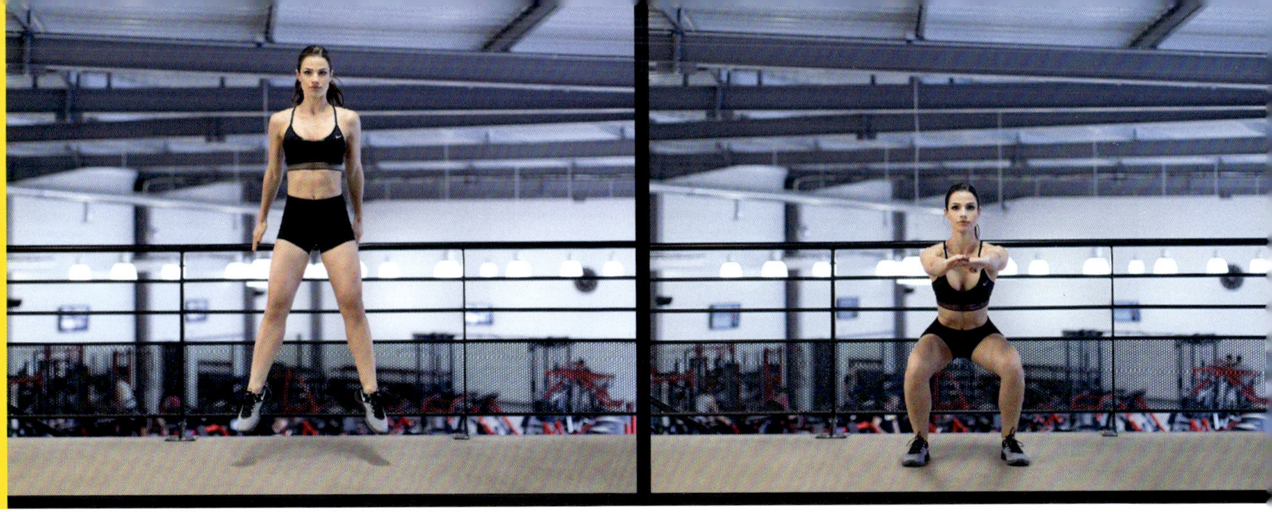

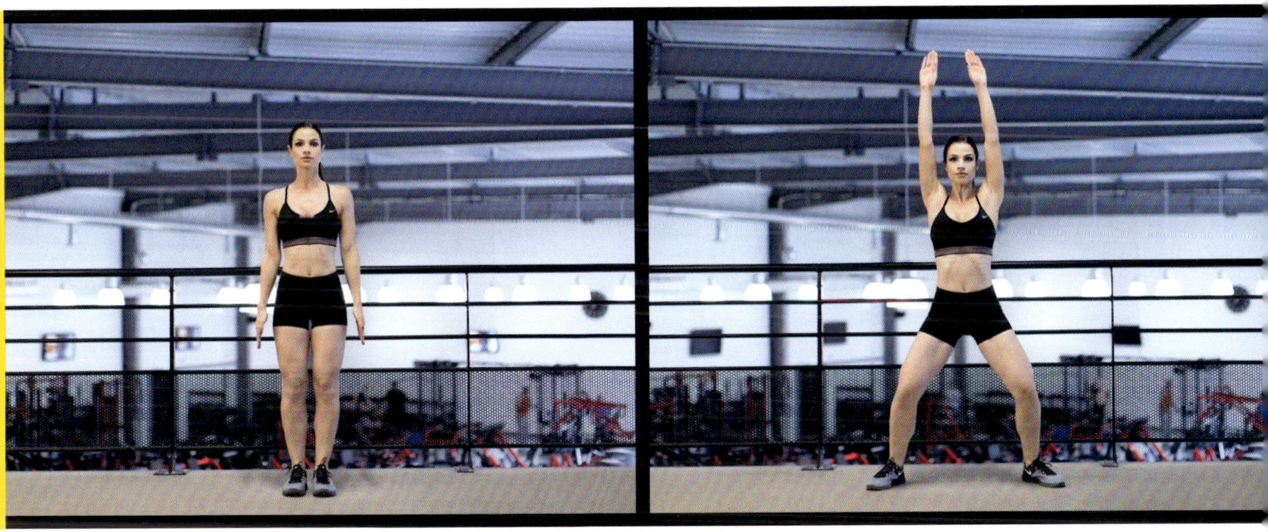

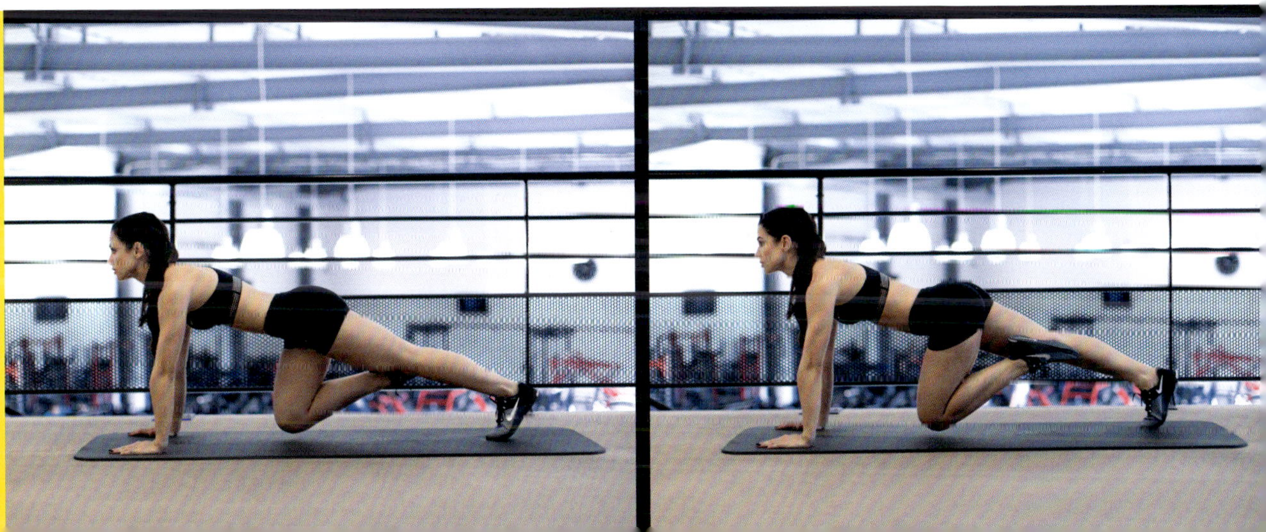

SITZUNG 2

GEFORMTER TORSO UND CARDIO HIIT

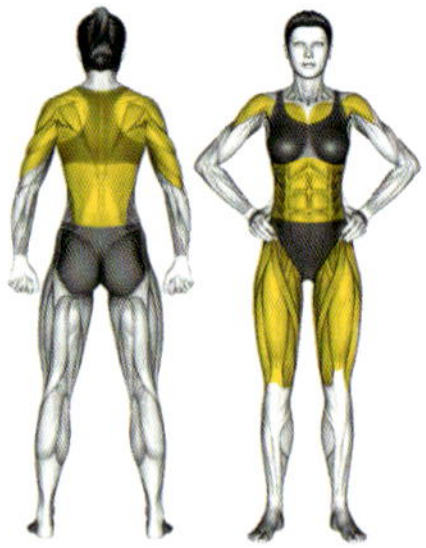

Gesamtdauer der Sitzung 30 Minuten

1 Minute Pause zwischen zwei Übungen

Bei meinem ersten Commando hasste ich die Übung. Schmerzhaft, schwierig. Ich wusste es damals nicht, aber es zeigte mir meine Schwachstellen. Aber ich bin drangeblieben und heute fällt mir die Übung leicht … und ich liebe sie.

LIEGESTÜTZ AUF DEN KNIEN X 20 WH

DAMIT TRAINIERT IHR … In erster Linie die Brustmuskeln, aber auch Trizeps und Rücken.

LET'S GO! Die Hände schulterbreit auf den Boden setzen und den Körper auf Händen und Knien abstützen (Letzteres macht das eigene Gewicht und somit auch die Übung leichter). Die Arme beugen und den Oberkörper gerade zum Boden senken, danach wieder hochdrücken.

WAS IHR NICHT TUN SOLLTET … Einen Buckel oder ein Hohlkreuz machen, die Bauchmuskeln locker lassen.

COMMANDO X 20 WH

DAMIT TRAINIERT IHR … Zahlreiche Muskelgruppen, besonders den Rücken.

LET'S GO! Auf Hände und Füße abstützen, den Oberkörper gerade und angespannt halten. Erst einen, dann den anderen Ellenbogen auf den Boden aufsetzen, danach die Arme einzeln und gegengleich wieder hochdrücken.

WAS IHR NICHT TUN SOLLTET … Den Rücken wölben, den Po zu hoch anheben.

SUPERMAN X 20 WH

DAMIT TRAINIERT IHR … Besonders die untere Rückenmuskulatur.

LET'S GO! In Bauchlage auf den Boden legen, Beine eng zusammen, Arme nach vorne ausgestreckt, Oberkörper und Beine anheben, dabei den Rücken anspannen.

WAS IHR NICHT TUN SOLLTET … Den Nacken einziehen.

Fortsetzung der Sitzung auf der nächsten Seite. ▼

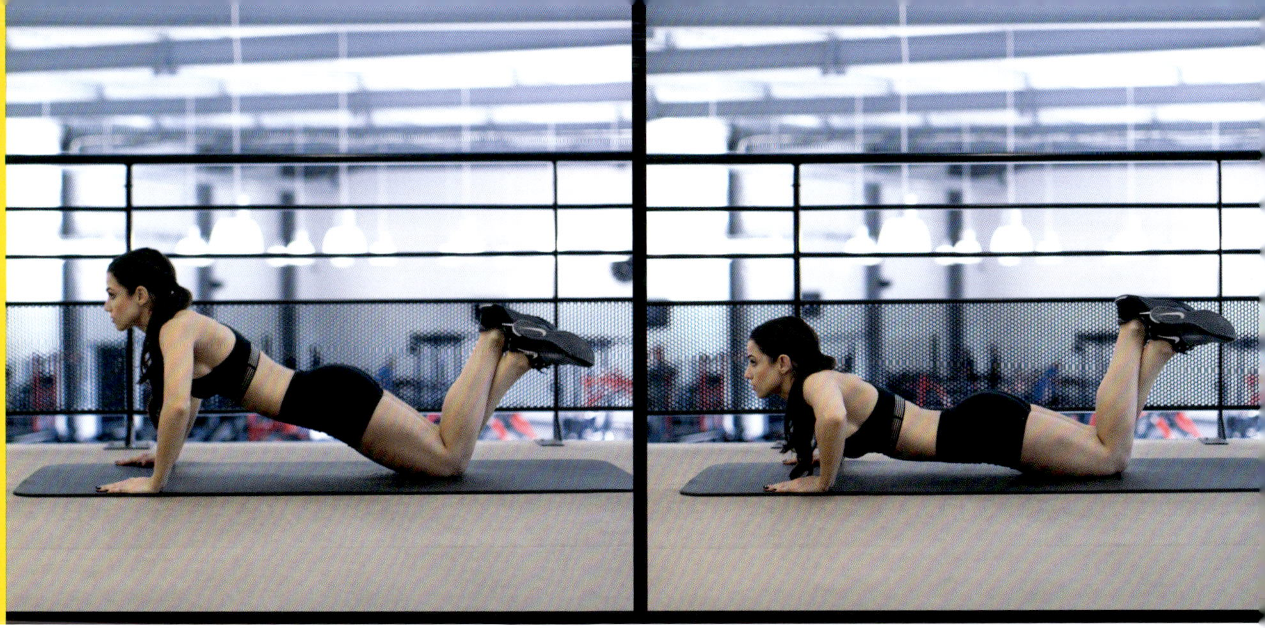

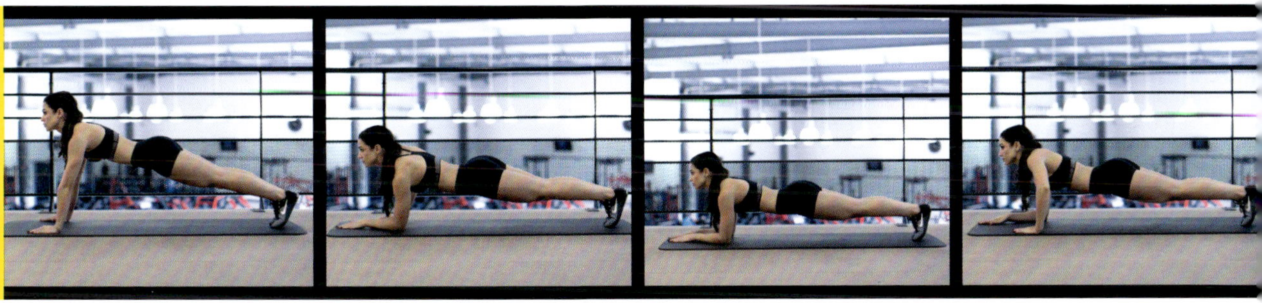

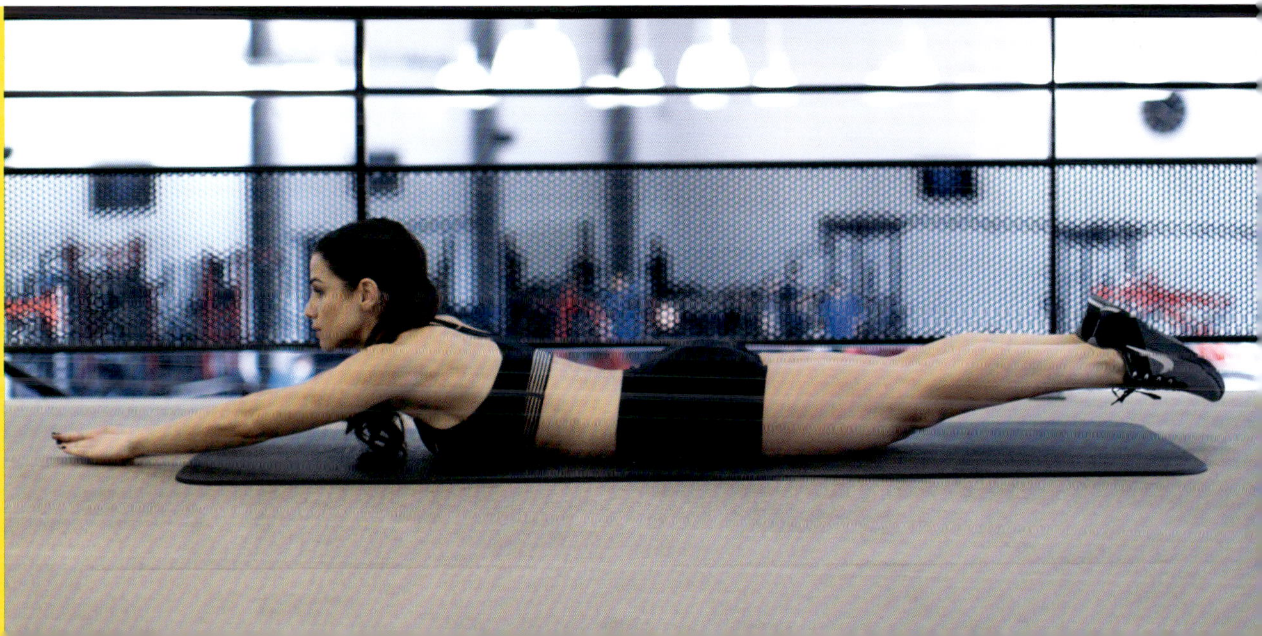

SITZUNG 2

GEFORMTER TORSO UND CARDIO HIIT

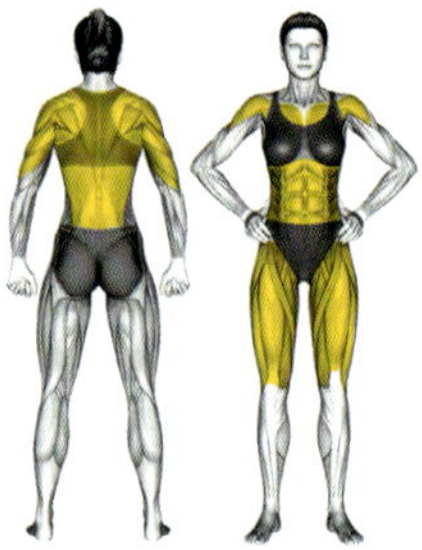

Gesamtdauer der Sitzung 30 Minuten

1 Minute Pause zwischen zwei Übungen

BEI STÜTZÜBUNGEN, ob Ellenbogenstütz, Liegestütz oder Commando, ist es wichtig, den Rücken gerade zu halten und kein Hohlkreuz zu machen. Die Bauchmuskeln gut anspannen und das Becken leicht vorkippen (den Po anspannen).

CHAIR DIPS X 20 WH

DAMIT TRAINIERT IHR … In erster Linie den Trizeps.

LET'S GO! Die Arme hinter dem Rücken auf einem Stuhl abstützen, das Gesäß bleibt in der Luft. Die Beine ausstrecken, die Arme beugen und den Oberkörper vor dem Stuhl nach unten senken, dann mit den Armen wieder hochdrücken.

WAS IHR NICHT TUN SOLLTET … Euch beim Senken unkontrolliert fallen lassen (haltet die Spannung).

UNTERARMSTÜTZ 30 S

DAMIT TRAINIERT IHR … Die gesamte Bauchmuskulatur, auch die tiefen Muskeln.

LET'S GO! Den Körper auf den Unterarmen abstützen, dabei Rücken gerade halten und Bauchmuskeln anspannen. Der ganze Körper bildet eine Linie.

WAS IHR NICHT TUN SOLLTET … Ein Hohlkreuz oder einen Buckel machen.

SEITSTÜTZ MIT BECKENBEWEGUNG 30 S

DAMIT TRAINIERT IHR … Die gesamte Bauchmuskulatur, besonders die schräge und die quer verlaufende.

LET'S GO! Aus der Unterarmstützposition in den Seitstütz gehen, sodass nur noch ein Ellenbogen am Boden aufliegt und Oberkörper und Beine eine gerade Linie bilden. Dann das Becken leicht auf und ab bewegen.

WAS IHR NICHT TUN SOLLTET … Den Rücken rund machen, euch nach vorne neigen, in der Schulter einknicken.

DEHNEN UND ENTSPANNEN, ZUR RUHE KOMMEN 10 MIN

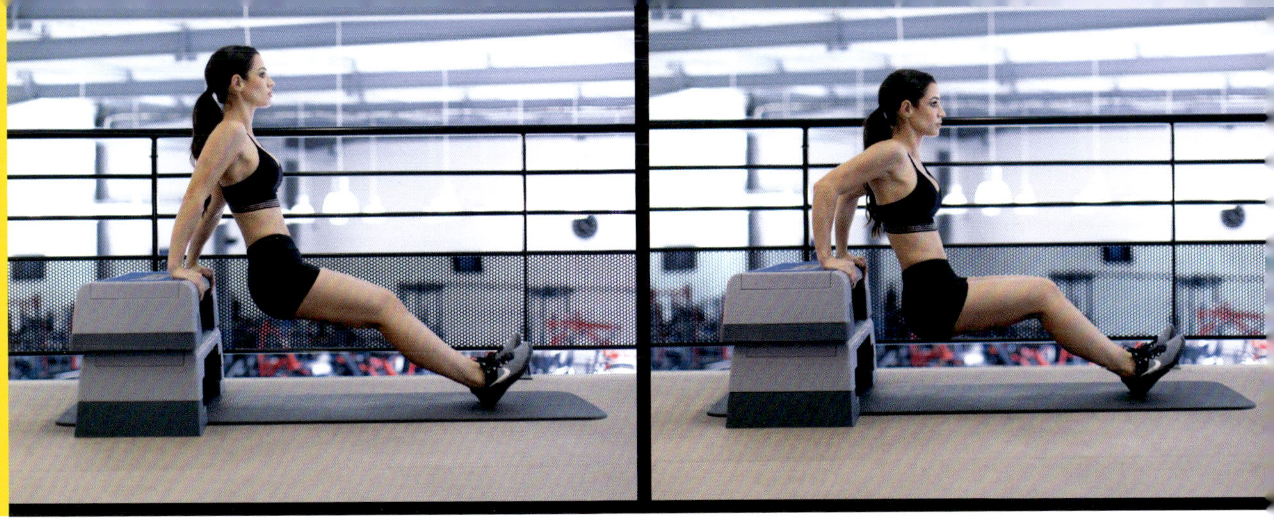

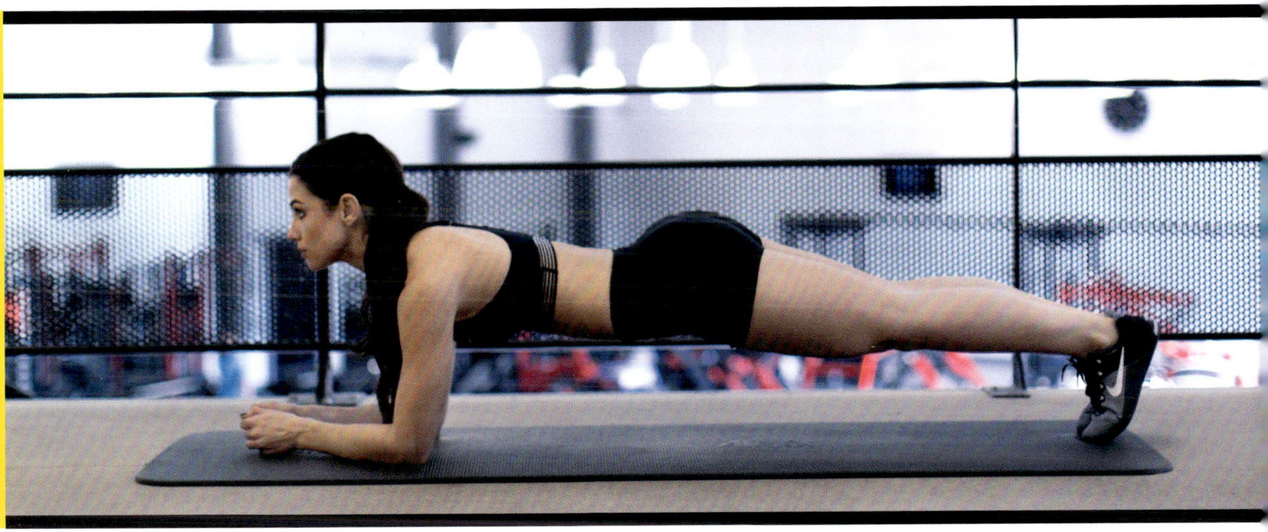

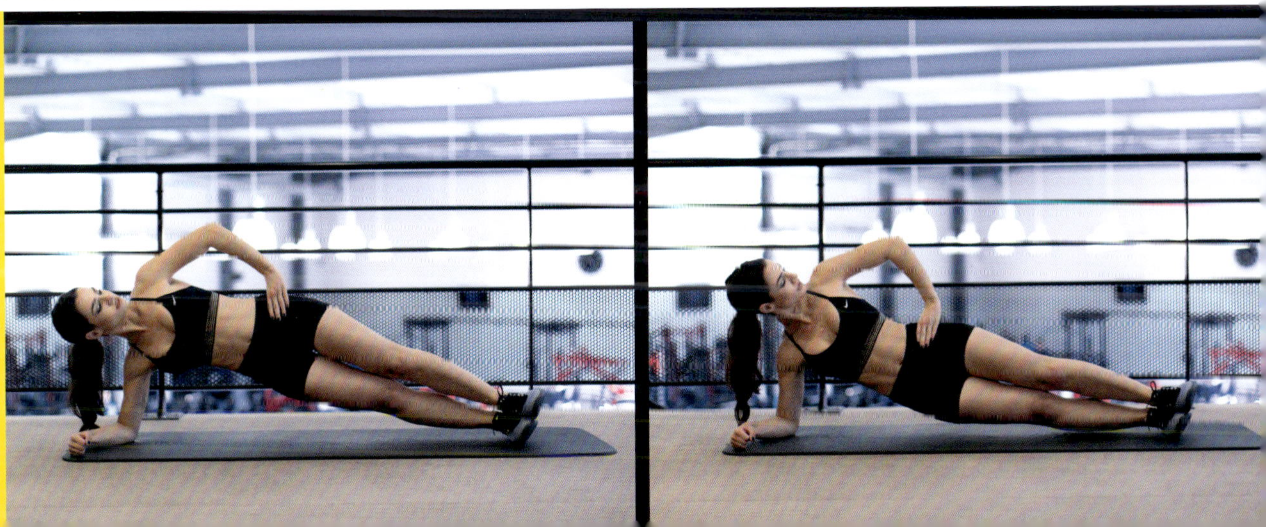

SITZUNG 3

KNACKIG GEFORM-TER BOOTY

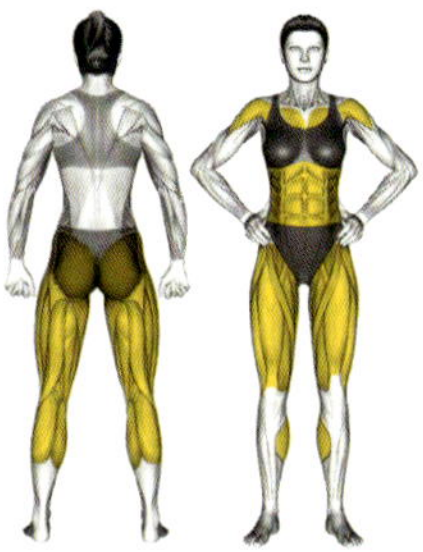

Gesamtdauer der Sitzung 30 Minuten

1 Minute Pause zwischen zwei Übungen

BURPEES beanspruchen den ganzen Körper und verbrennen ein Maximum an Kalorien. Cardio- und Kraftübung in einem! Sie sind recht anstrengend, besonders für Bauch, Beine und Schultern.

LEICHTES CARDIO ZUM AUFWÄRMEN (SCHNELLES LAUFEN, FAHRRAD) 5 MIN

BURPEES X 10 WH

DAMIT TRAINIERT IHR ... Den gesamten Körper (Bauch, Beine, Schultern ...) und die Ausdauer.

LET'S GO! Aus dem Stand in die Hocke gehen, dann mit einem Sprung die Beine nach hinten ausstrecken. Ihr befindet euch nun in der Stützposition, Beine und Oberkörper bilden eine Linie. Nun wieder in die Hocke gehen und daraus hochspringen, im Stand landen. Wiederholen.

WAS IHR NICHT TUN SOLLTET ... Ein Hohlkreuz machen, während die Beine nach hinten gestreckt sind. Der gesamte Körper sollte dabei angespannt bleiben.

SUMO-SQUATS X 20 WH

DAMIT TRAINIERT IHR ... Vor allem Gesäßmuskeln und Adduktoren, Quadrizeps und ischiocrurale Muskulatur.

LET'S GO! Hinstellen, die Füße etwas weiter als schulterbreit und leicht auswärtsgedreht, dann die Knie beugen, den Po nach hinten strecken und den Oberkörper vorneigen, danach wieder aufrichten, dabei die Gesäßmuskeln anspannen.

WAS IHR NICHT TUN SOLLTET ... Die Knie beim Strecken nach innen drehen. Sich vollständig aufrichten (haltet die Spannung).

MINI-SUMO-SQUATS X 20 WH

DAMIT TRAINIERT IHR ... Vor allem Gesäßmuskeln und Adduktoren, Quadrizeps und ischiocrurale Muskulatur.

LET'S GO! Einen Sumo-Squat ausführen, aber ohne die Beine beim Aufrichten ganz durchzustrecken. So wird die Spannung länger gehalten und die Übung intensiviert.

WAS IHR NICHT TUN SOLLTET ... Die Knie beim Strecken nach innen fallen lassen. Sich vollständig aufrichten (haltet die Spannung).

Fortsetzung der Sitzung auf der nächsten Seite. ▼

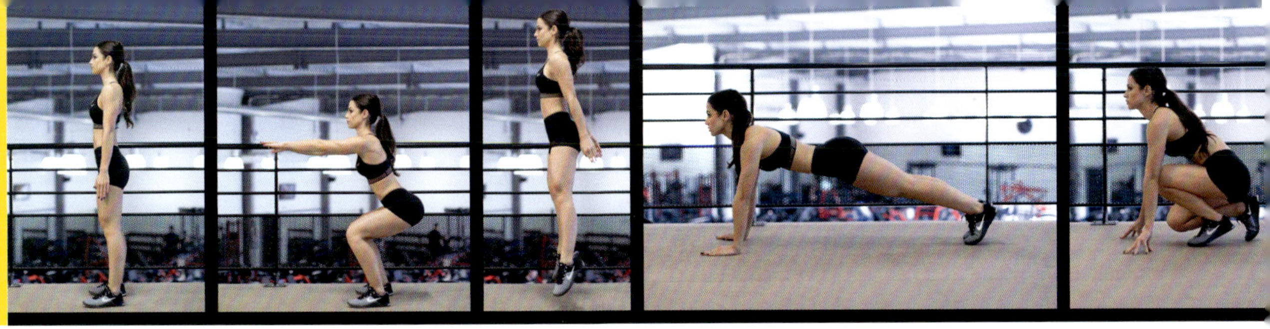

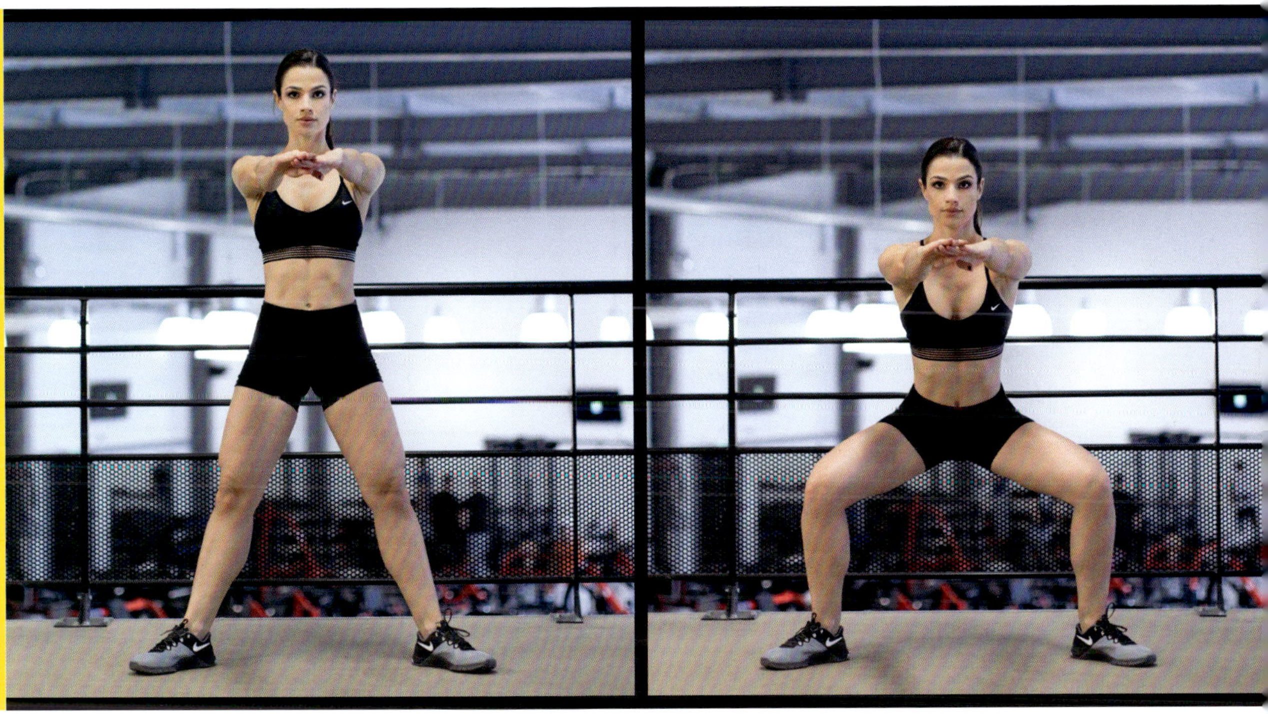

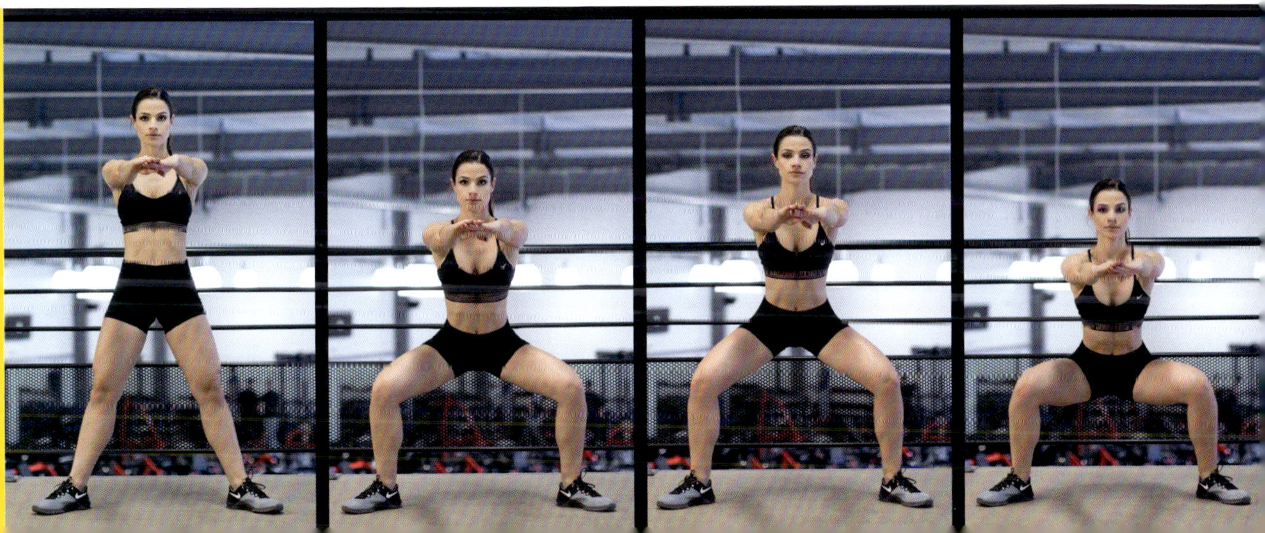

SITZUNG 3

KNACKIG GEFORMTER BOOTY

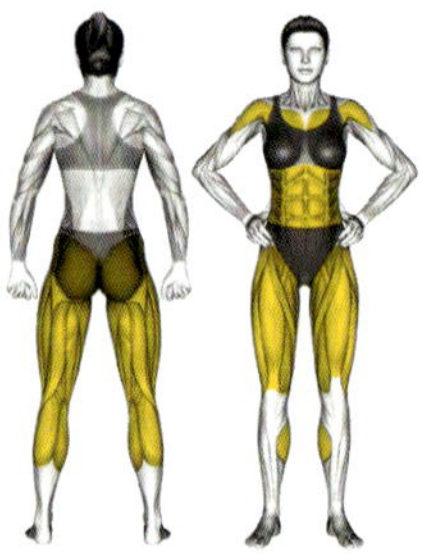

Gesamtdauer der Sitzung 30 Minuten

1 Minute Pause zwischen zwei Übungen

Manche glauben, alle Fit-Girls seien mit einem Knackpo geboren. Manche haben vielleicht einen natürlichen Vorsprung, aber einen schönen festen, runden Booty muss man sich verdienen. Die Gesäßmuskeln sind schwer zu isolieren, da die Beine oft die Arbeit übernehmen. Um sie zu fördern, spannt sie bei den Übungen bewusst an.

SUMO-SQUATS MIT FERSENHEBEN X 20 WH

DAMIT TRAINIERT IHR ... Gesäßmuskeln und Adduktoren und besonders Quadrizeps und ischiocrurale Muskulatur, die ständig angespannt bleiben, sowie die Wadenmuskeln.

LET'S GO! Einen Sumo-Squat ausführen, dann abwechselnd die linke und rechte Ferse heben.

WAS IHR NICHT TUN SOLLTET ... Sich aufrichten, weil es dann leichter geht. Die Oberschenkel bleiben horizontal.

STEP-UPS X 20 WH AUF JEDER SEITE

DAMIT TRAINIERT IHR ... Das gesamte Bein, vor allem die Rückseite, also Gesäß- und hintere Oberschenkelmuskeln.

LET'S GO! Mit dem linken Fuß auf einen Step, eine Stufe oder einen niedrigen Hocker steigen, den rechten Fuß nachziehen und leicht aufsetzen, dann mit dem linken wieder absteigen. Die Übung mit dem rechten Fuß beginnend wiederholen.

WAS IHR NICHT TUN SOLLTET ... Die Übung zu hastig ausführen. Kontrolliert die Bewegungen.

KICKS X 20 WH

DAMIT TRAINIERT IHR ... Vor allem die Ausdauer und zahlreiche Muskeln (Bauch, Beine ...).

LET'S GO! Aufrecht und mit Körperspannung hinstellen, die Arme zum Schutz vor die Brust halten und den Fuß hoch in die Luft kicken, dabei das Standbein strecken.

WAS IHR NICHT TUN SOLLTET ... Rücken- und Bauchmuskeln beim Heben des Beins locker lassen.

Fortsetzung der Sitzung auf der nächsten Seite. ▼

X 20 WH

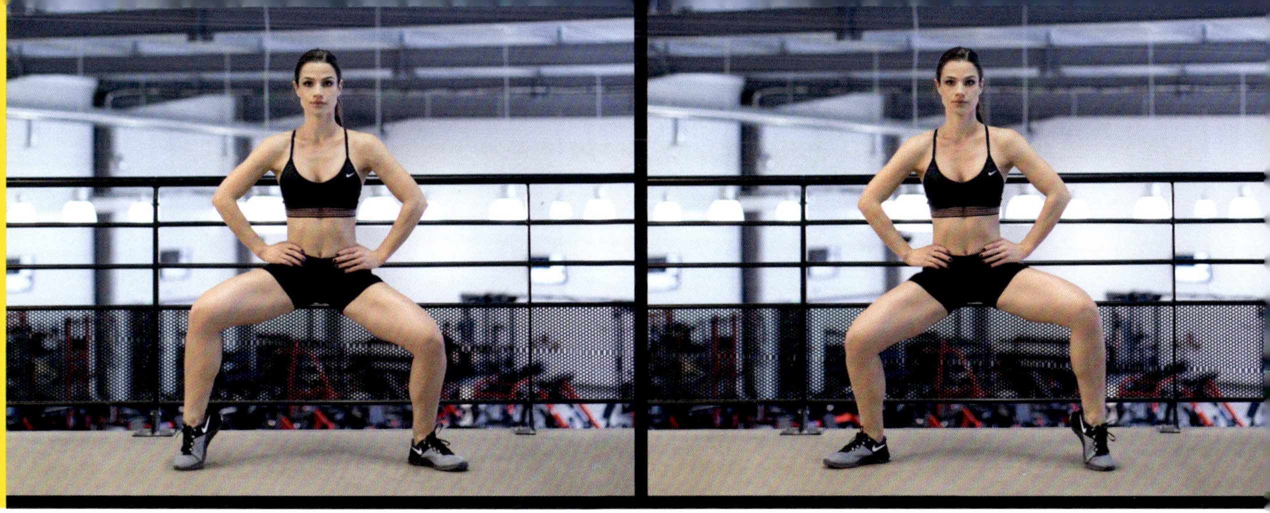

X 20 WH AUF JEDER SEITE

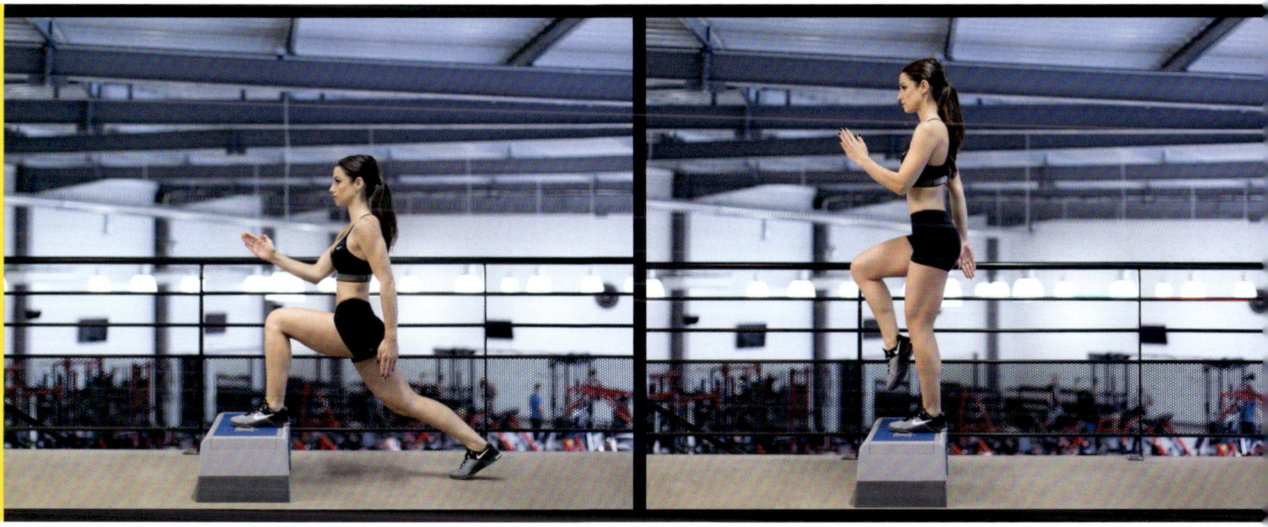

X 20 WH

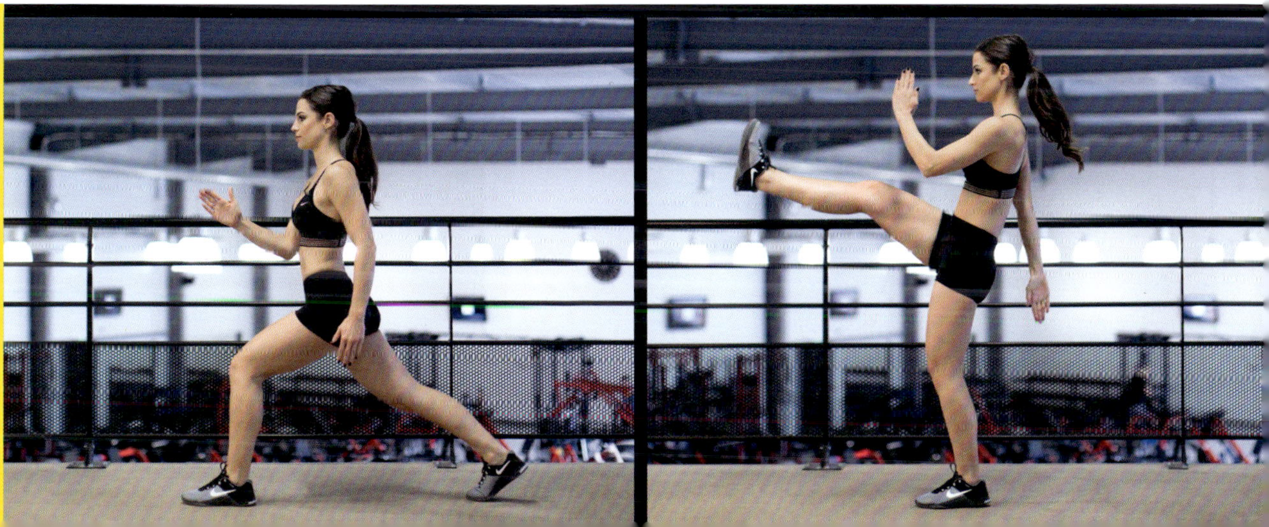

SITZUNG 3

KNACKIG GEFORM-TER BOOTY

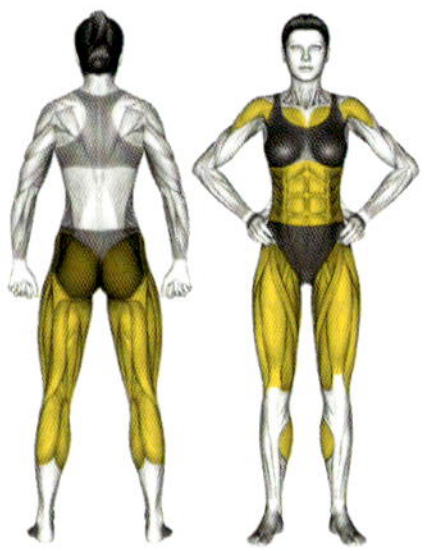

Gesamtdauer der Sitzung 30 Minuten

1 Minute Pause zwischen zwei Übungen

GERADE DONKEY KICKS MIT KLEINER AMPLITUDE X 20 WH AUF JEDER SEITE

DAMIT TRAINIERT IHR ... Vor allem die Gesäßmuskeln, aber auch die rückseitige Oberschenkelmuskulatur.

LET'S GO! Auf Hände und Knie aufstützen und abwechselnd ein Bein nach hinten ausstrecken, dabei die Gesäßmuskeln bewusst anspannen.

WAS IHR NICHT TUN SOLLTET ... Die Beine heben, um den Po anzuspannen (die Kraft zum Heben des Beins muss aus dem Gesäßmuskel kommen).

UNTERARMSTÜTZ 30 S

DAMIT TRAINIERT IHR ... Die gesamte Bauchmuskulatur, auch die tiefen Muskeln.

LET'S GO! Den Körper auf den Unterarmen abstützen, dabei Rücken gerade halten und Bauchmuskeln anspannen. Der ganze Körper bildet eine Linie.

WAS IHR NICHT TUN SOLLTET ... Ein Hohlkreuz oder einen Buckel machen.

SEITSTÜTZ MIT BEINHEBEN 30 S

DAMIT TRAINIERT IHR ... Sämtliche Bauchmuskeln, besonders die schrägen und transversalen, aber auch die Gesäßmuskeln.

LET'S GO! Aus dem Unterarmstütz in den Seitstütz gehen, sodass nur noch ein Ellenbogen am Boden liegt und Oberkörper und Beine eine gerade Linie bilden. Den Oberkörper in Spannung halten, dann das obere Bein anheben, dabei die Gesäßmuskeln anspannen.

WAS IHR NICHT TUN SOLLTET ... Den Rücken rund machen, sich nach vorne neigen, in der Schulter einknicken.

DEHNEN UND ENTSPANNEN, ZUR RUHE KOMMEN 10 MIN

X 20 WH
AUF JEDER SEITE

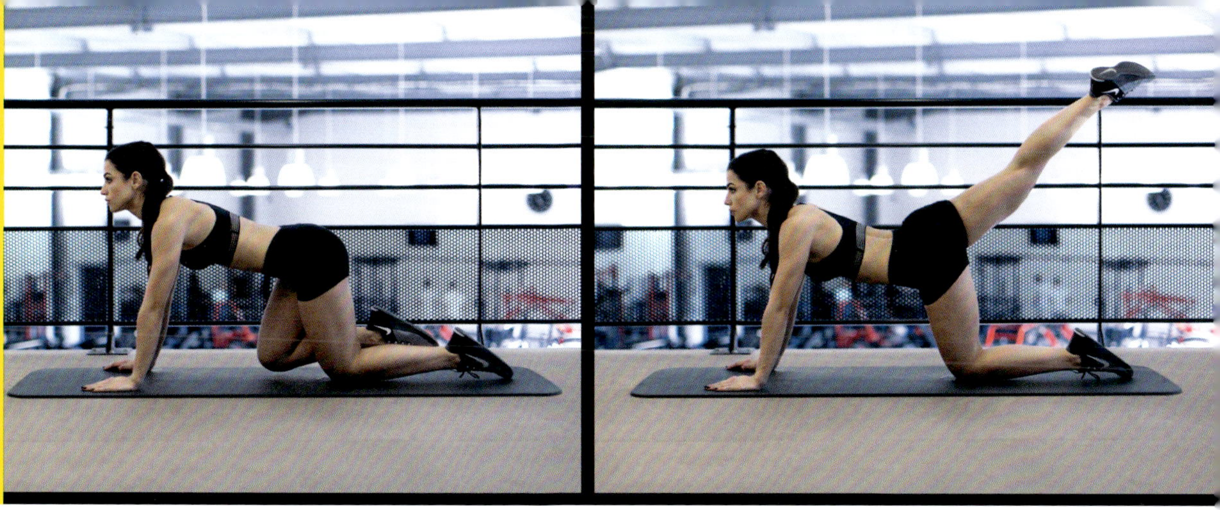

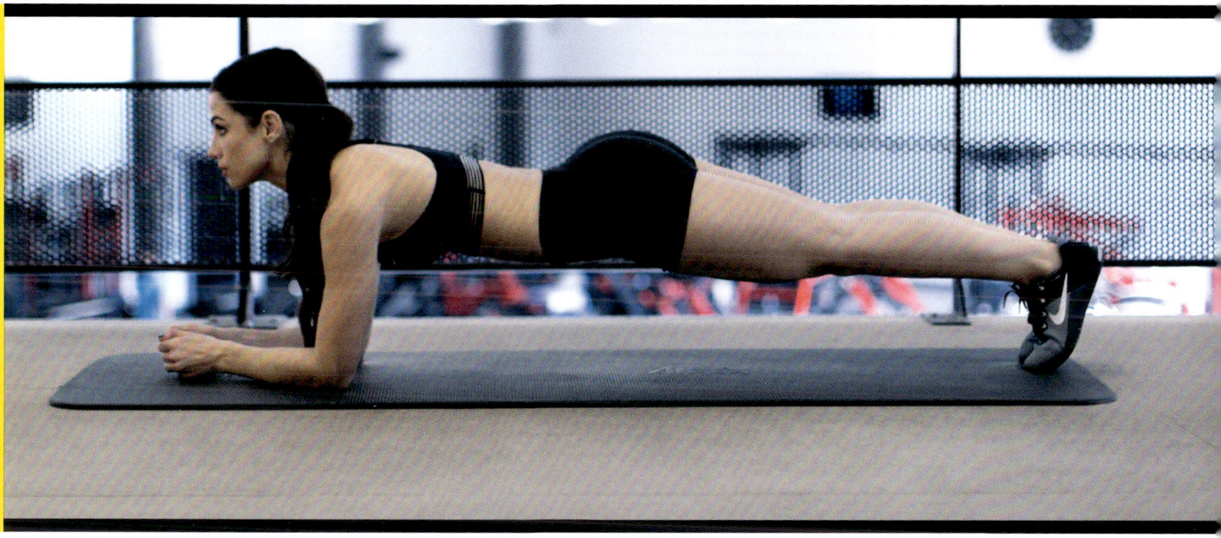

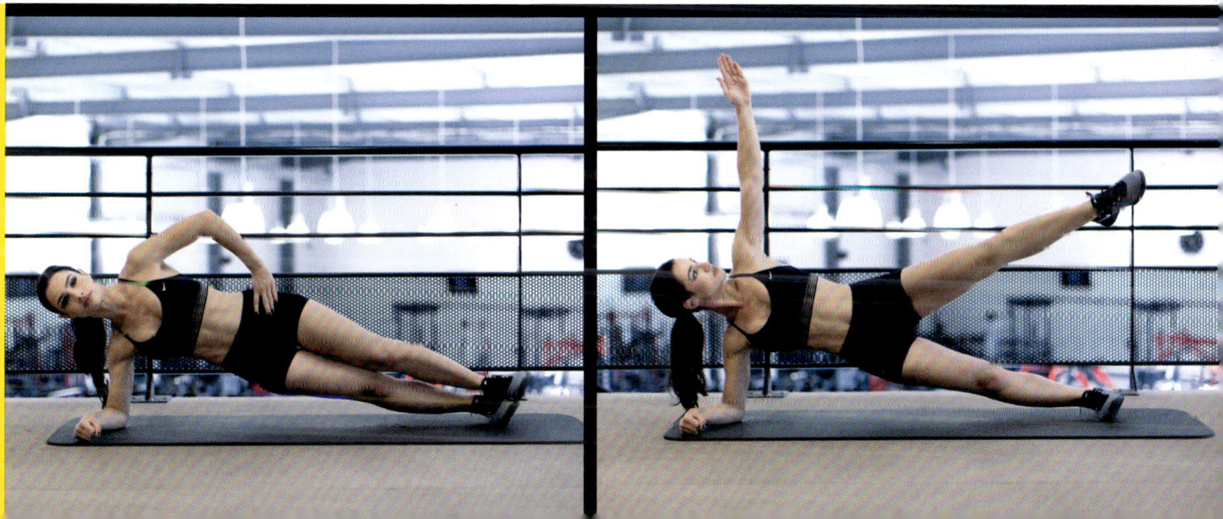

WOCHE B

DEN KÖRPER KRÄFTIGEN UND MODELLIEREN

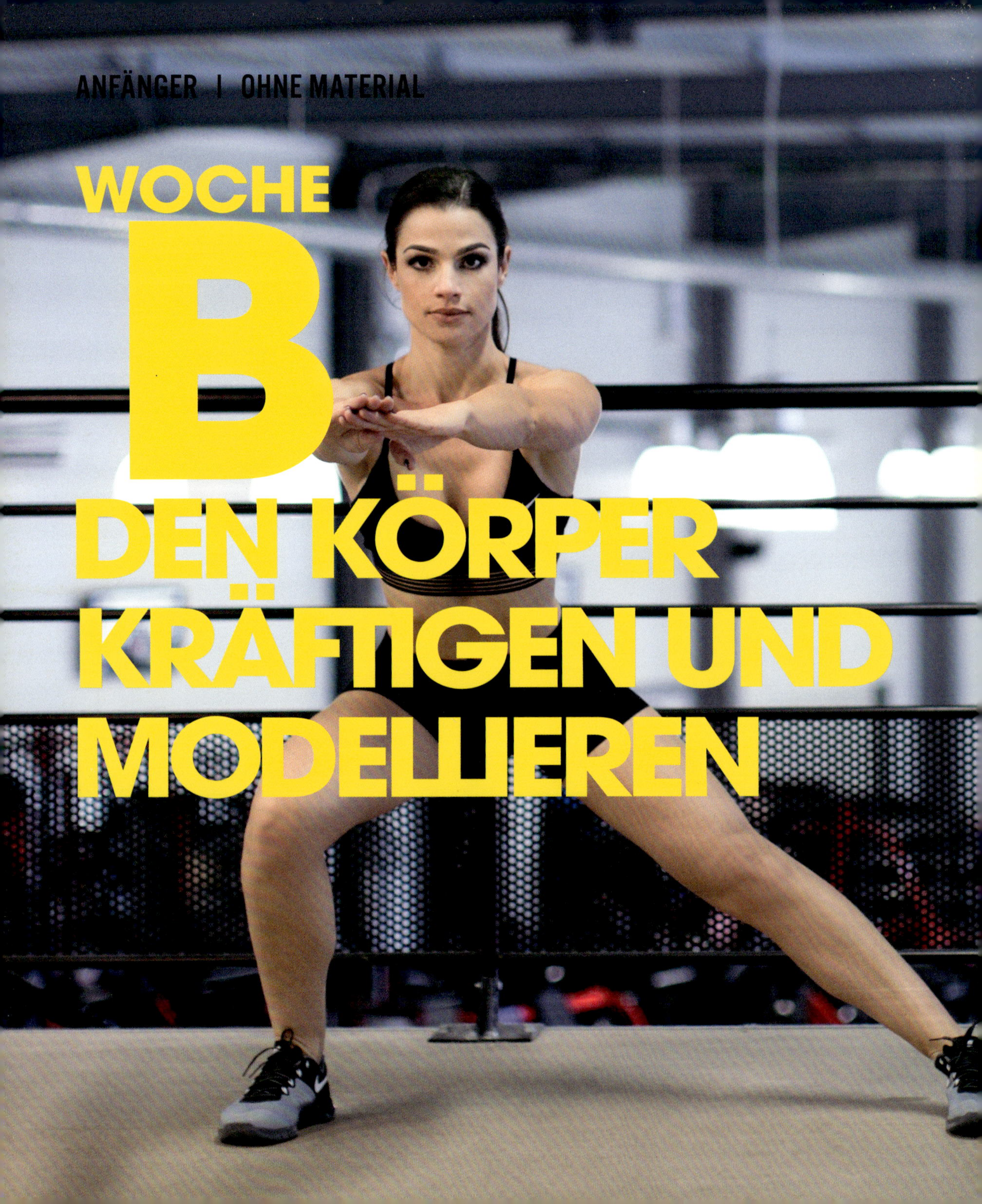

Diese Woche machen wir mit gleichem Schwung weiter, mit drei neuen Cardio-Kraft-Sitzungen. Das Ziel bleibt dasselbe: Muskeln aufbauen und möglichst viel Fett verschwinden lassen, um den Körper zu kräftigen und zu modellieren.

Nicht lockerlassen! Die Übungen werden variiert, um die Muskeln kontinuierlich anzuregen, damit ihr weiterkommt. Wir trainieren den ganzen Körper mit einem Maximum an polyartikulären Grundübungen, um den Stoffwechsel anzuheizen.

IN SITZUNG NR. 1 FOKUS LEGS & BOOTY

In dieser zweiten Unterkörper-Sitzung wird es noch intensiver. Setzt ein Maximum an Muskeln ein, um eure Beine zu kräftigen und den Booty zu liften! Die Cardio-HIIT- und Kraftübungen sind in Zirkeln zusammengestellt und sorgen für maximale Intensität bei minimalem Zeitaufwand. So wird die Muskelkontraktion und der ausdauerfördernde Charakter der muskelübergreifenden Übungen beibehalten. Der gesamte Unterkörper wird beansprucht: Gesäß, aber auch Vorder- und Rückseite der Oberschenkel, für schöne, schlanke, muskulöse Beine.

IN SITZUNG NR. 2 FOKUS OBERKÖRPER

Eine Sitzung, die ich liebe: Sie fasst all meine liebsten Oberkörper-Übungen zusammen. Immer im Cardio Modus, wie bei den Burpees, aber auch die Kraft wird trainiert! Eine starke Rücken- und Schultermuskulatur verbessert die Körperhaltung und hilft gegen Rückenschmerzen, die oft durch Muskelschwäche bedingt sind. Ihr schafft euch eine gute Basis, da wir besonders die tiefen Muskeln der hinteren Muskelkette sowie mit Stützübungen (Liegestütz, Commando, Superman …) auch die der vorderen trainieren.

IN SITZUNG NR. 3 FOKUS BOOTY

Bringen wir nun die Bauch- und Po-Partie zum Glühen. Mit polyartikulären Übungen (wie Ausfallschritt) und gezielteren Übungen werden wir sämtliche Gesäßmuskeln trainieren. Für den perfekten Kontrast zwischen Apfelpo und schlanker, definierter Taille schließen Front- und Seitstütz die Arbeit ab.

GO!

SITZUNG 1

FOKUS LEGS & BOOTY

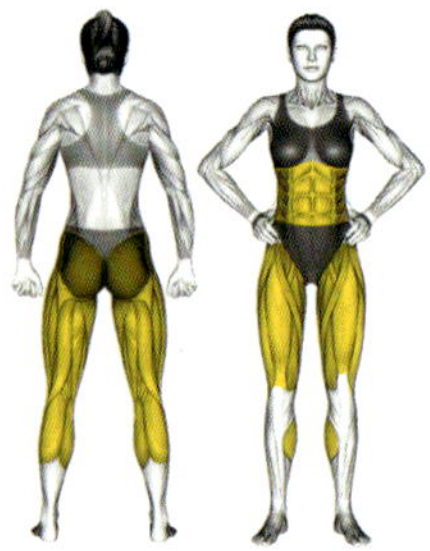

Gesamtdauer der Sitzung 30 Minuten

1 Minute Pause zwischen zwei Übungen

Beim Squat mit Beinheben sollte der Fuß im richtigen Winkel angehoben werden, damit das Gesäß beansprucht wird. Das Bein weder seitlich noch ganz gerade nach hinten heben, sondern eher diagonal.

LEICHTES CARDIO ZUM AUFWÄRMEN (SCHNELLES LAUFEN, FAHRRAD) 5 MIN

JUMPS X 20 WH

DAMIT TRAINIERT IHR ... Die Ausdauer.

LET'S GO! Aufrecht hinstellen, Füße schulterbreit auseinander, dann zum Schwungholen die Knie beugen und hochspringen, dabei die Beine gespreizt lassen.

WAS IHR NICHT TUN SOLLTET ... Die Knie beim Beugen weit vorstrecken, beim Vorbeugen den Rücken rund machen.

FERSE ZUM PO X 20 WH

DAMIT TRAINIERT IHR ... Die Ausdauer.

LET'S GO! Auf der Stelle springen, dabei abwechselnd die Füße nach hinten heben, sodass die Ferse den Po berührt.

WAS IHR NICHT TUN SOLLTET ... Die Bauchmuskeln locker lassen.

EINSEITIGE SQUATS X 20 WH

DAMIT TRAINIERT IHR ... Quadrizeps, ischiocrurale Muskeln und besonders die Gesäßmuskeln.

LET'S GO! Aufrecht hinstellen, die Füße zwei Schultern breit auseinander, dann das Gewicht auf ein Bein verlagern und das Standbein beugen, das andere Bein gestreckt lassen.

WAS IHR NICHT TUN SOLLTET ... Zu gerade bleiben (in der Beuge den Po nach hinten und den Oberkörper leicht nach vorne strecken).

BOUNCING SQUATS X 20 WH

DAMIT TRAINIERT IHR ... Die Gesäßmuskeln und die Beine (Quadrizeps und ischiocrurale Muskulatur).

LET'S GO! Einen Squat ausführen, dann leicht hochfedern, um die Muskelspannung zu halten, anschließend für die nächste Wiederholung wieder in die Hocke gehen.

WAS IHR NICHT TUN SOLLTET ... Den Rücken rund machen und die Bauchmuskeln lockerlassen.

Fortsetzung der Sitzung auf der nächsten Seite. ▼

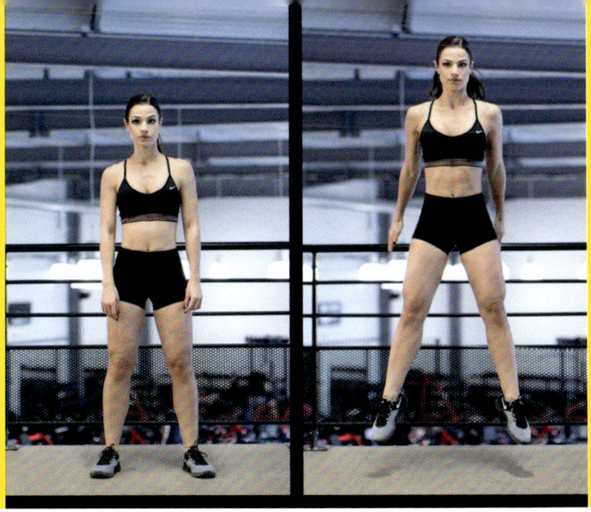

FERSE ZUM PO
X 20 WH

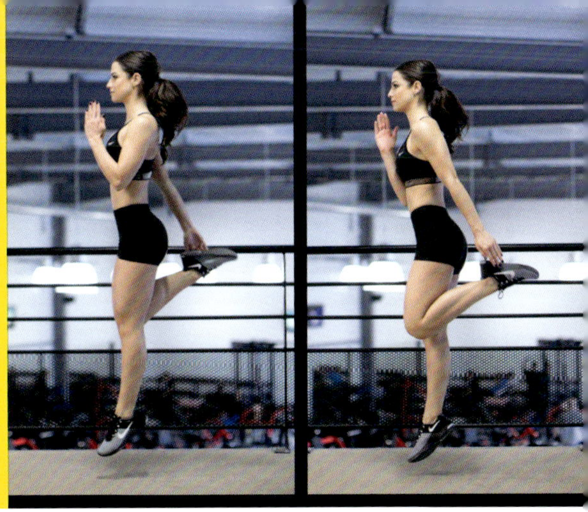

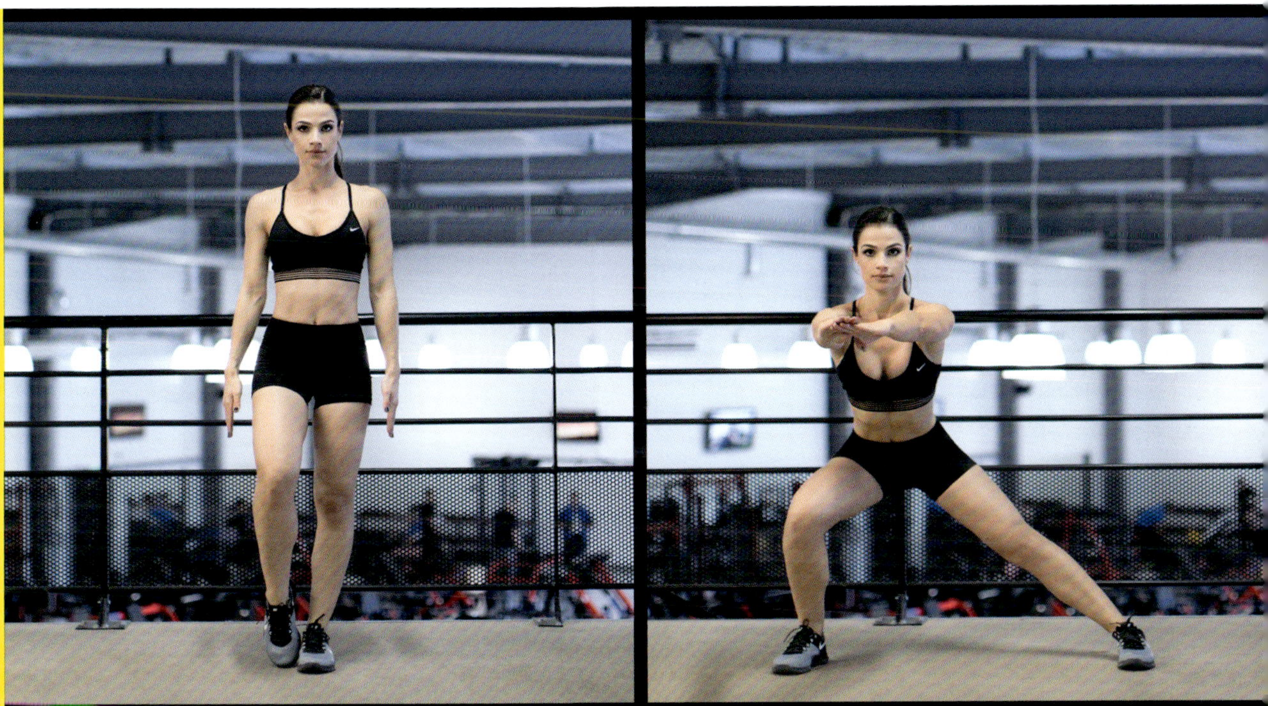

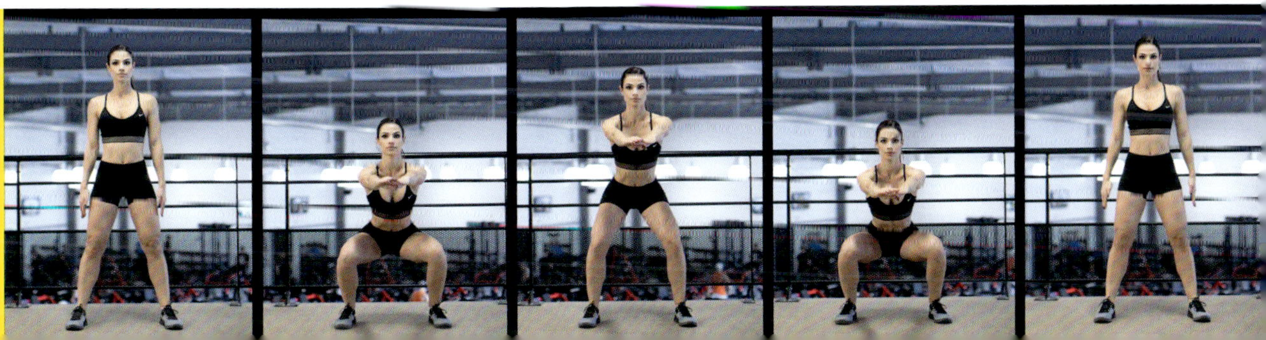

SITZUNG 1

FOKUS LEGS & BOOTY

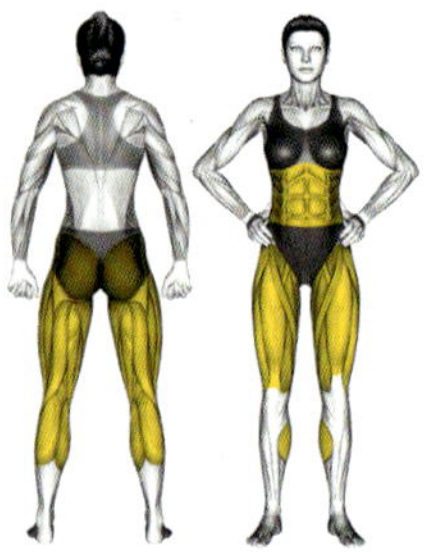

Gesamtdauer der Sitzung 30 Minuten

1 Minute Pause zwischen zwei Übungen

EINSEITIGE SQUATS UND AUSFALLSCHRITT sind die perfekten Übungen für den Po. Streckt ihn bei den Squats weit nach hinten und holt beim Aufrichten Schwung mit den Gesäßmuskeln. So spürt ihr besser, wie sie arbeiten. Dasselbe gilt beim Ausfallschritt: Richtet euch mit einer federnden Bewegung der Gesäßmuskeln auf.

AUSFALLSCHRITT UND JUMP SQUATS X 20 WH

DAMIT TRAINIERT IHR … Quadrizeps, ischiocrurale und Gesäßmuskulatur.

LET'S GO! Aufrecht hinstellen, dann mit dem linken Bein nach vorne in den Ausfallschritt gehen, Oberschenkel parallel zum Boden. Mit dem rechten Bein wiederholen, dann wieder aufrecht hinstellen, Füße schulterbreit auseinander und für den Squat in die Hocke gehen. Die Gesäßmuskeln anspannen und wieder in die Ausgangsposition springen.

WAS IHR NICHT TUN SOLLTET … Das Knie über die Fußspitze hinausstrecken.

ALTERNIERENDER AUSFALLSCHRITT X 40 WH

DAMIT TRAINIERT IHR … Beine, sowohl Quadrizeps als auch ischiocrurale Muskulatur (vordere und hintere Oberschenkelmuskeln) und Gesäßmuskeln.

LET'S GO! Hinstellen, beide Füße fest am Boden, dann mit dem linken Bein einen großen Schritt nach vorne machen, das Knie beugen, bis der Oberschenkel parallel zum Boden steht. Das hintere Bein ist dabei relativ angespannt. Zurück in die Ausgangsposition, dann mit dem rechten Bein wiederholen.

WAS IHR NICHT TUN SOLLTET … Euch nach vorne beugen und die Bauchmuskeln locker lassen.

EINSEITIGER AUSFALLSCHRITT X 20 WH PRO BEIN

DAMIT TRAINIERT IHR … Quadrizeps, ischiocrurale und Gesäßmuskulatur.

LET'S GO! Den Ausfallschritt während der ganzen Serie immer mit demselben Bein ausführen.

WAS IHR NICHT TUN SOLLTET … Das Knie über die Fußspitze hinausstrecken.

Fortsetzung der Sitzung auf der nächsten Seite. ▼

X 20 WH

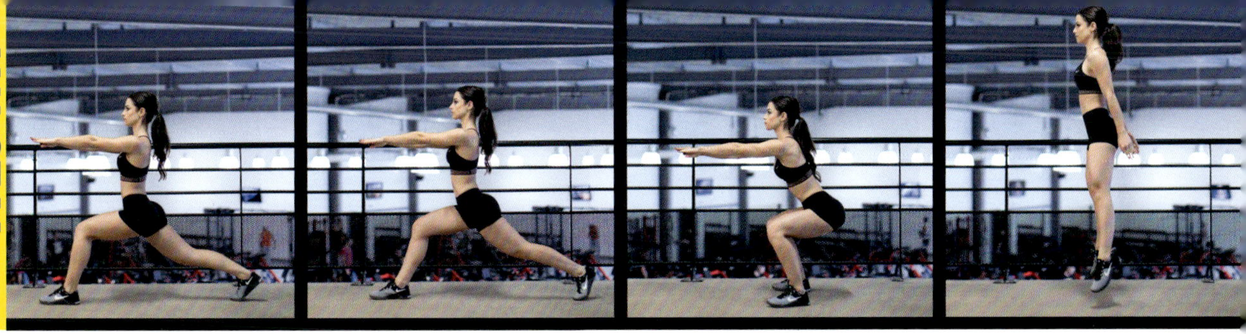

X 40 WH

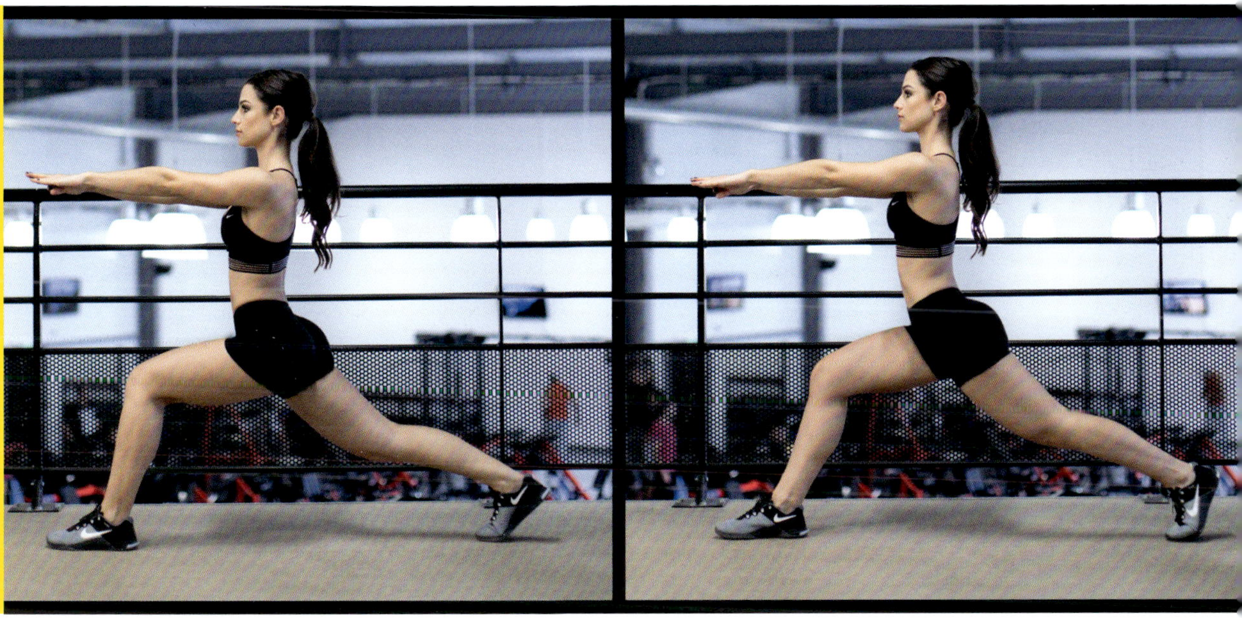

X 20 WH PRO BEIN

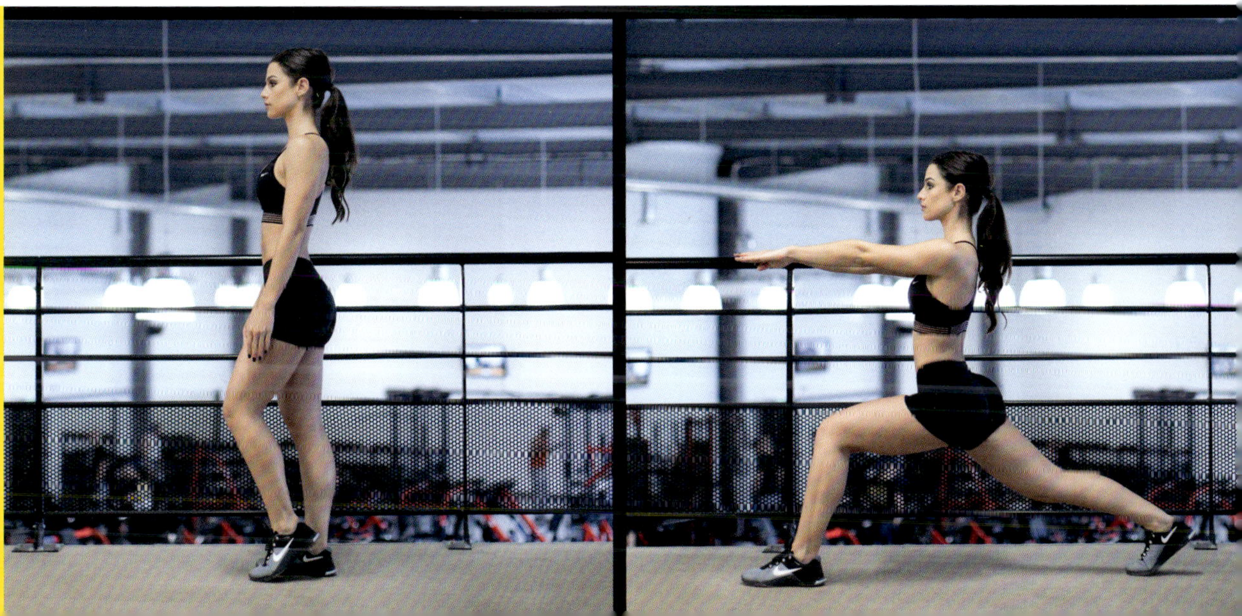

SITZUNG 1

FOKUS LEGS & BOOTY

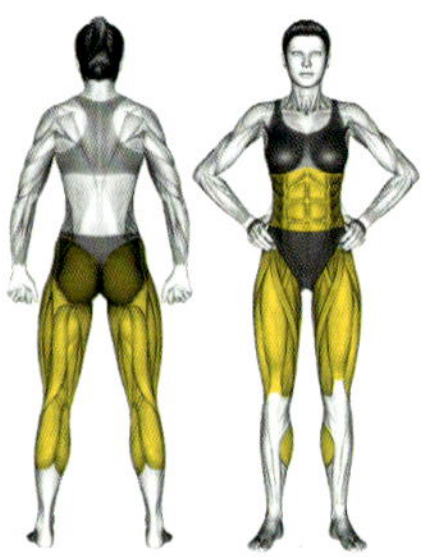

Gesamtdauer der Sitzung 30 Minuten

1 Minute Pause zwischen zwei Übungen

Das Dehnen nach dem Training kann entspannend und wohltuend sein, wenn man es sanft ausführt. Wenn ihr möchtet, könnt ihr eine oder mehrere intensive Dehnsitzungen außerhalb des Krafttrainings machen. Ansonsten relaxt ihr einfach bei Musik, um die Muskeln zu entspannen und die Körpertemperatur wieder sinken zu lassen.

BEINHEBEN X 20 WH

DAMIT TRAINIERT IHR ... Die Bauchmuskeln, besonders die Partie unterhalb des Nabels.

LET'S GO! Auf den Rücken legen, Hände unter den Po, die ausgestreckten Beine im 80-Grad-Winkel anheben, die Bauchmuskeln anspannen und die Beine langsam senken, ohne den Boden zu berühren, dann wieder heben.

WAS IHR NICHT TUN SOLLTET ... Den unteren Rücken vom Boden abheben. Die Beine zu weit senken, wenn man noch Anfänger ist.

SCHERE X 20 WH

DAMIT TRAINIERT IHR ... Die Bauchmuskeln, vor allem die Partie unterhalb des Nabels.

LET'S GO! Auf den Rücken legen, Hände unter den Po, die Beine ausstrecken, ein Bein nach oben, das andere knapp über dem Boden halten die Bauchmuskeln anspannen und die Beine abwechselnd heben und senken.

WAS IHR NICHT TUN SOLLTET ... Den unteren Rücken vom Boden abheben. Die Bewegung in zu großer Amplitude ausführen, wenn man noch Anfänger ist.

BEINKREISEN X 20 WH

DAMIT TRAINIERT IHR ... Die gesamte Bauchmuskulatur: die transversalen, geraden und schrägen Bauchmuskeln.

LET'S GO! Auf den Rücken legen, Hände unter den Po, die Füße nebeneinander, dann die ausgestreckten Beine im 80-Grad-Winkel anheben, die Bauchmuskeln anspannen und mit den Füßen kleine Kreisbewegungen ausführen.

WAS IHR NICHT TUN SOLLTET ... Den unteren Rücken abheben.

DEHNEN UND ENTSPANNEN, ZUR RUHE KOMMEN 10 MIN

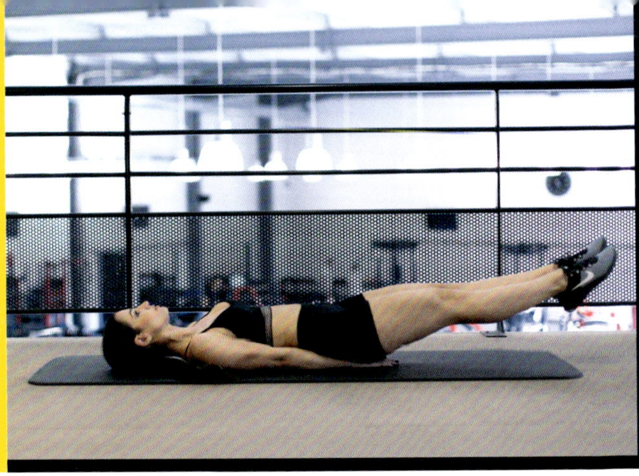
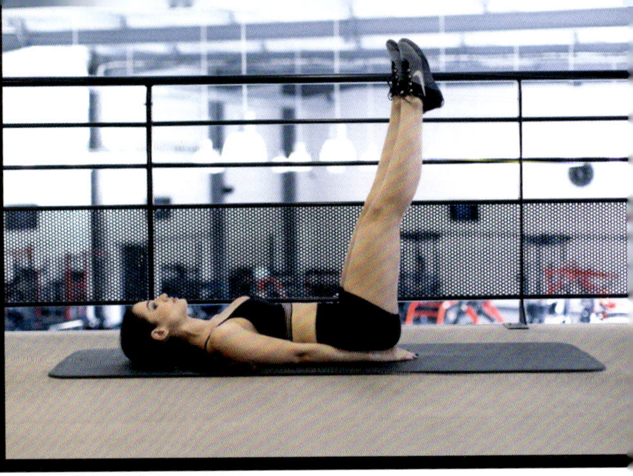
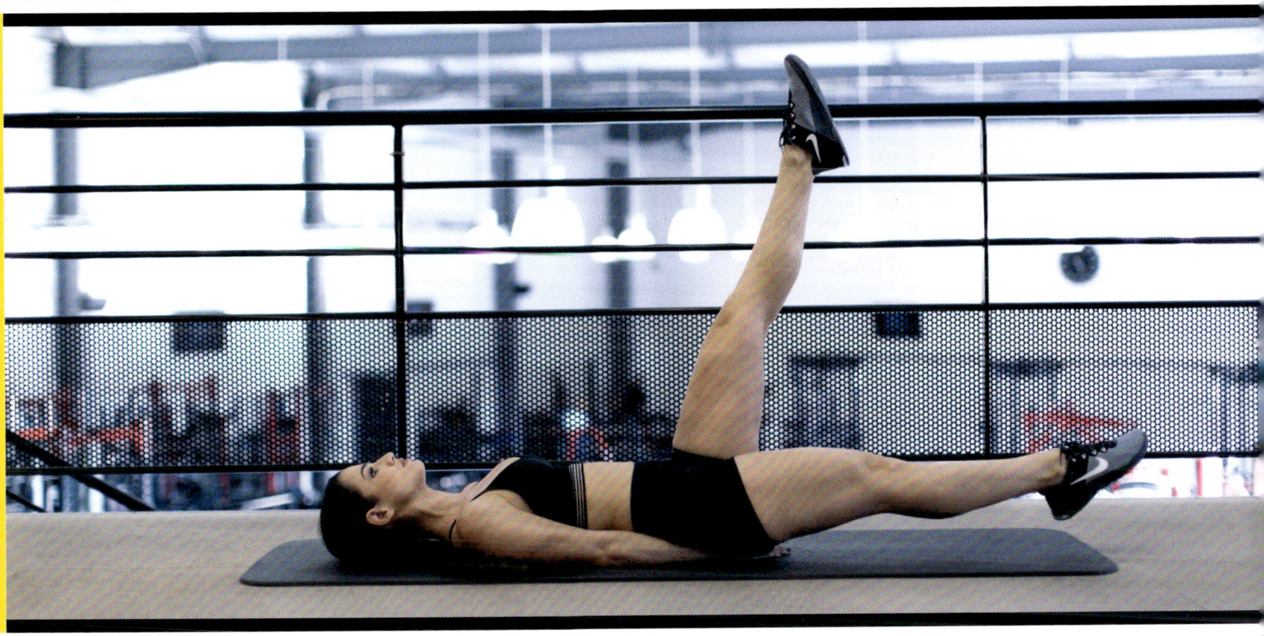
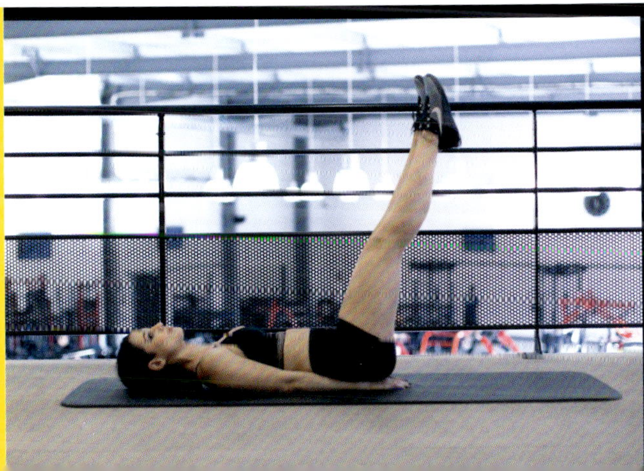
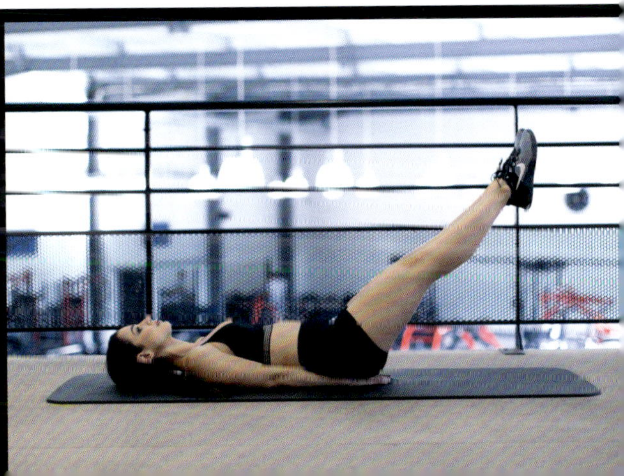

SITZUNG 2

FOKUS OBER-KÖRPER

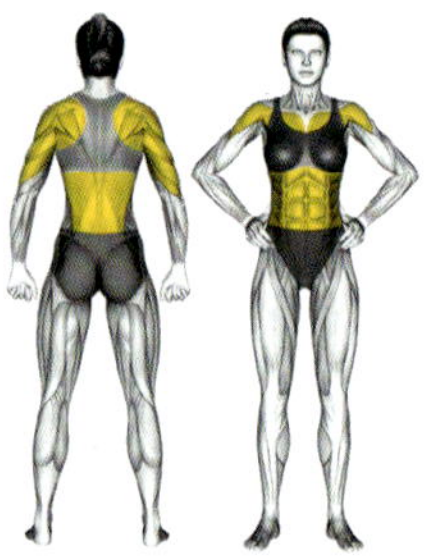

Gesamtdauer der Sitzung 30 Minuten

1 Minute Pause zwischen zwei Übungen

LEICHTES CARDIO ZUM AUFWÄRMEN (SCHNELLES LAUFEN, FAHRRAD) 5 MIN

BURPEES X 10 WH

DAMIT TRAINIERT IHR … Die Muskeln des gesamten Körpers und die Ausdauer.

LET'S GO! Aus dem Stand in die Hocke gehen, dann mit einem Sprung die Beine nach hinten ausstrecken. Ihr befindet euch nun in der Stützposition, Beine und Oberkörper bilden eine Linie. Nun wieder in die Hocke gehen und daraus hochspringen, im Stand landen. Wiederholen.

WAS IHR NICHT TUN SOLLTET … Ein Hohlkreuz machen, während die Beine nach hinten gestreckt sind (der Körper bleibt angespannt und die Schultern gerade).

ARME ÜBER DEN KOPF HEBEN X 20 WH

DAMIT TRAINIERT IHR … Die Schultermuskulatur und die oberen Trapezmuskeln.

LET'S GO! Aufrecht hinstellen, Füße etwa schulterbreit, die Arme auf Schulterhöhe anheben und nach oben anwinkeln, dann hochstrecken und die Hände über dem Kopf zusammenführen.

WAS IHR NICHT TUN SOLLTET … Beim Heben den unteren Rücken locker lassen.

ARMKREISEN X 20 WH IN BEIDE RICHTUNGEN

DAMIT TRAINIERT IHR … Die Schultermuskeln und die obere Rückenmuskulatur.

LET'S GO! Aufrecht hinstellen, Füße schulterbreit, die Arme auf Schulterhöhe ausstrecken, anspannen und kleine Kreisbewegungen ausführen.

WAS IHR NICHT TUN SOLLTET … Den oberen Rücken rund machen und die Bauchmuskeln locker lassen.

OBERKÖRPER SEITBEUGEN X 40 WH

DAMIT TRAINIERT IHR … Die Bauchmuskeln, vor allem die schrägen (die Muskeln der Taille).

LET'S GO! Aufrecht hinstellen, Füße etwas weiter als hüftbreit, die Arme gerade am Körper, das Becken leicht nach vorne kippen, dann den Oberkörper zur Seite neigen, die Hand am Oberschenkel entlanggleiten lassen, dabei ausatmen.

WAS IHR NICHT TUN SOLLTET … Nacken und Bauchmuskeln locker lassen.

Fortsetzung der Sitzung auf der nächsten Seite. ▼

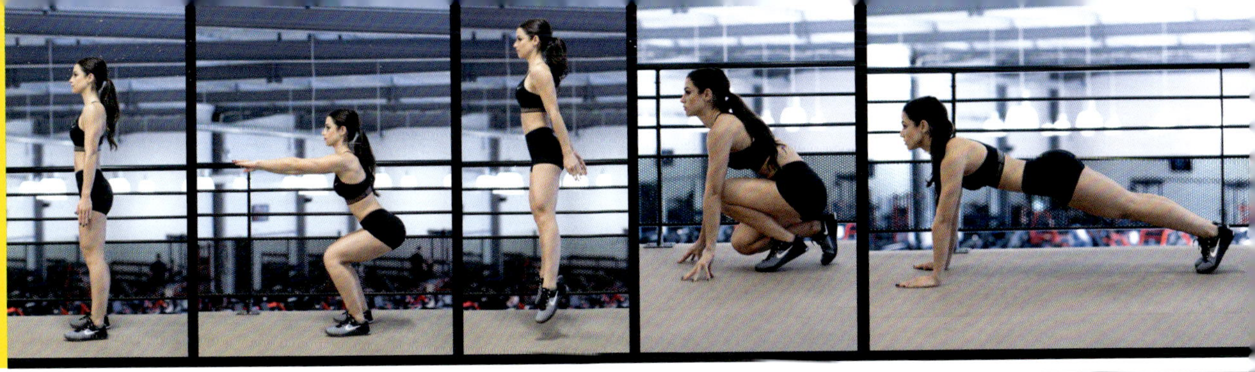

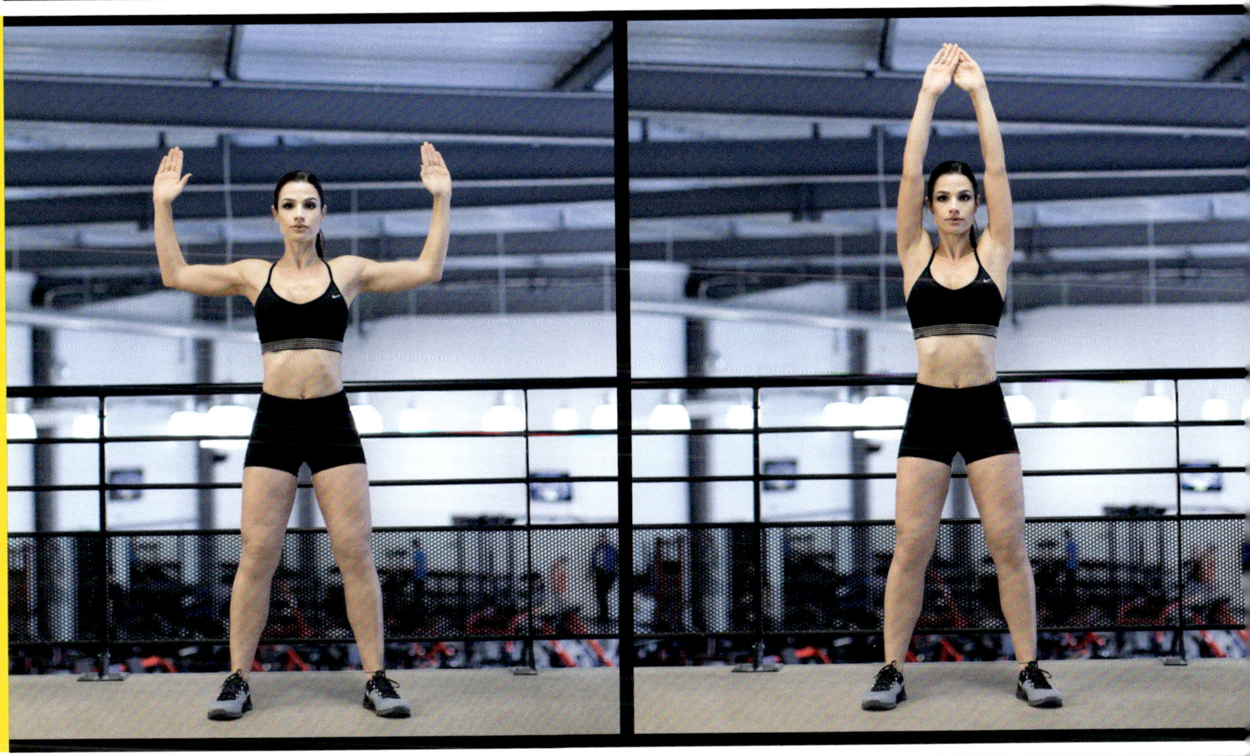

IN BEIDE RICHTUNGEN

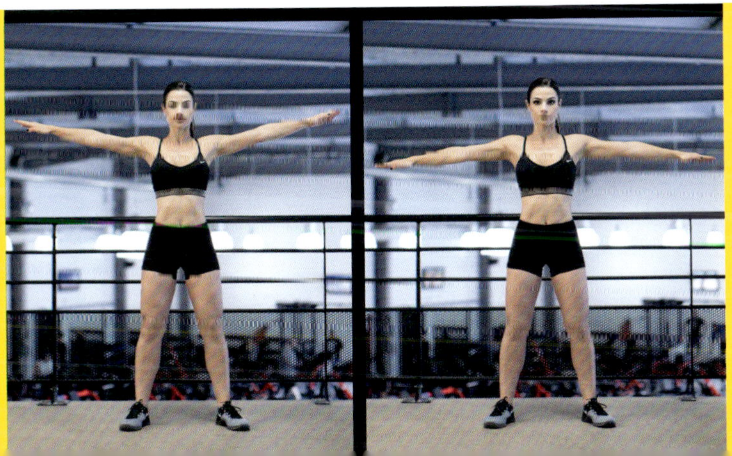

OBERKÖRPER SEITBEUGEN
X 40 WH

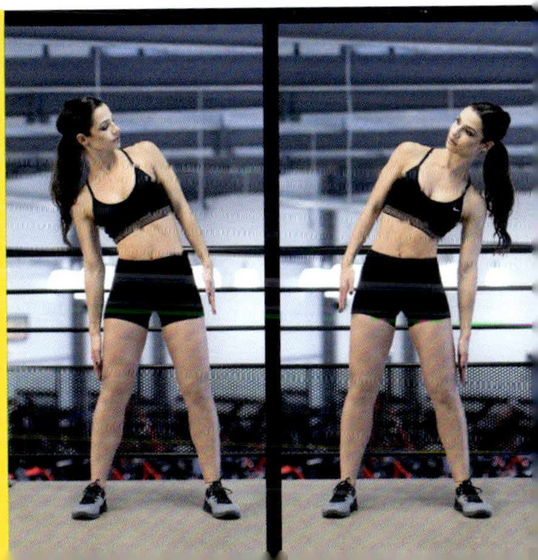

SITZUNG 2

FOKUS OBER-KÖRPER

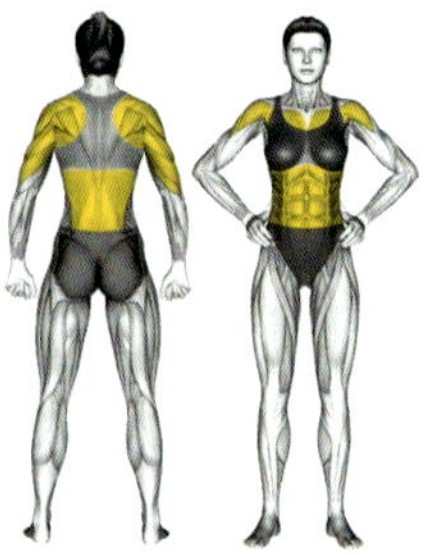

Gesamtdauer der Sitzung 30 Minuten

1 Minute Pause zwischen zwei Übungen

Ich mag Commando. Es ist eine Körpergewichtsübung, die sowohl Kraft als auch Ausdauer fordert. Man trainiert den gesamten Oberkörper: Arme, Rücken, Bauch. Wenn sie euch zu schwierig ist, legt die Knie auf dem Boden ab, um das Gewicht auf euren Armen zu reduzieren.

SPIDER PLANK X 8 WH

DAMIT TRAINIERT IHR … Brust- und Schultermuskeln, den Trizeps (hinterer Oberarmmuskel), außerdem die (schrägen) Bauchmuskeln, den Psoas (großer Lendenmuskel) und den Quadrizeps (vorderer Oberschenkelmuskel).

LET'S GO! In den Liegestütz gehen und die Ellenbogen beugen, um den Oberkörper zu senken. In dieser Position ein Knie in Richtung Ellenbogen hochziehen.

Dann die Arme wieder durchstrecken.

WAS IHR NICHT TUN SOLLTET … Die Bauchmuskeln locker lassen.

COMMANDO X 10 WH

DAMIT TRAINIERT IHR … Zahlreiche Muskelgruppen, besonders die Rückenmuskulatur.

LET'S GO! Den Körper auf Hände und Füße stützen, den Oberkörper gerade und angespannt halten. Erst einen, dann den anderen Ellenbogen auf den Boden aufsetzen, danach die Arme gegengleich einzeln wieder hochdrücken.

WAS IHR NICHT TUN SOLLTET … Den Rücken wölben, den Po zu hoch anheben.

SUPERMAN X 10 WH

DAMIT TRAINIERT IHR … Insbesondere den unteren Rücken.

LET'S GO! In Bauchlage auf den Boden legen, Beine eng zusammen, Arme nach vorne durchgestreckt. Oberkörper und Beine anheben, dabei den Rücken anspannen.

WAS IHR NICHT TUN SOLLTET … Den Nacken einziehen.

Fortsetzung der Sitzung auf der nächsten Seite. ▼

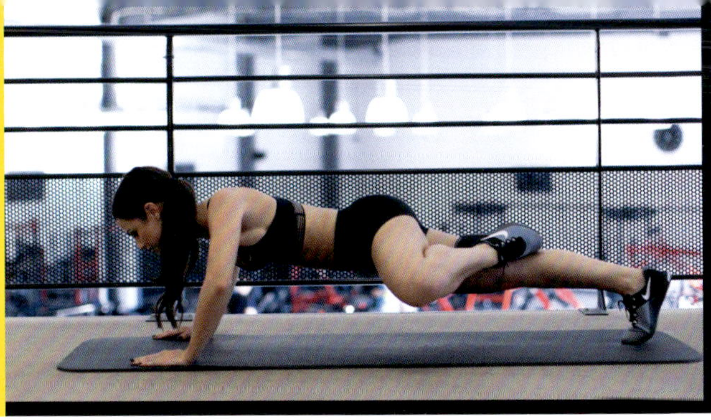
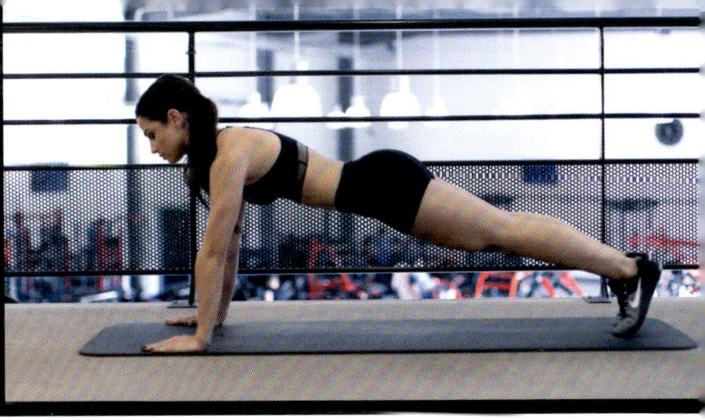
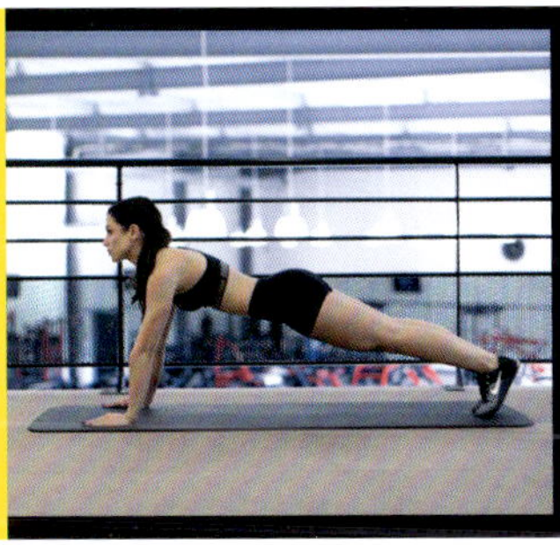
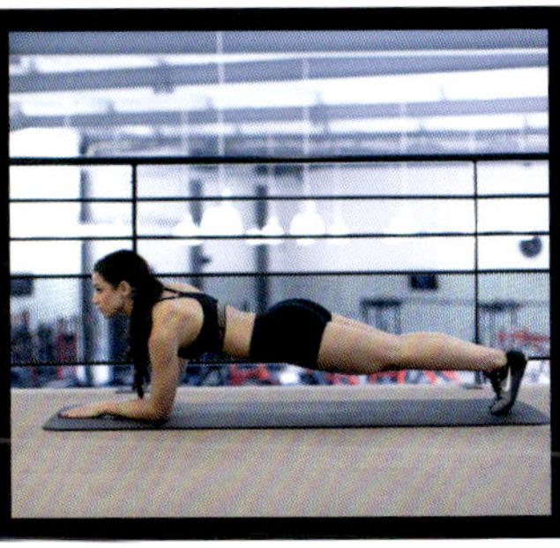
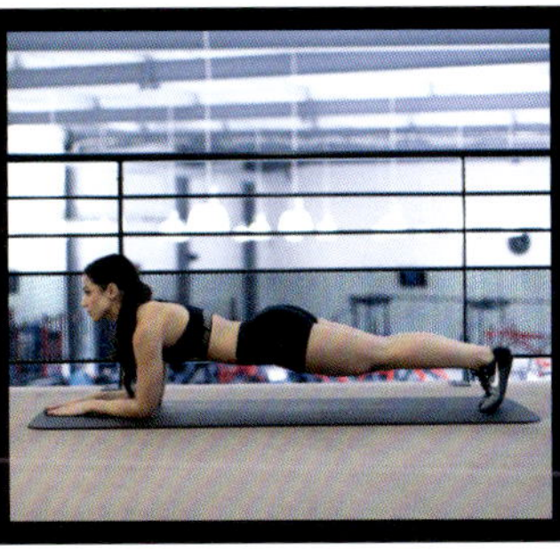
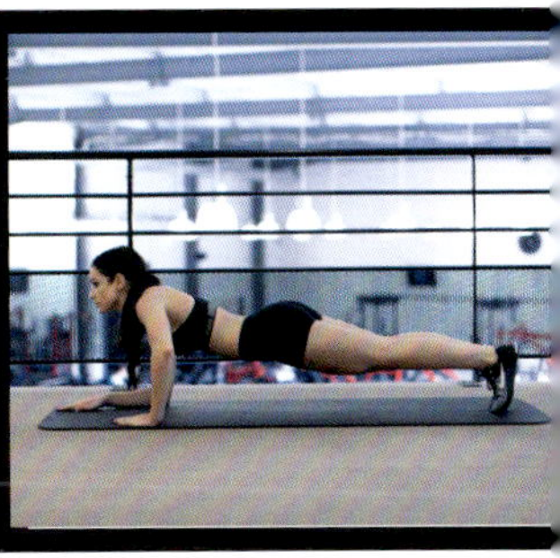
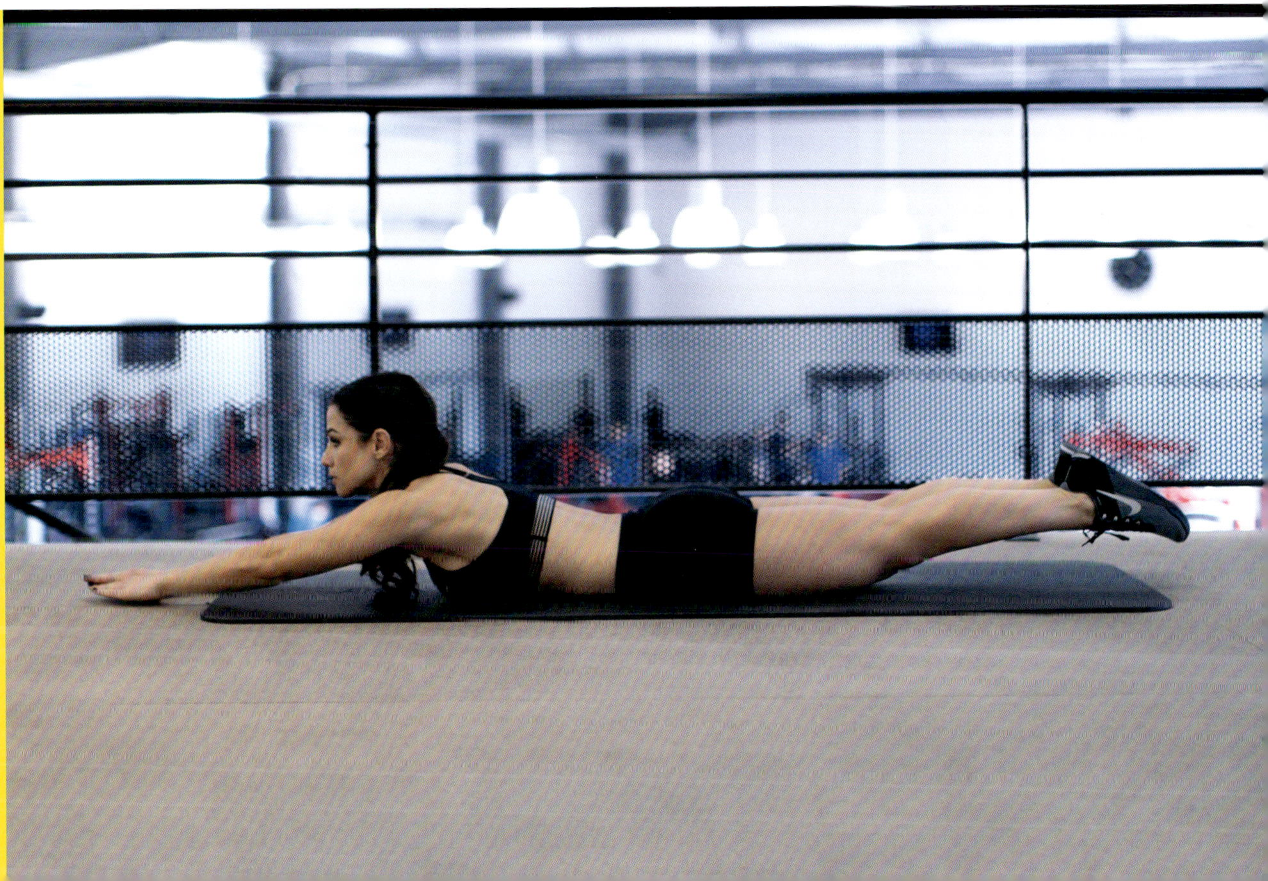

SITZUNG 2

FOKUS OBER-KÖRPER

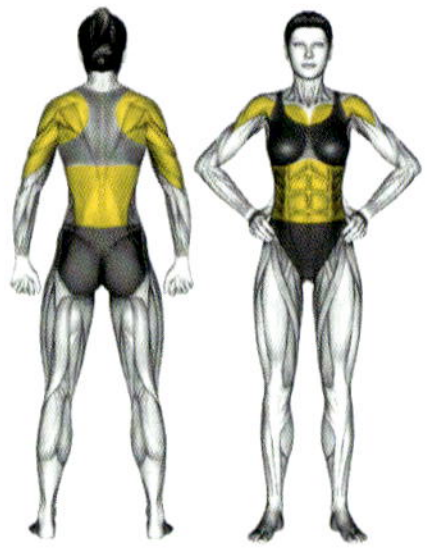

Gesamtdauer der Sitzung 30 Minuten

1 Minute Pause zwischen zwei Übungen

Die Schwierigkeit dieser Sitzung? Es werden Muskeln beansprucht, die Frauen meist recht wenig trainieren: die Brust- und Rückenmuskulatur sowie der Trizeps. Aber durch das Training werdet ihr Kraft gewinnen und es wird euch zunehmend leichter fallen.

MOUNTAIN CLIMBER X 20 WH

DAMIT TRAINIERT IHR … Die Muskeln zahlreicher Körperpartien wie Bauch oder Schultern.

LET'S GO! Auf Hände und Füße abstützen, den Körper gerade halten und abwechselnd ein Bein zur Brust ziehen, wie beim Hochklettern einer Wand.

WAS IHR NICHT TUN SOLLTET … Den Rücken rund machen, die Bauchmuskeln locker lassen.

BEINHEBEN X 20 WH

DAMIT TRAINIERT IHR … Die Bauchmuskeln, besonders die untere Partie (unterhalb des Bauchnabels).

LET'S GO! Auf den Rücken legen, Hände unter den Po, die ausgestreckten Beine im 80-Grad-Winkel anheben, die Bauchmuskeln anspannen und die Beine langsam senken, ohne den Boden zu berühren, dann wieder heben.

WAS IHR NICHT TUN SOLLTET … Den unteren Rücken vom Boden abheben, die Beine zu weit senken, wenn man noch Anfänger ist.

DEHNEN UND ENTSPANNEN, ZUR RUHE KOMMEN 10 MIN

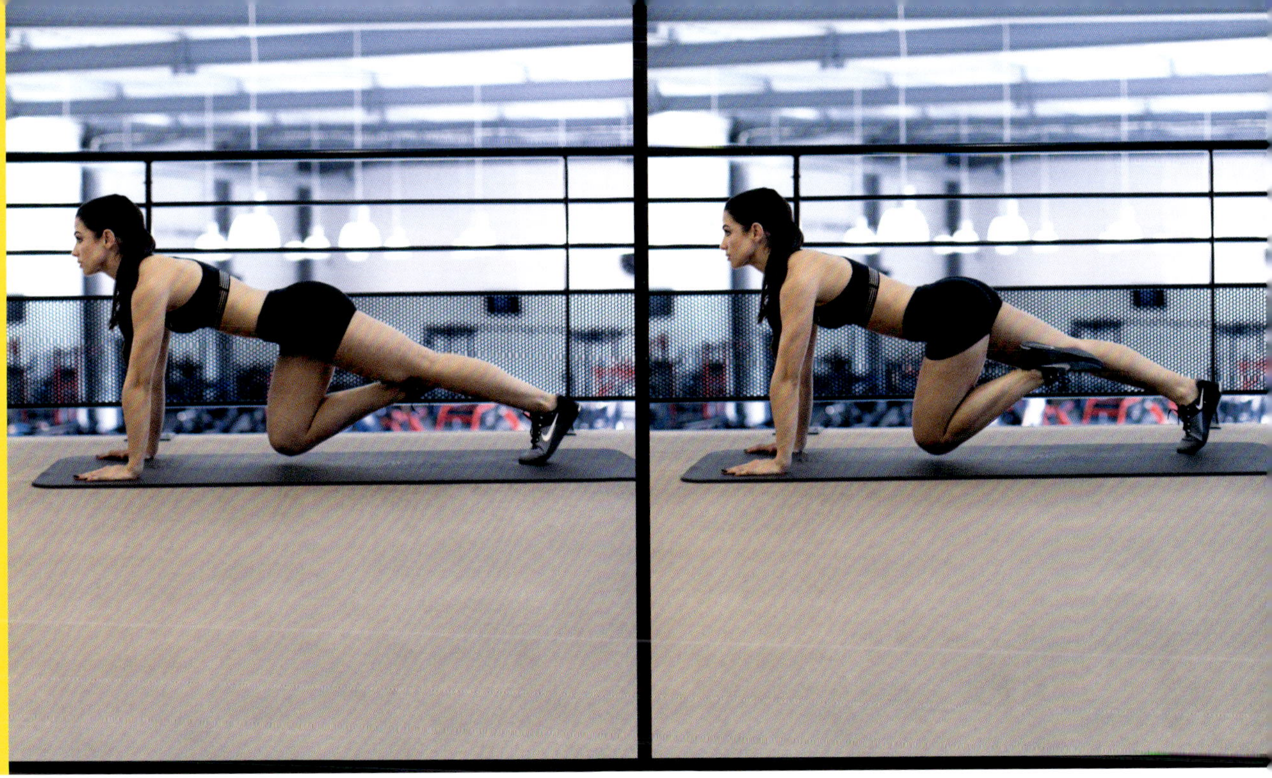

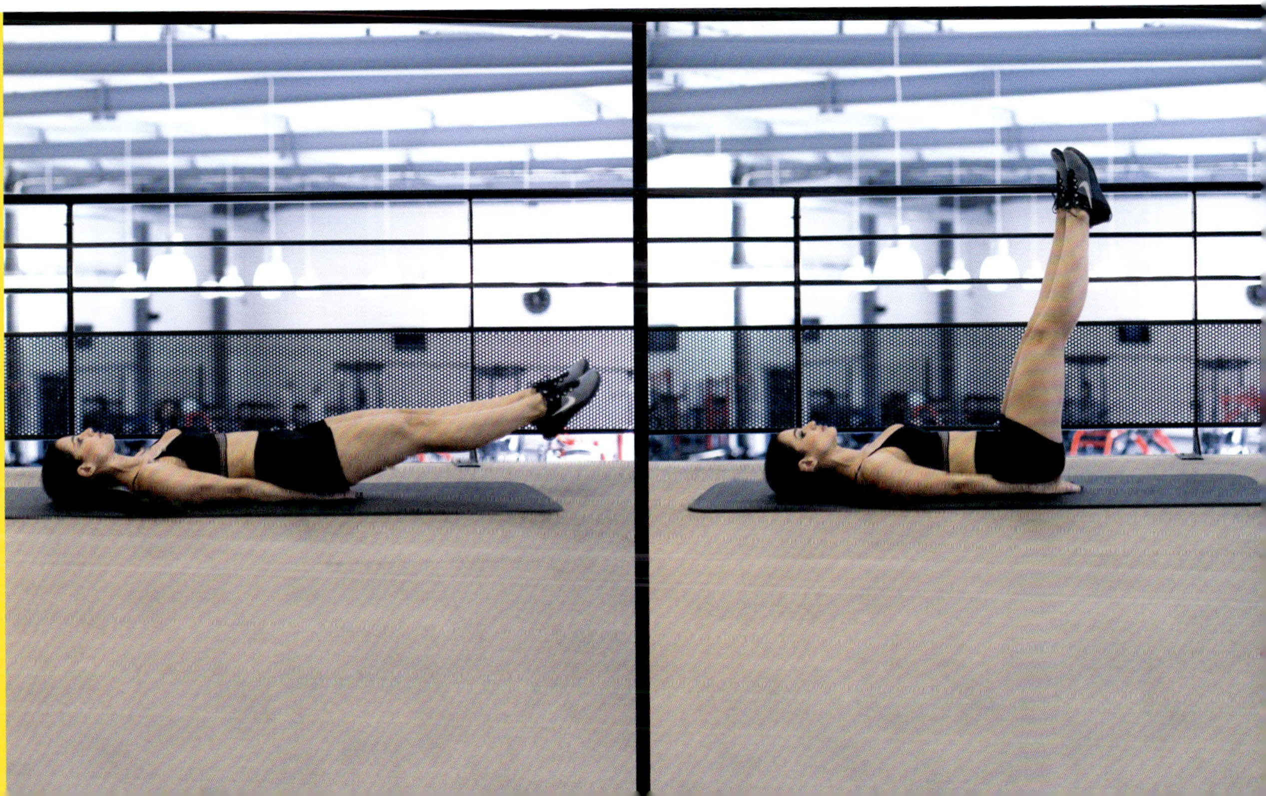

SITZUNG 3

FOKUS BOOTY

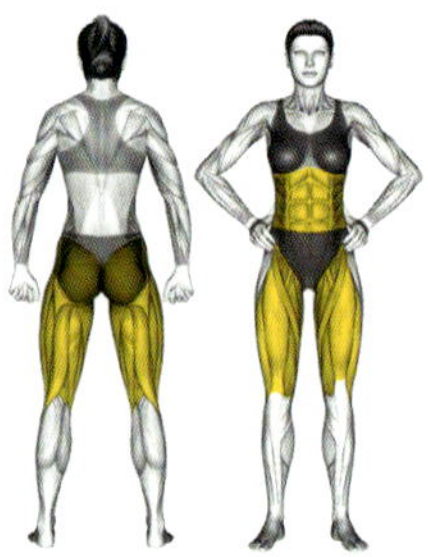

Gesamtdauer der Sitzung 30 Minuten

1 Minute Pause zwischen zwei Übungen

LEICHTES CARDIO ZUM AUFWÄRMEN (SCHNELLES LAUFEN, FAHRRAD) 5 MIN

KNIEHEBEN X 20 WH

DAMIT TRAINIERT IHR ... Die Ausdauer und diverse Muskeln, etwa die Bauchmuskulatur.

LET'S GO! Auf der Stelle laufen und dabei die Knie möglichst hoch heben.

WAS IHR NICHT TUN SOLLTET ... Vergessen, Bauchmuskeln, Arme und Schultern anzuspannen.

FERSE ZUM PO X 20 WH

DAMIT TRAINIERT IHR ... Die Ausdauer.

LET'S GO! Auf der Stelle springen, dabei abwechselnd die Füße nach hinten heben, sodass die Ferse den Po berührt.

WAS IHR NICHT TUN SOLLTET ... Die Bauchmuskeln locker lassen.

EINSEITIGE SQUATS X 20 WH

DAMIT TRAINIERT IHR ... Quadrizeps und ischiocrurale Muskulatur, aber besonders die Gesäßmuskeln.

LET'S GO! Aufrecht hinstellen, die Füße zwei Schultern breit auseinander, dann das Gewicht auf ein Bein verlagern und das Standbein beugen, das andere Bein gestreckt lassen.

WAS IHR NICHT TUN SOLLTET ... Zu gerade bleiben. In der Beuge den Po nach hinten und den Oberkörper leicht nach vorne strecken.

Fortsetzung der Sitzung auf der nächsten Seite. ▼

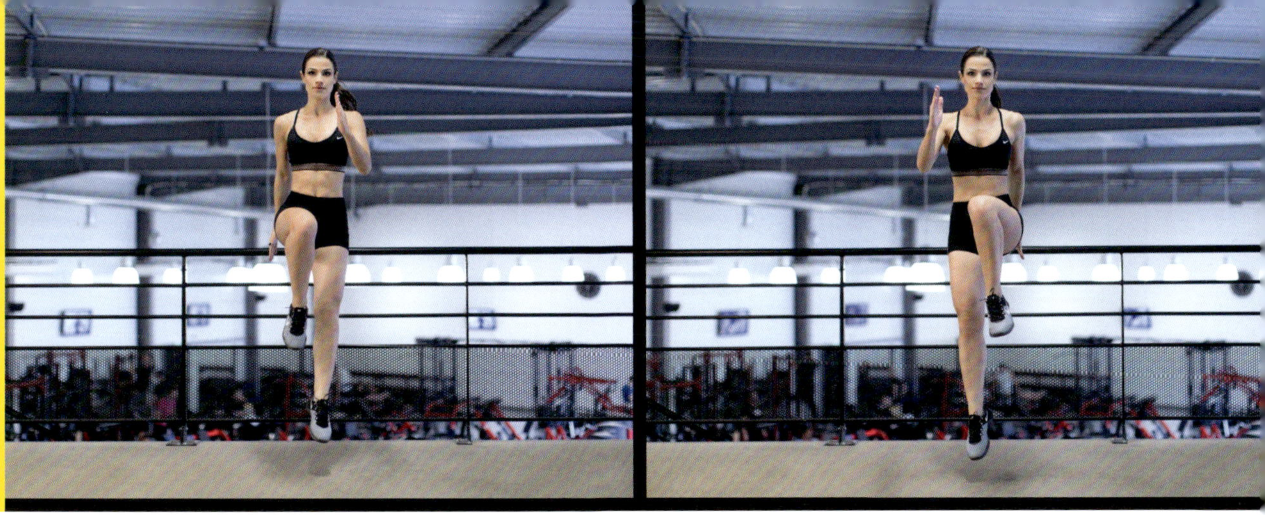

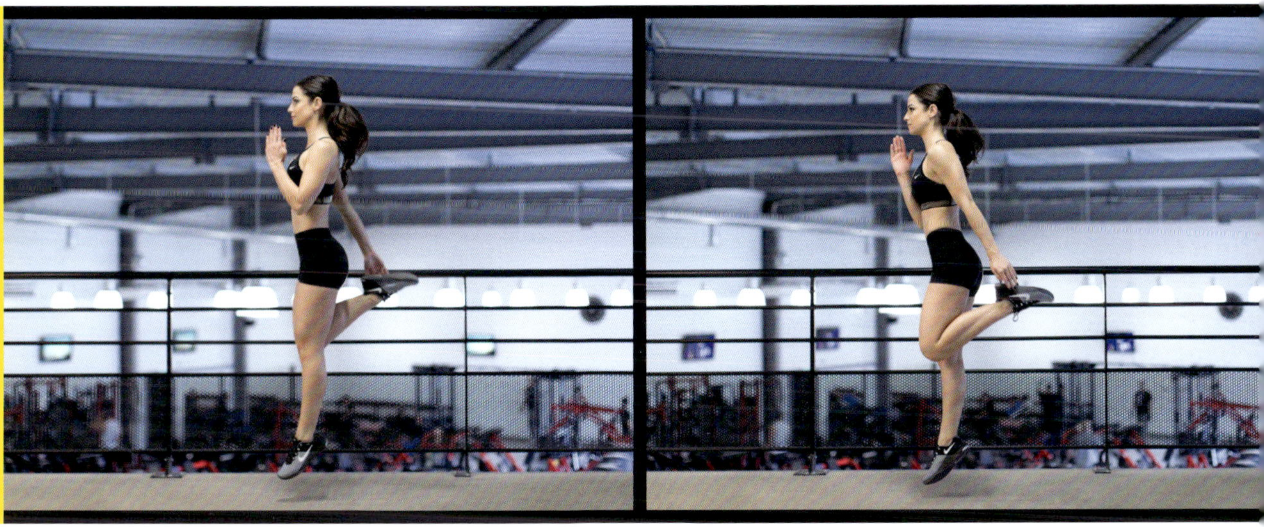

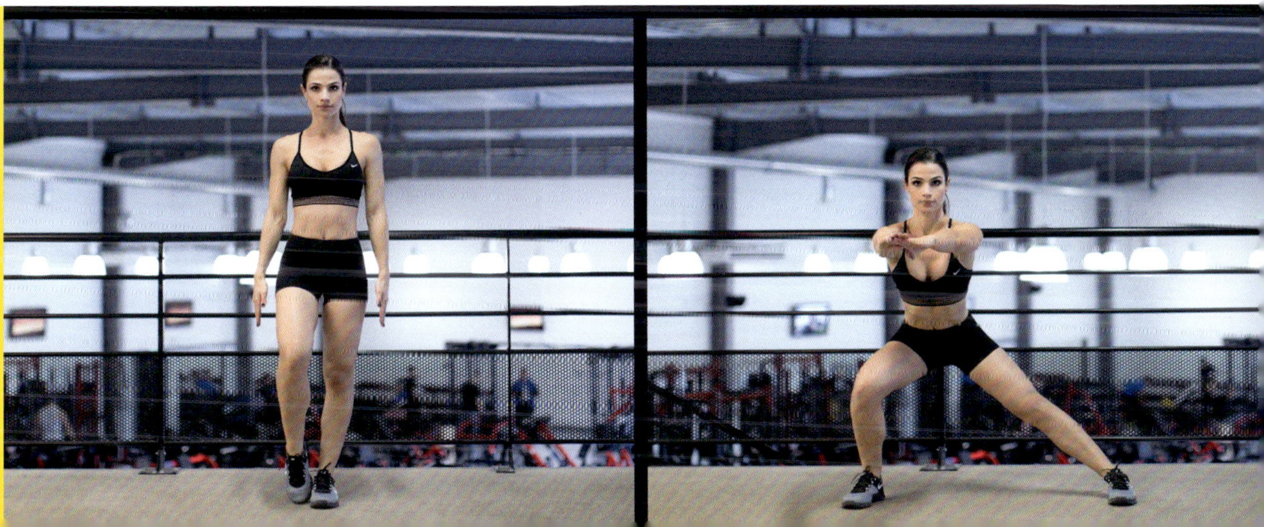

SITZUNG 3

FOKUS BOOTY

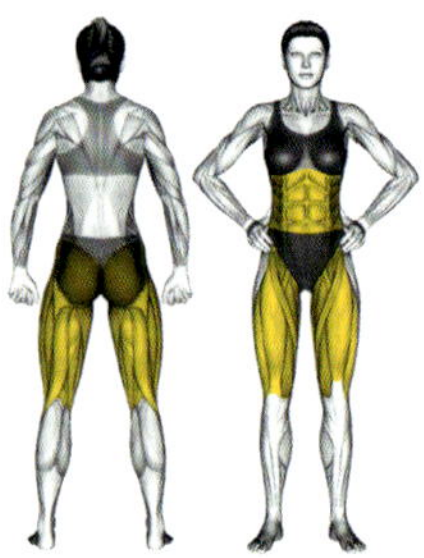

Gesamtdauer der Sitzung 30 Minuten

1 Minute Pause zwischen zwei Übungen

Die Isolation der Gesäßmuskeln mit großer Amplitude trainiert die Außenseite der Oberschenkel, die Abduktoren der Hüfte und rückt so den „Reiterhosen" zuleibe. Sie zielt auch auf die schrägen Bauchmuskeln ab, die für eine schmale Taille verantwortlich sind.

AUSFALLSCHRITT NACH HINTEN X 20 WH

DAMIT TRAINIERT IHR ... Gesäßmuskeln und ischiocrurale Muskeln (Rückseite der Oberschenkel).

LET'S GO! Aufrecht hinstellen, Füße hüftbreit, dann einatmen, einen großen Schritt nach hinten machen und das vordere Bein beugen, bis ein 90-Grad-Winkel erreicht ist. Ausatmen und das vordere Bein durchdrücken, um wieder in die Ausgangsposition zu kommen.

WAS IHR NICHT TUN SOLLTET ... Die Bauchmuskeln locker lassen und den Rücken rund machen. Das Knie zu weit vorstrecken.

ISOLATION DER GESÄSSMUSKELN GROSSE AMPLITUDE X 20 WH PRO SEITE

DAMIT TRAINIERT IHR ... Die äußeren Oberschenkelmuskeln und die Abduktoren der Hüfte.

LET'S GO! Aufrecht hinstellen, Rücken gerade, die Arme auf Schulterhöhe nach vorne gestreckt, die Füße schulterbreit und das Gewicht auf ein Bein verlagern. Ausatmen und das andere Bein zur Seite ausstrecken. Das Bein in großen Bewegungen auf und ab federn, dabei einen guten Rhythmus beibehalten und das Bein in der Luft halten. Die Bauchmuskeln anspannen, um im Gleichgewicht zu bleiben.

WAS IHR NICHT TUN SOLLTET ... Die Arme beugen. Den unteren Rücken locker lassen und den Oberkörper in die entgegengesetzte Richtung neigen.

ISOLATION DER GESÄSSMUSKELN KLEINE AMPLITUDE X 20 WH PRO SEITE

DAMIT TRAINIERT IHR ... Die äußeren Oberschenkelmuskeln und die Abduktoren der Hüfte.

LET'S GO! Die Isolationsübung wie zuvor ausführen, nur mit kleineren Beinbewegungen, das Bein wird also nach nur der Hälfte der Strecke wieder Richtung Standbein geführt.

WAS IHR NICHT TUN SOLLTET ... Die Arme beugen. Den unteren Rücken locker lassen und den Oberkörper in die entgegengesetzte Richtung neigen.

Fortsetzung der Sitzung auf der nächsten Seite. ▼

X 20 WH

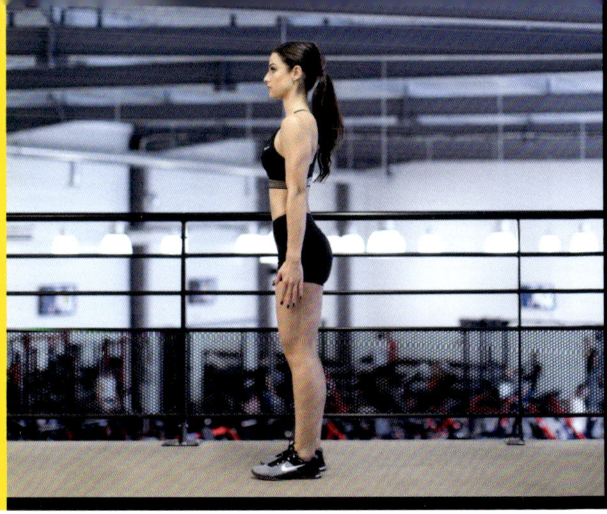

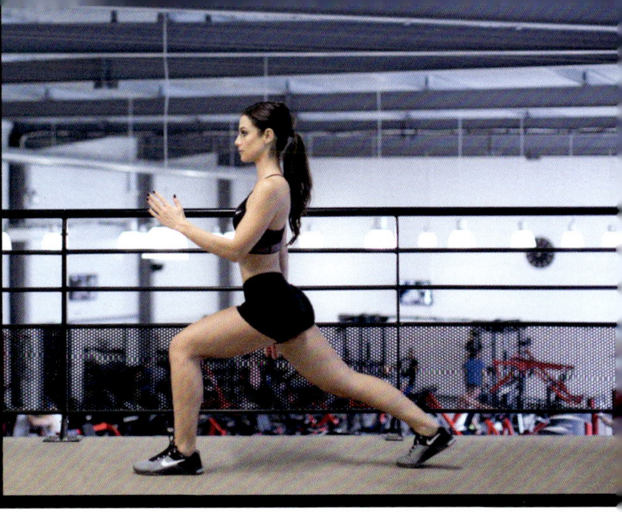

X 20 WH PRO SEITE

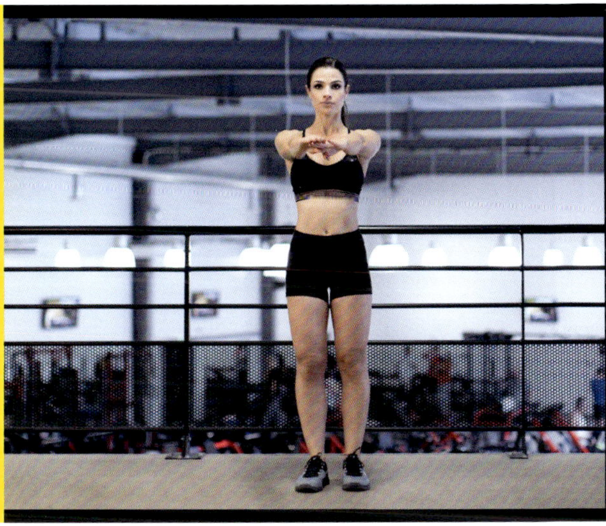

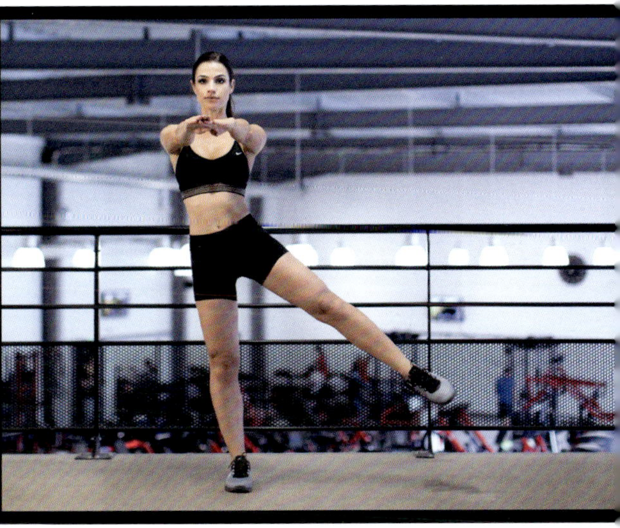

X 20 WH PRO SEITE

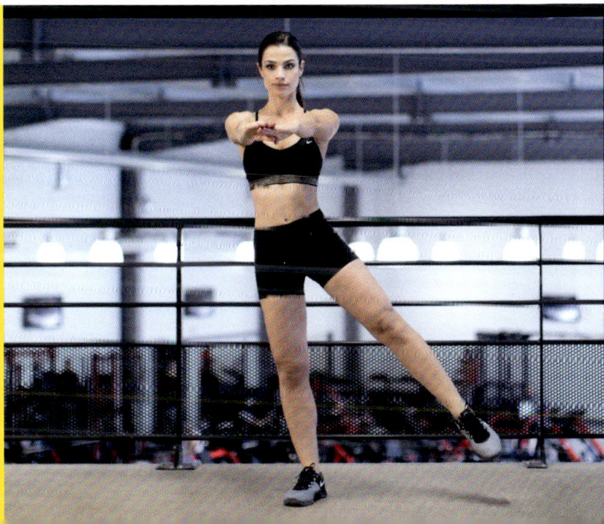

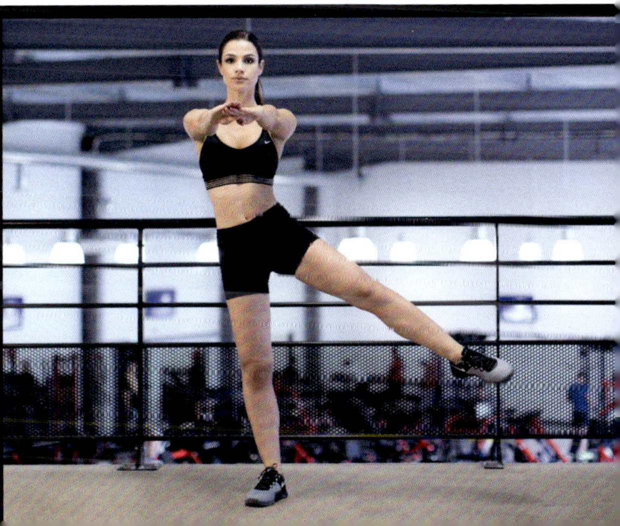

SITZUNG 3

FOCUS BOOTY

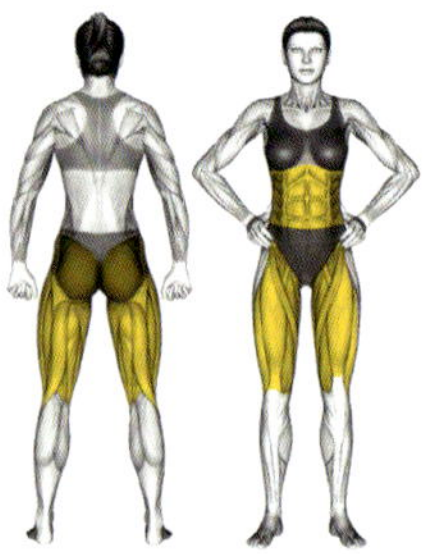

Gesamtdauer der Sitzung 30 Minuten

1 Minute Pause zwischen zwei Übungen

Steigert den Fettkiller- und Anti-Cellulite-Effekt eurer Booty-Sitzungen mit guter Hydratisierung und Massagen. Nach dem Duschen die Beine mit Pflegeöl massieren. So wird die Blutzirkulation angeregt und die Cellulite reduziert. Trinkt 2 bis 3 Liter Flüssigkeit am Tag (Wasser, Tees, Kokoswasser …).

BECKENHEBEN X 20 WH

DAMIT TRAINIERT IHR … Die rückseitige Muskelkette des Unterkörpers: Lenden-, Gesäß- und ischiocrurale Muskulatur.

LET'S GO! In Rückenlage auf den Boden legen, Arme gerade am Körper, Knie angezogen, ausatmen und Becken und Rücken anheben, dabei die Gesäßmuskeln anspannen. Langsam wieder senken und dabei einatmen.

WAS IHR NICHT TUN SOLLTET … Das Becken mit Rückenkraft anheben, die Bauchmuskeln locker lassen.

SEITSTÜTZ MIT DREHUNG 30 S AUF JEDER SEITE

DAMIT TRAINIERT IHR … Die gesamte Bauchmuskulatur, besonders die Muskeln der Taille.

LET'S GO! Seitlich auf Füße und einen Ellenbogen stützen, den Körper gerade und angespannt halten. Den freien Arm nach oben ausstrecken, dann beugen und nach unten in Richtung Taille greifen, dabei den Oberkörper leicht drehen.

WAS IHR NICHT TUN SOLLTET … Das Becken verdrehen und die Bauchmuskeln locker lassen.

UNTERARMSTÜTZ 30 S

DAMIT TRAINIERT IHR … Die tiefen (transversalen) Bauchmuskeln.

LET'S GO! Den Körper auf Ellenbogen und Zehen abstützen, Rücken gerade, Bauchmuskeln angespannt. Den Beckenboden anspannen und den Bauch einziehen.

WAS IHR NICHT TUN SOLLTET … Die Bauchmuskeln locker lassen und ein Hohlkreuz machen.

DEHNEN UND ENTSPANNEN, ZUR RUHE KOMMEN 10 MIN

X 20 WH

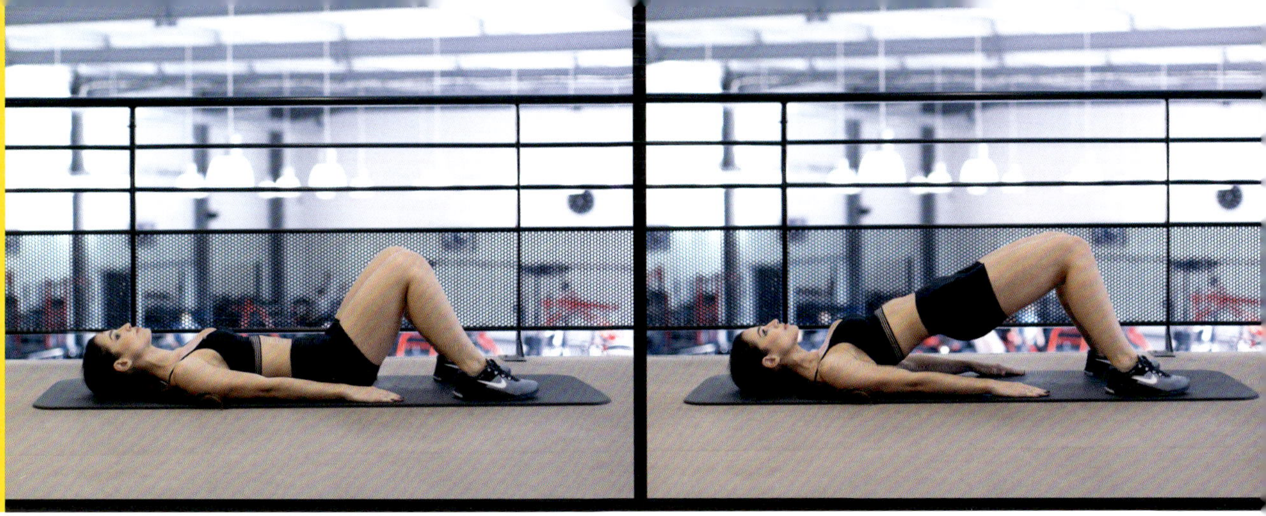

30 S AUF JEDER SEITE

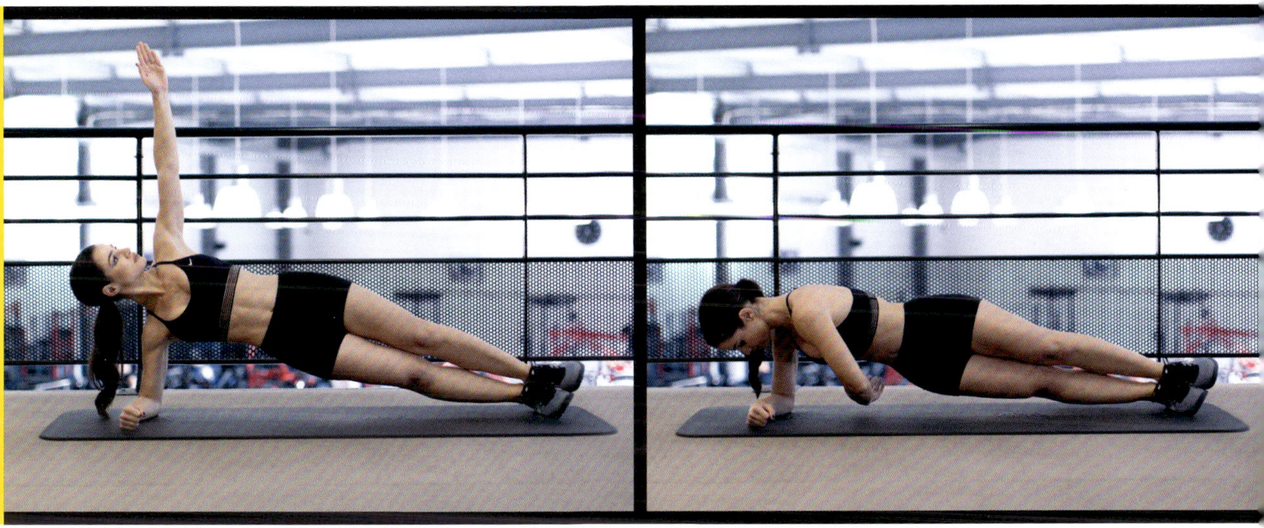

30 S

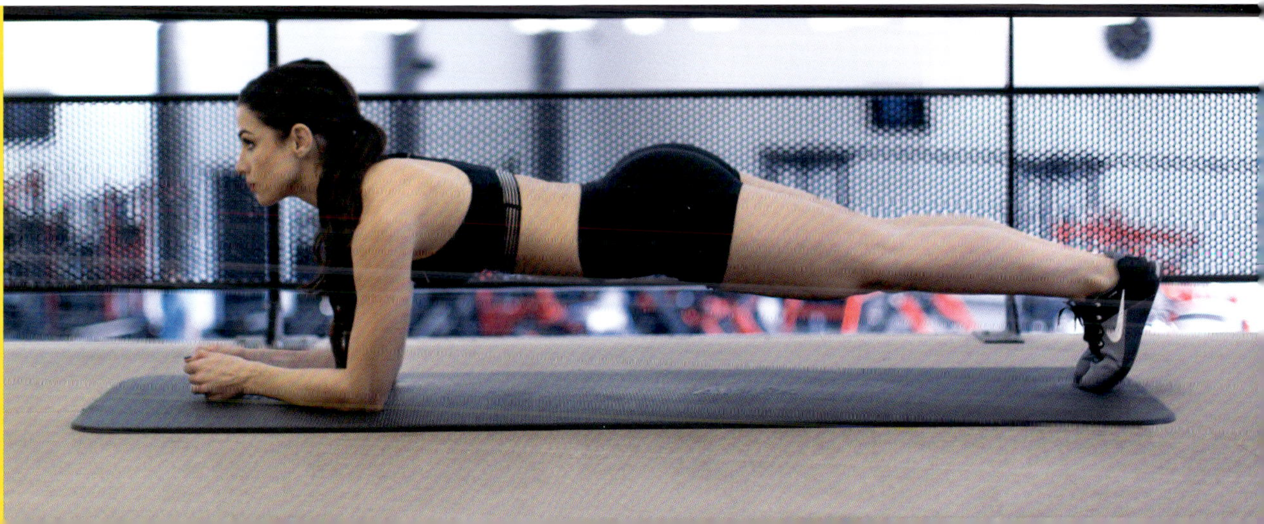

Ich erinnere mich noch an mein erstes Bankdrücken, nachdem ich es viele Jahre umgangen hatte und entsprechend im Rückstand war … Die Schwierigkeit lag nicht dort, wo ich sie erwartet hatte. Das Gewicht zu heben? Nein. Das Schwerste war, das Gewicht mit den Armen zu stabilisieren. Heute beherrsche ich die Bewegung; ich kann mich auf die Ausführung konzentrieren und entwickle meine Kraft immer weiter.

EIN PROGRAMM FÜR ALLE, DIE … Krafttraining machen wollen, aber keinen Zugang zu einem Kraftraum haben. Das Programm zuerst ohne Material zu absolvieren ist zwar keine notwendige Voraussetzung für den Einstieg, aber hilfreich, um die Technik, also die Bewegungen und Haltungen, zu lernen.

DAS ZIEL? Den Körper formen und modellieren, Muskelmasse aufbauen und Körperfett reduzieren. Wenn man mit dem Krafttraining beginnt, kann es bis zu drei Monaten dauern, bis man Resultate sieht. Wiederholt dieses Programm zwei- bis dreimal.

WEITER ZUR NÄCHSTEN STUFE GEHT ES … Wenn ihr die Trainingseinheiten mühelos ausführen könnt oder wenn ihr mit Gewichten trainieren wollt.

Auf zum Angriff mit diesem neuen Intensivprogramm! Ihr könnt alles schaffen, wenn ihr euch die Möglichkeit gebt!

GO!

FITNESSPROGRAMM I MITTELSTUFE I MIT MATERIAL	
RHYTHMUS	3 Sitzungen pro Woche, mit 1 Tag Pause nach jeder Sitzung
DAUER	1 Monat oder länger, Woche A und Woche B im Wechsel
MATERIAL	Kurzhanteln, Elastikband, Kettlebell

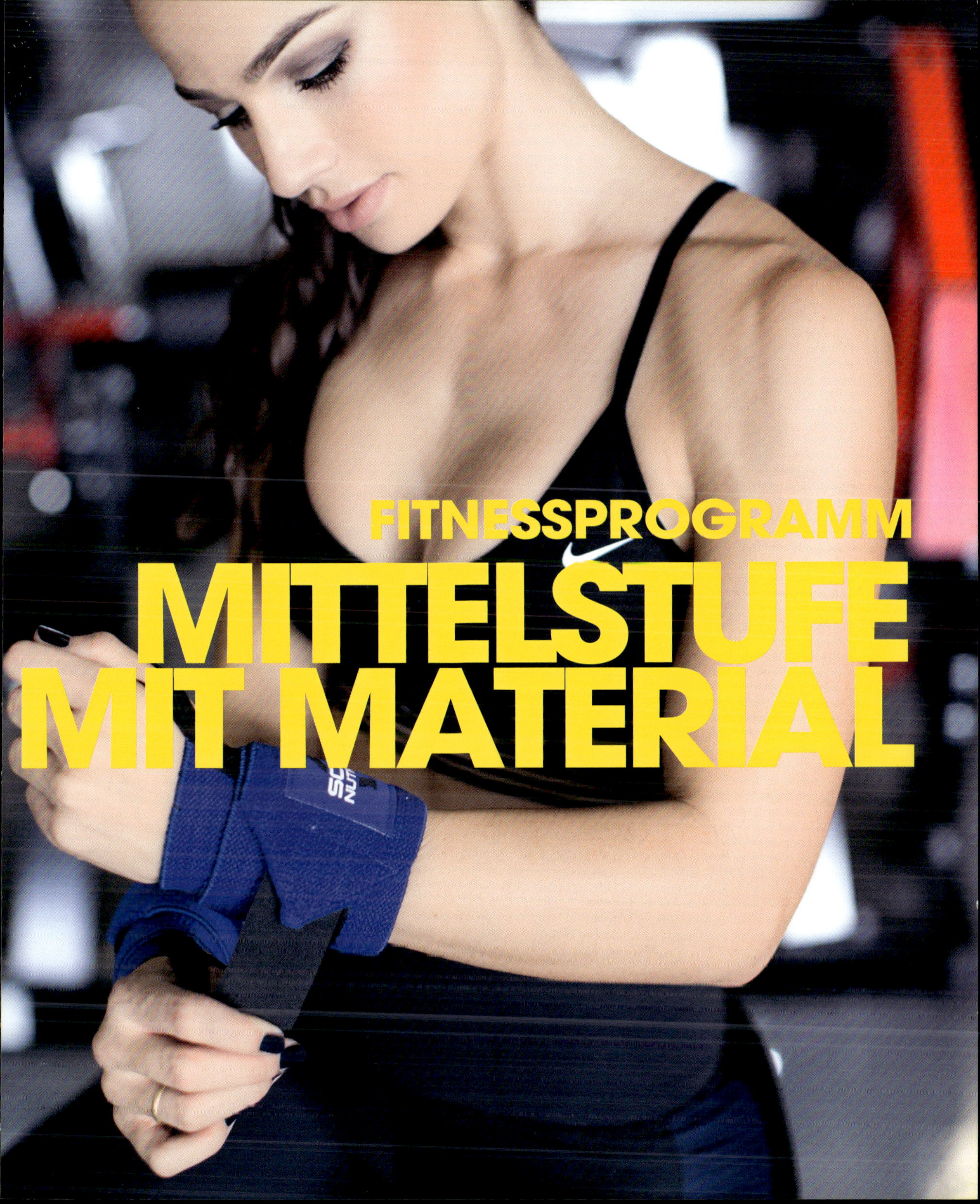

FITNESSPROGRAMM

MITTELSTUFE MIT MATERIAL

MITTELSTUFE | MIT MATERIAL

WOCHE A

NOCH VIEL STÄRKER

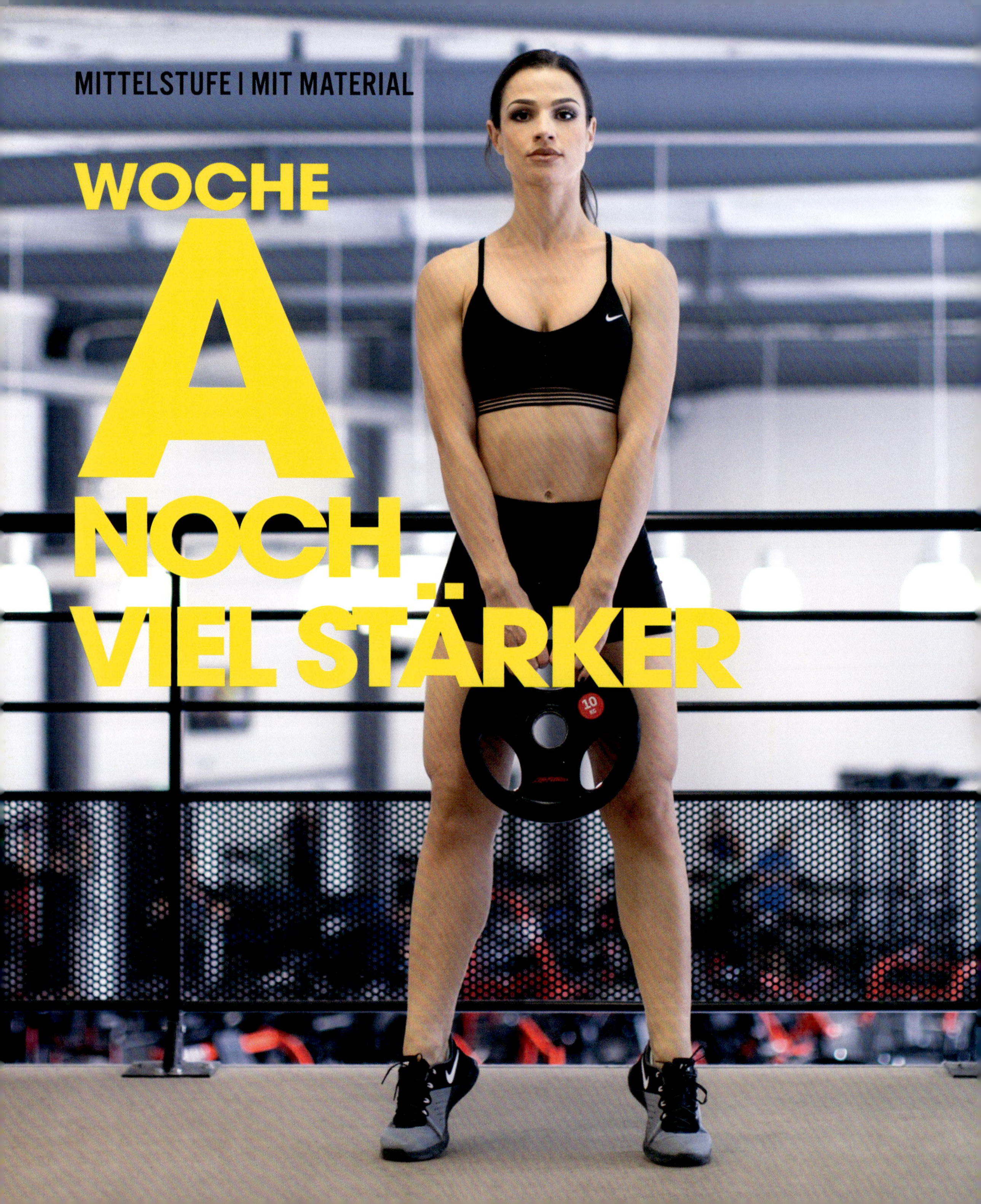

Noch viel stärker! Variiert die Übungen und die Hilfsmittel, um Schultern und Arme noch intensiver zu trainieren. Ihr wisst ja, wie wichtig mir das Schultertraining ist. Die hier ausgewählten Übungen gehören zu meinen absoluten Lieblingsübungen. Sie führen zu großartigen Ergebnissen.

Aber vergesst trotzdem nicht, auch den restlichen Körper zu trainieren, mit einer Sitzung für den Unterkörper, einer für Schultern und Arme und einer Full-Body-Sitzung zur Auffrischung. Das Ziel ist es, die Übungen zu verschärfen, indem ihr Gewicht und Bewegung koordiniert. Das Wichtigste ist, die richtigen Gewichte zu wählen, mit denen ihr die komplette Übung ausführen könnt. Ihr solltet hinterher weder taufrisch sein noch in der Mitte erschöpft aufgeben müssen. Herausfinden könnt ihr euer Trainingsgewicht nur durch Ausprobieren!

IN SITZUNG NR. 1 UNTERKÖRPER

Intensive Cardio- und Krafttrainings-Sitzung Zum Aufwärmen beginnen wir mit polyartikulären Übungen, bevor wir zu Isolationsübungen für den Po wie z.B. das Beinheben übergehen. Den Abschluss bilden Stützübungen, um die Bauchmuskeln zu stärken.

IN SITZUNG NR. 2 SCHULTERN UND ARME

Der Fokus liegt in dieser Upper-Body-Sitzung auf Schultern und Armen. Wir beginnen mit Burpees, um den Puls in die Höhe zu treiben und Muskeln sowie Gelenke aufzuwärmen. Mit Stützübungen wecken wir sanft den ganzen Körper. Danach geht es ernsthaft zur Sache: jetzt geht es an das Krafttraining für Bizeps, Trizeps, Schultern und Brust, mit Hanteldrücken, Bizeps-Curls und Trizeps-Extensions. Wir schließen ab mit Bauchmuskeltraining am Boden, um zur Ruhe zu kommen und die Oberkörper-Sitzung zu vervollständigen. Ziel ist eine ausgewogene Figur für Frauen und breite Schultern für den Mann.

IN SITZUNG NR. 3 FULL BODY

Diese dritte Sitzung wird euch ins Schwitzen bringen. Mit Übungen wie Laufen, Knieheben und Ferse zum Po werdet ihr das Maximum an Energie verbrennen. Der Oberkörper wird genauso beansprucht wie die Beine: dafür sorgen Komplett-Übungen wie Squats mit Hanteldrücken oder mit Beinheben. Zur Ruhe kommen wir mit ein paar Stützübungen für den Bauch, aber auch Schultern und Rücken … Haltet die Hanteln bereit, es geht los!

GO!

SITZUNG 1

UNTERKÖRPER

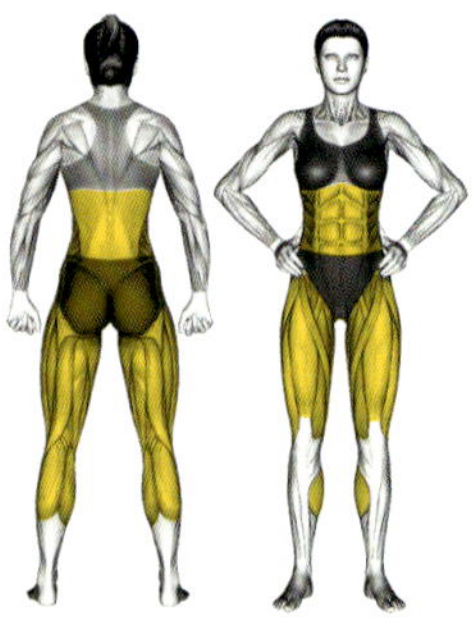

Kettlebell, ca. 10 kg + Gewichtsmanschetten für die Knöchel

Elastikband für den Po

Gesamtdauer der Sitzung 35 Minuten

1 Minute Pause zwischen zwei Übungen

Eine kurze Pause zwischen den Sätzen dauert 30 bis 60 Sekunden, eine mittlere 60 bis 90 und eine lange 2 Minuten. Bei kurzen Pausen bleibt der Muskel im Ermüdungszustand, kann sich aber ausreichend erholen, um den nächsten Satz zu absolvieren.

LEICHTES CARDIO ZUM AUFWÄRMEN (SCHNELLES LAUFEN, FAHRRAD) 5 MIN

KNIEHEBEN X 20 WH

DAMIT TRAINIERT IHR ... Die Ausdauer und diverse Muskeln, etwa die Bauchmuskulatur.

LET'S GO! Auf der Stelle laufen und dabei die Knie möglichst hoch heben.

WAS IHR NICHT TUN SOLLTET ... Vergessen, Bauchmuskeln, Arme und Schultern anzuspannen.

JUMP SQUATS UND SUMO-SQUATS IM WECHSEL X 20 WH

DAMIT TRAINIERT IHR ... Die Ausdauer, die Gesäß- und die Beinmuskeln (vorne, innen und hinten).

LET'S GO! Aufrecht hinstellen, Füße schulterbreit, dann für einen Squat in die Hocke gehen, daraus hochspringen und im Sumo-Squat landen, Beine gespreizt (Füße doppelt schulterbreit auseinander), Fußspitzen nach außen gedreht. Daraus hochspringen und im Squat landen. Die Bauchmuskeln beim Sprung angespannt lassen.

WAS IHR NICHT TUN SOLLTET ... Die Beine beim Landen gerade lassen (beugt die Knie, um den Aufprall abzufangen). Beim Sprung die Luft anhalten.

WADENHEBEN X 20 WH

DAMIT TRAINIERT IHR ... Die Wadenmuskeln.

LET'S GO! Hinstellen, Füße schulterbreit, auf die Zehenspitzen heben, dann die Fersen wieder senken.

WAS IHR NICHT TUN SOLLTET ... Die Fersen nicht weit genug vom Boden abheben.

Fortsetzung der Sitzung auf der nächsten Seite. ▼

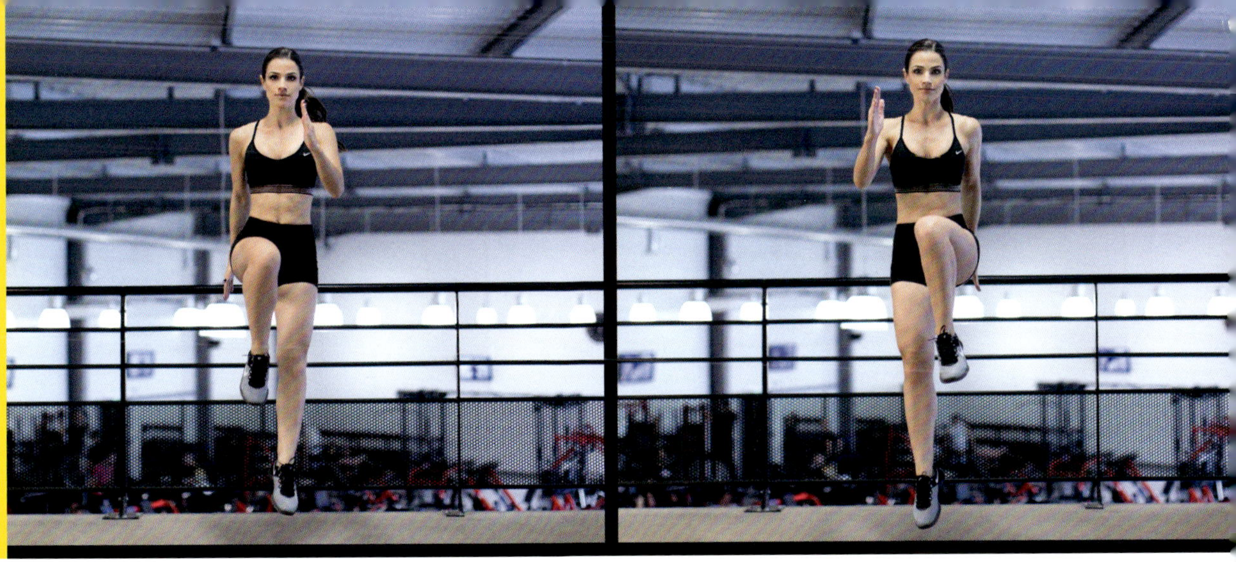

X 20 WH

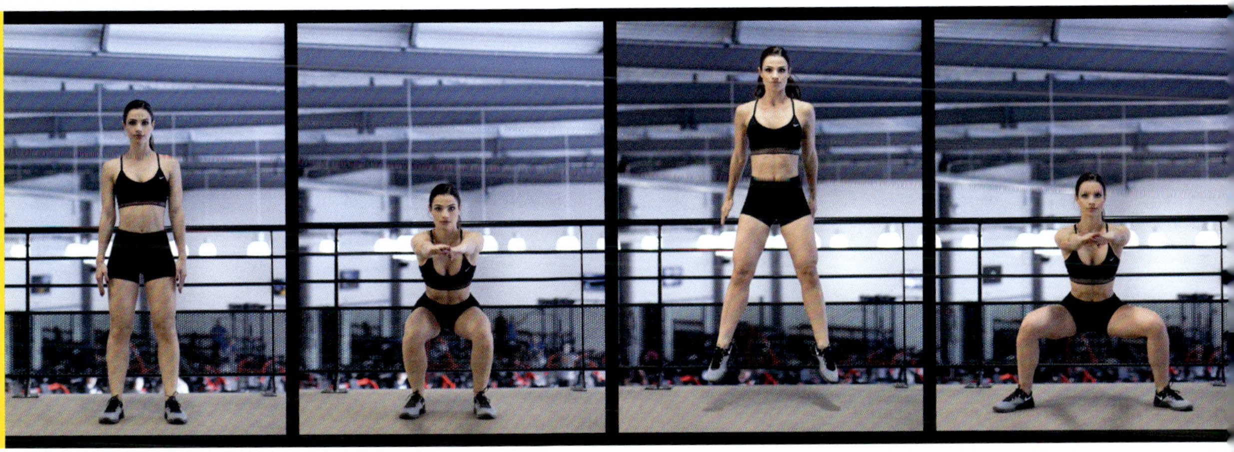

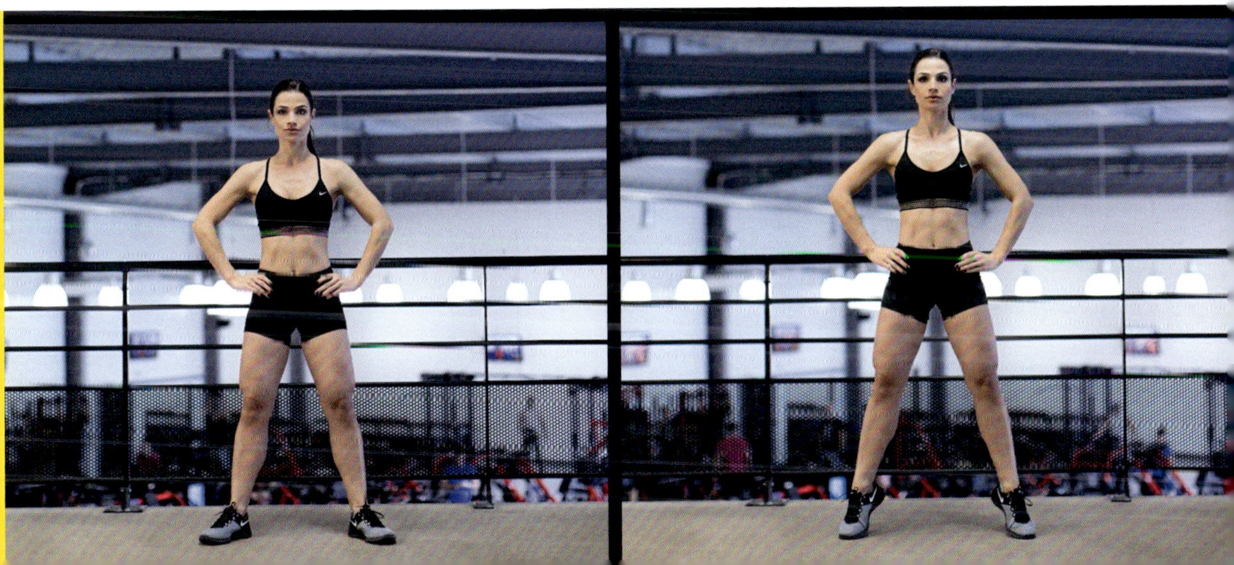

SITZUNG 1

UNTERKÖRPER

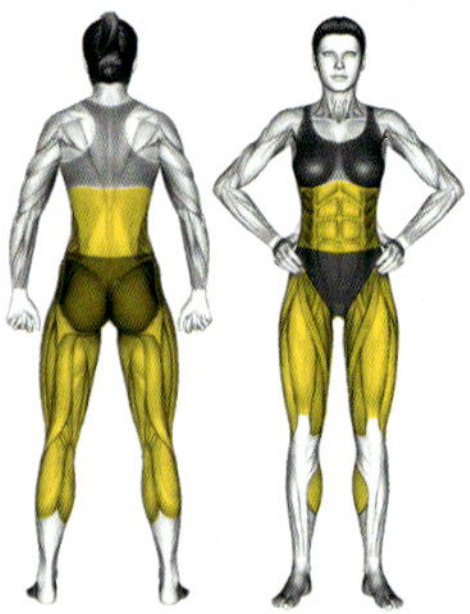

Kettlebell, ca. 10 kg + Gewichtsmanschetten für die Knöchel

Elastikband für den Po

Gesamtdauer der Sitzung 35 Minuten

1 Minute Pause zwischen zwei Übungen

Die Waden tragen, wie alle anderen Muskeln, nicht nur zu einem zufriedenstellenden Ergebnis bei, sondern sorgen auch entscheidend für wohlgeformte, athletische Beine.

SUMO-SQUATS MIT KETTLEBELL X 20 WH

DAMIT TRAINIERT IHR … Innere Oberschenkelmuskeln und Gesäßmuskeln.

LET'S GO! Hinstellen, Beine gespreizt, Knie nach außen, Füße doppelt hüftbreit und im 45-Grad-Winkel nach außen gedreht, mit beiden Händen die Kettlebell zwischen den Beinen halten, dann die Knie beugen, dabei den Rücken gerade halten und den Oberkörper vorbeugen.

WAS IHR NICHT TUN SOLLTET … Den Rücken rund machen: Haltet ihn lang gestreckt und gerade.

WADENHEBEN MIT KETTLEBELL X 20 WH

DAMIT TRAINIERT IHR … Die Wadenmuskeln.

LET'S GO! Aufrecht hinstellen, die Kettlebell mit beiden Händen zwischen den schulterbreit gespreizten Beinen halten. Auf die Zehenspitzen stellen, dann die Fersen wieder senken, dabei das Körpergewicht auf den Zehen lassen.

WAS IHR NICHT TUN SOLLTET … Auf den Füßen hin und her wackeln, beim Senken in der Körperspannung nachlassen.

SEITLICHER AUSFALLSCHRITT MIT ELASTIKBAND X 10 WH PRO SEITE

DAMIT TRAINIERT IHR … Gesäß- und Oberschenkelmuskulatur.

LET'S GO! Ein Elastikband um die Knöchel legen, Füße schulterbreit hinstellen, dann mit dem rechten Bein einen weiten Schritt nach außen machen (zwei Schultern breit) und das Knie beugen, dann zurück in die Ausgangsposition, Gesäßmuskeln anspannen. Mit dem linken Bein wiederholen.

WAS IHR NICHT TUN SOLLTET … Das Knie zu weit vorstrecken.

SEITLICHES BEINHEBEN IM STEHEN X 10 WH PRO SEITE

DAMIT TRAINIERT IHR … Die Abduktoren und die Gesäßmuskeln.

LET'S GO! Gewichtsmanschetten um die Knöchel legen, die Arme horizontal ausstrecken, das Gewicht auf ein Bein verlagern und das andere Bein seitlich anheben. Mit dem anderen Bein wiederholen.

WAS IHR NICHT TUN SOLLTET … Sich beim Heben des Beins zu stark zur Seite neigen.

Fortsetzung der Sitzung auf der nächsten Seite. ▼

X 20 WH

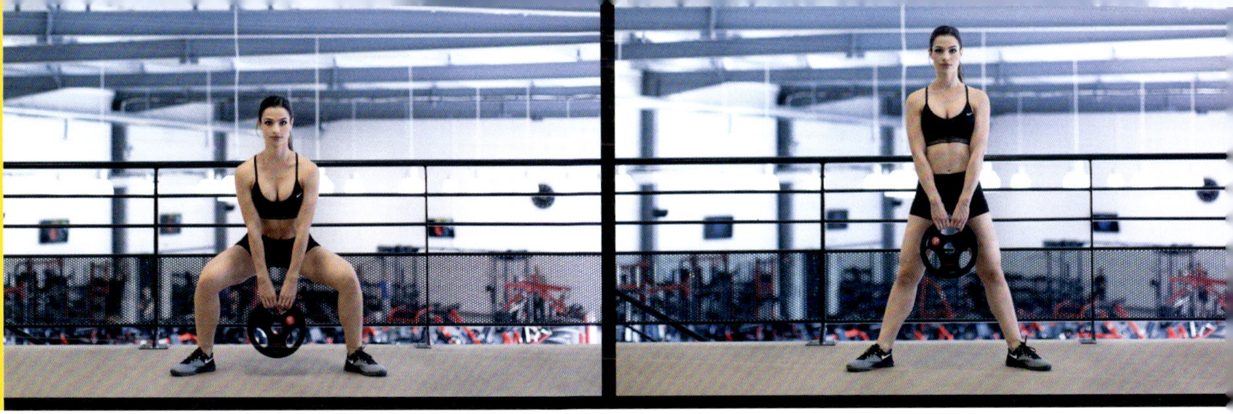

X 20 WH

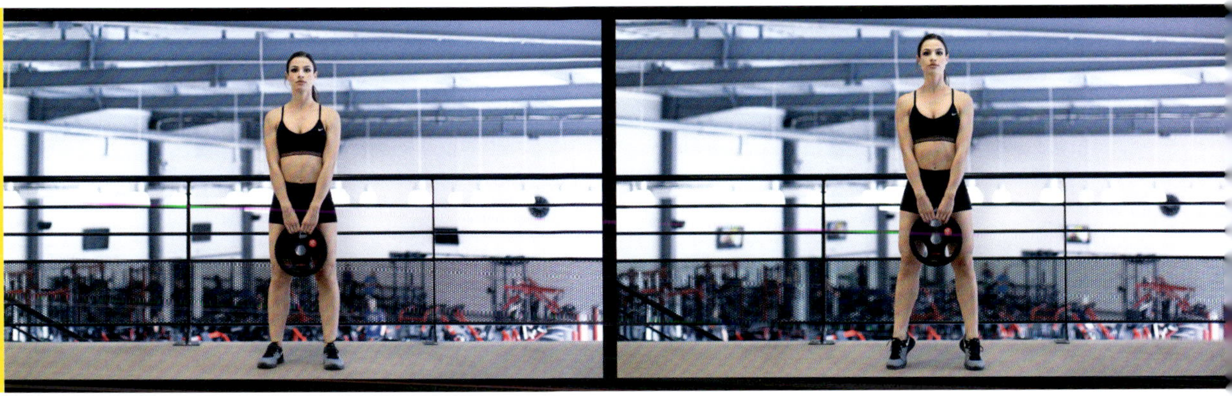

X 10 WH PRO SEITE

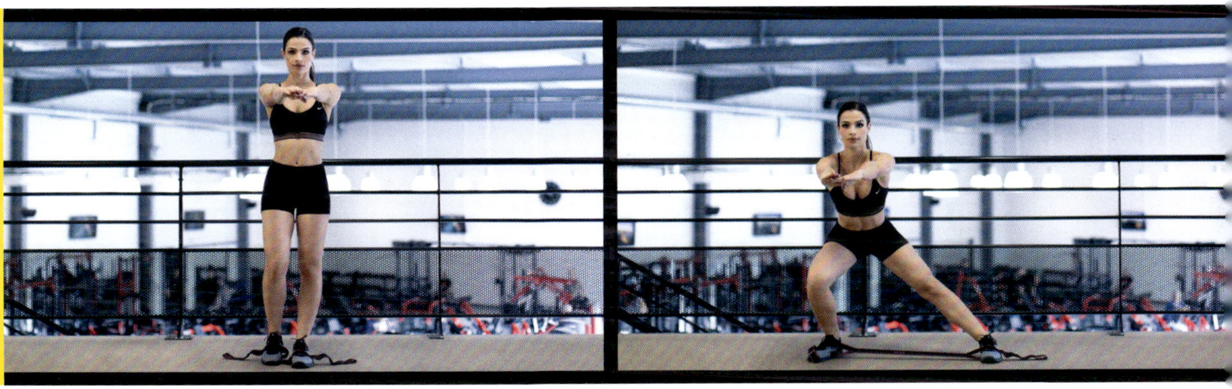

X 10 WH PRO SEITE

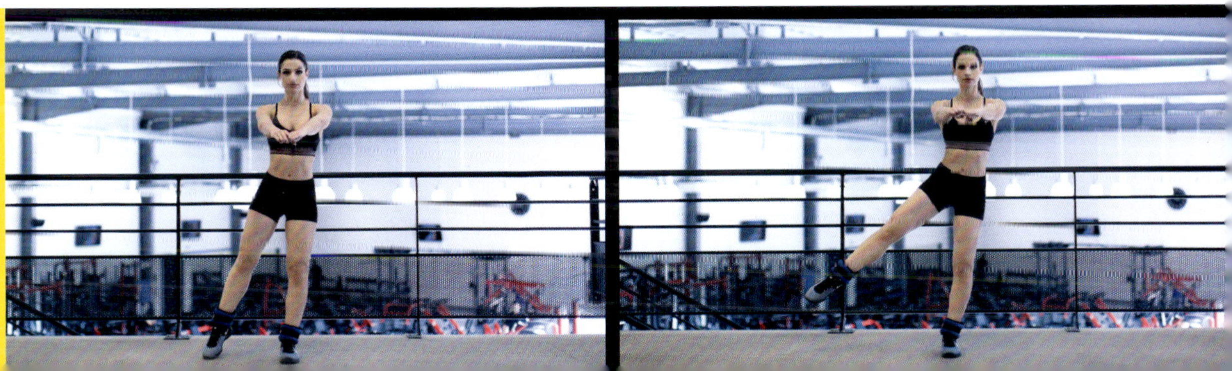

SITZUNG 1

UNTER-KÖRPER

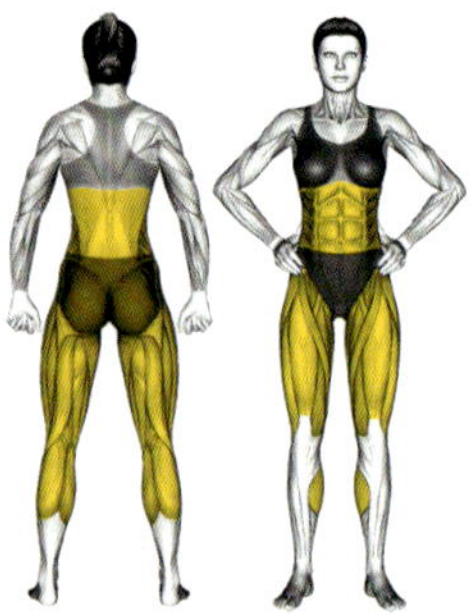

Kettlebell, ca. 10 kg + Gewichtsmanschetten für die Knöchel

Elastikband für den Po

Gesamtdauer der Sitzung 35 Minuten

1 Minute Pause zwischen zwei Übungen

GESTRECKTE DONKEY KICKS MIT GROSSER AMPLITUDE X 20 WH

DAMIT TRAINIERT IHR ... Die Gesäßmuskeln.

LET'S GO! Gewichtsmanschetten um die Knöchel legen, den Körper auf Hände und ein Knie abstützen, das andere Bein strecken und weit nach oben heben, dabei Bauch- und Gesäßmuskeln anspannen. Beim Heben des Beins einatmen, beim Senken ausatmen.

WAS IHR NICHT TUN SOLLTET ... Die Bauchmuskeln locker lassen, ein Hohlkreuz machen.

BOUNCING DONKEY KICKS X 20 WH

DAMIT TRAINIERT IHR ... Die Gesäßmuskeln.

LET'S GO! Gewichtsmanschetten um die Knöchel legen, den Körper auf Hände und ein Knie abstützen, das andere Bein strecken und federnd auf und ab bewegen, dabei Bauch- und Gesäßmuskeln anspannen. Beim Heben des Beins einatmen, beim Senken ausatmen.

WAS IHR NICHT TUN SOLLTET ... Die Bauchmuskeln in der dynamischen Bewegungsphase locker lassen. Den Rücken rund machen.

SEITLICHES BEINHEBEN LIEGEND X 20 WH

DAMIT TRAINIERT IHR ... Die äußeren Hüftmuskeln (Abduktoren).

LET'S GO! Mit Gewichtsmanschetten um die Knöchel seitlich hinlegen, mit einem Ellenbogen abstützen, Hand unter dem Kopf, die andere Hand vor der Brust am Boden, das untere Bein zum Stabilisieren angewinkelt, das obere Bein strecken und in kleinen Bewegungen heben und senken.

WAS IHR NICHT TUN SOLLTET ... Den Rücken rund machen.

UNTERARMSTÜTZ 1 MIN

DAMIT TRAINIERT IHR ... Die tiefe Bauchmuskulatur.

LET'S GO! Den Körper auf Ellenbogen und Zehen abstützen, Rücken gerade, Bauchmuskeln angespannt. Den Bauch einziehen.

WAS IHR NICHT TUN SOLLTET ... Die Bauchmuskeln locker lassen und ein Hohlkreuz machen.

SEITSTÜTZ 30 S

DAMIT TRAINIERT IHR ... Die Bauchmuskeln, besonders die quer verlaufenden.

LET'S GO! Seitlich hinlegen, auf einen Ellenbogen abstützen, beide Füße übereinandersetzen. Die Hüfte vom Boden abheben, der Körper bildet eine gerade Linie, Spannung halten.

WAS IHR NICHT TUN SOLLTET ... Das Becken nach unten durchhängen lassen.

DEHNEN UND ENTSPANNEN, ZUR RUHE KOMMEN 10 MIN

X 20 WH

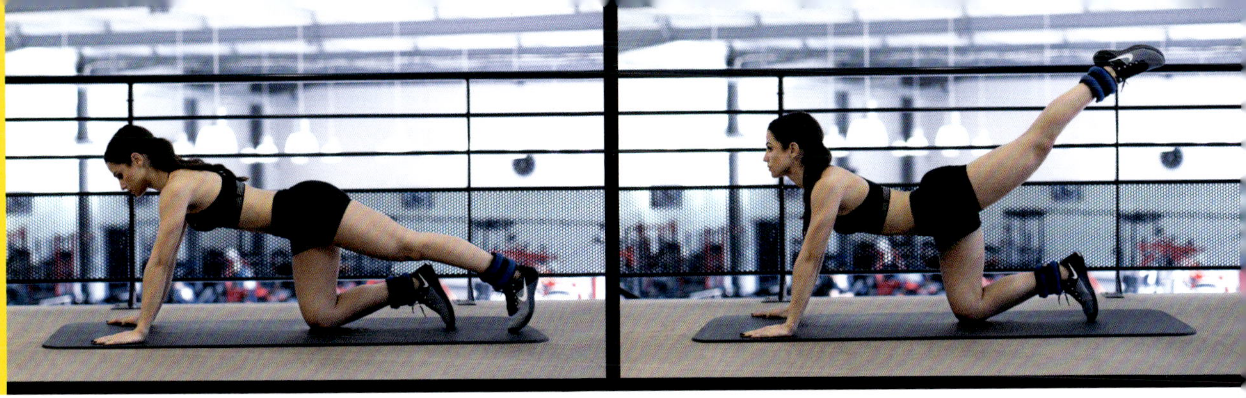

X 20 WH

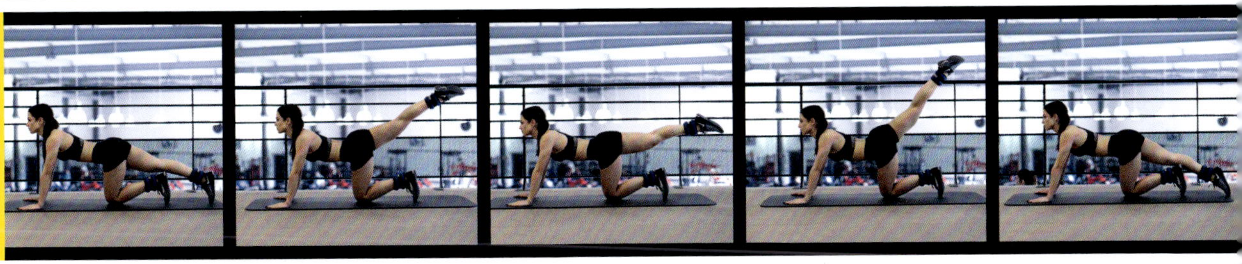

X 20 WH

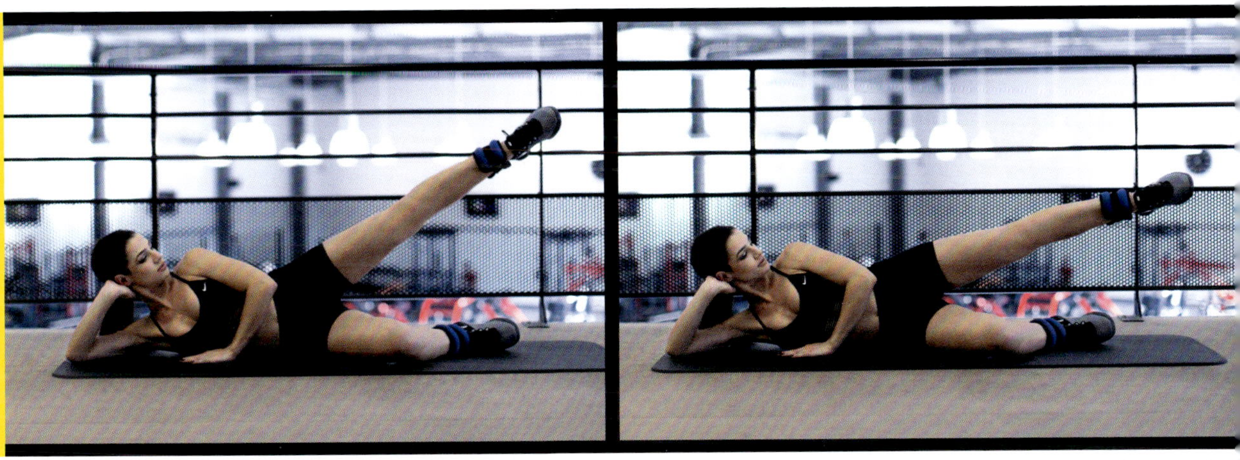

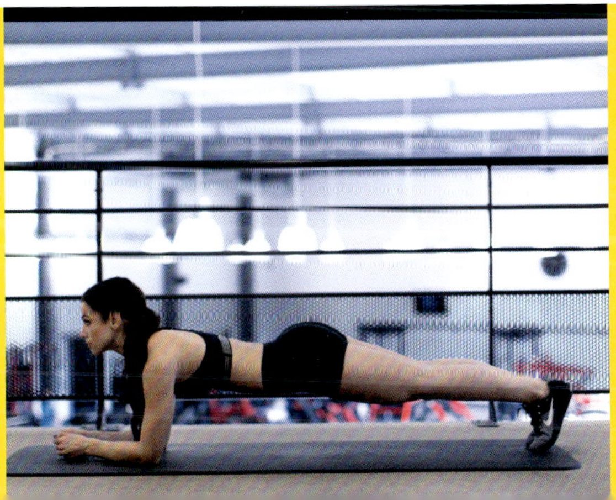

SEITSTÜTZ
30 S

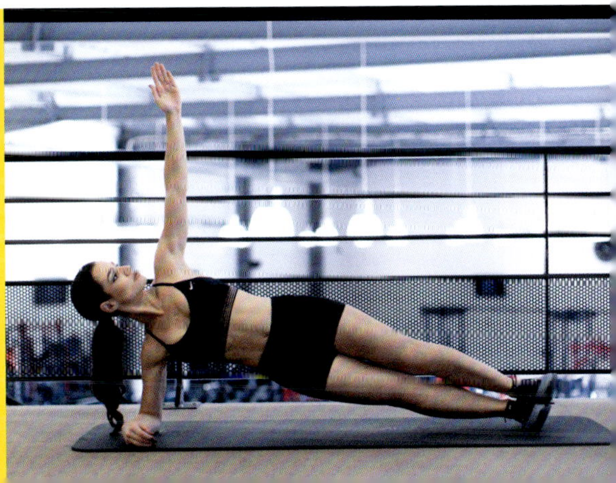

SITZUNG 2

SCHULTERN UND ARME

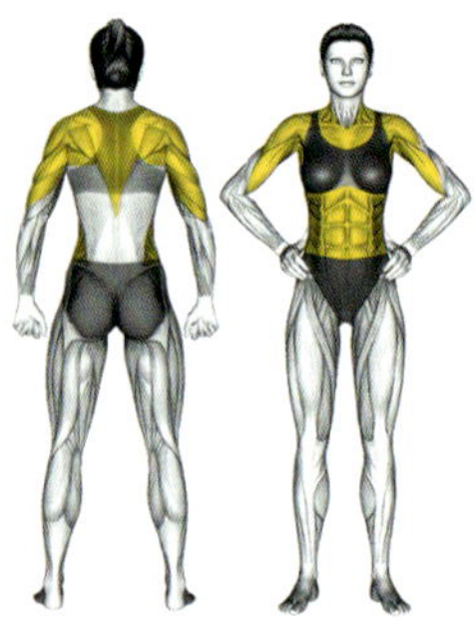

Kurzhanteln, 3 bis 5 kg

Gesamtdauer der Sitzung 35 Minuten

1 Minute Pause zwischen zwei Übungen

LEICHTES CARDIO ZUM AUFWÄRMEN (SCHNELLES LAUFEN, FAHRRAD) 5 MIN

JUMPING JACKS X 20 WH

DAMIT TRAINIERT IHR … Den gesamten Körper (Schulter-, Bauch- und Beinmuskulatur).

LET'S GO! Aufrecht hinstellen, Arme gerade am Körper, Füße eng nebeneinander. Hochspringen, die Arme über den Kopf heben und die Beine spreizen, dann wieder in die Ausgangsposition zurückspringen.

WAS IHR NICHT TUN SOLLTET … Vergessen, die Bauchmuskeln anzuspannen.

BURPEES X 20 WH

DAMIT TRAINIERT IHR … Den gesamten Körper (Bauch, Beine, Schultern …) und die Ausdauer.

LET'S GO! Aus dem Stand in die Hocke gehen, dann mit einem Sprung die Beine nach hinten ausstrecken. Ihr befindet euch nun in der Stützposition, Beine und Oberkörper bilden eine Linie. Nun wieder in die Hocke gehen und daraus hochspringen, im Stand landen. Wiederholen.

WAS IHR NICHT TUN SOLLTET … Ein Hohlkreuz machen, während die Beine nach hinten gestreckt sind (der Körper bleibt angespannt).

UNTERARMSTÜTZ 30 S

DAMIT TRAINIERT IHR … Die Bauchmuskeln.

LET'S GO! Den Körper auf den Unterarmen abstützen, dabei Rücken gerade halten und Bauchmuskeln anspannen. Der ganze Körper bildet eine Linie.

WAS IHR NICHT TUN SOLLTET … Ein Hohlkreuz oder einen Buckel machen.

SEITSTÜTZ 30 S

DAMIT TRAINIERT IHR … Die Bauchmuskeln, besonders die transversalen, also die Taillenmuskeln.

LET'S GO! Seitlich hinlegen, auf einen Ellenbogen abstützen, beide Füße übereinandersetzen. Die Hüfte vom Boden abheben, der Körper bildet eine gerade Linie, Spannung halten.

WAS IHR NICHT TUN SOLLTET … Das Becken nach unten durchhängen lassen.

Fortsetzung der Sitzung auf der nächsten Seite.

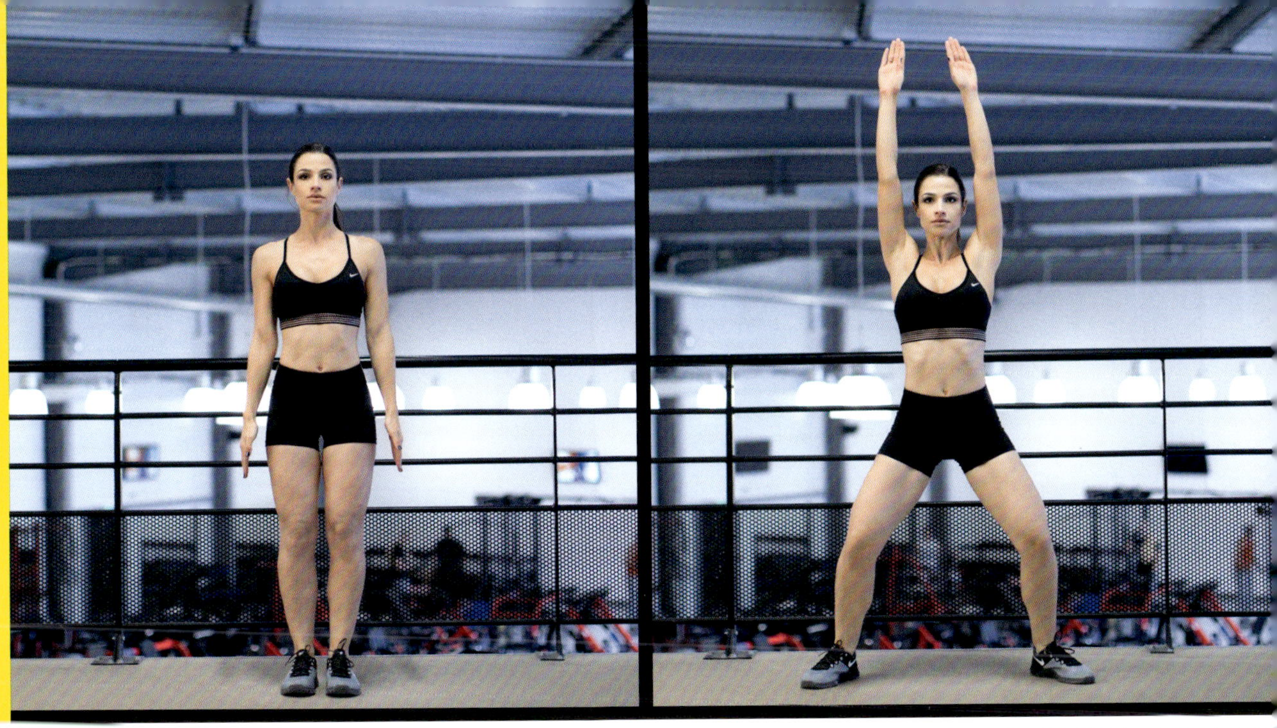

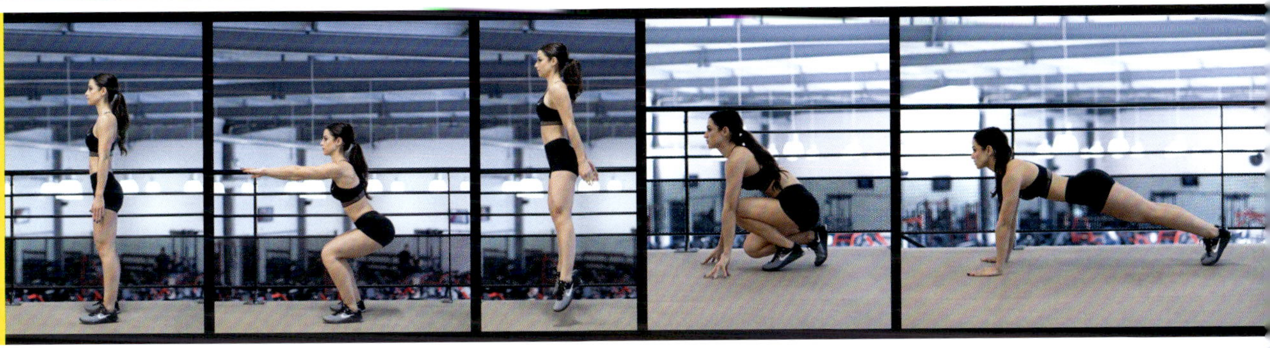

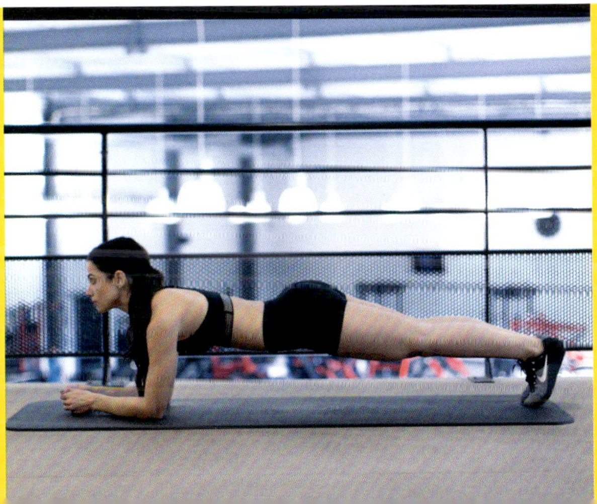

SEITSTÜTZ
30 S

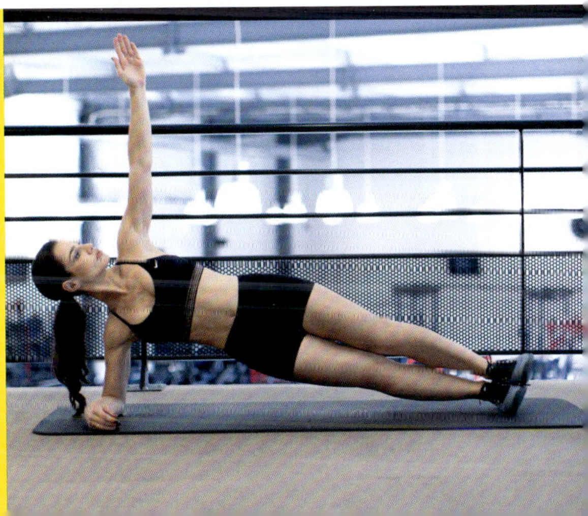

SITZUNG 2

SCHULTERN UND ARME

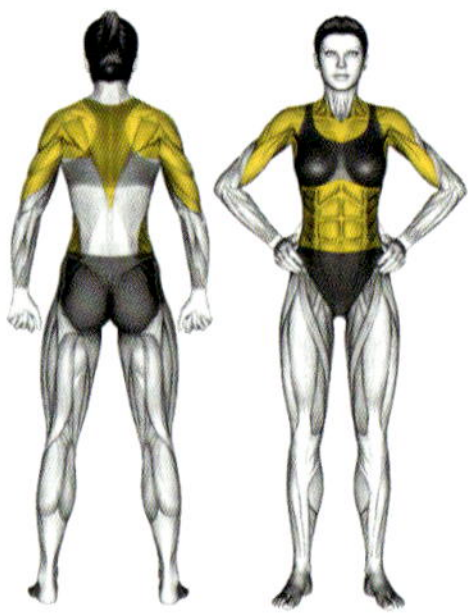

Kurzhanteln, 3 bis 5 kg

Gesamtdauer der Sitzung 35 Minuten

1 Minute Pause zwischen zwei Übungen

Das Kurzhanteldrücken ist meine Lieblingsschulterübung. Es ist eine polyartikuläre Übung, mit der man einen „dünnen“ Muskel gezielt trainiert und dabei wirklich an Kraft gewinnt. Der Fortschritt ist von Woche zu Woche deutlicher sichtbar.

FRONTHEBEN X 20 WH

DAMIT TRAINIERT IHR ... Die vorderen Schultermuskeln.

LET'S GO! Aufrecht hinstellen, Arme gerade am Körper, Kurzhanteln in beiden Händen, Handflächen nach innen, dann beide Arme nach vorne ausstrecken, die Handflächen zeigen nach unten.

WAS IHR NICHT TUN SOLLTET ... Ein Hohlkreuz oder einen Buckel machen.

SEITHEBEN X 20 WH

DAMIT TRAINIERT IHR ... Die seitlichen Schultermuskeln (laterale Deltamuskeln).

LET'S GO! Aufrecht hinstellen, Kurzhanteln in beiden Händen, Handflächen nach innen, dann die ausgestreckten Arme seitlich anheben, die Ellenbogen dabei höher halten als die Hände, die Kraft kommt aus den Schultern. Mit einer kontrollierten Bewegung senken.

WAS IHR NICHT TUN SOLLTET ... Den Rücken rund machen, die Fäuste locker lassen, die Ellenbogen beugen (der Arm sollte von Faust bis Schulter eine Linie bilden).

RÜCKHEBEN X 20 WH

DAMIT TRAINIERT IHR ... Die hinteren Schultermuskeln.

LET'S GO! Hinstellen, Oberkörper vorgebeugt, die Arme mit den Hanteln hinter dem Körper halten, dann um 45 Grad und gestreckt nach vorne bewegen.

WAS IHR NICHT TUN SOLLTET ... Die Ellenbogen anwinkeln.

KURZHANTELDRÜCKEN ÜBER DEM KOPF X 15 WH

DAMIT TRAINIERT IHR ... Die Schultermuskeln.

LET'S GO! Auf einen Stuhl setzen oder hinstellen, Oberarme parallel zum Boden, Ellenbogen angewinkelt, Hanteln in beiden Händen, Handflächen nach vorne, dann die Arme durchdrücken und die Hanteln über dem Kopf zusammenführen. Wieder in die Ausgangsposition senken, dann erneut beginnen.

WAS IHR NICHT TUN SOLLTET ... Die Ellenbogen am Ende der Bewegung zu tief senken.

BIZEPS-CURLS X 15 WH

DAMIT TRAINIERT IHR ... Den Bizeps (vorderer Armmuskel).

LET'S GO! Die Arme gerade am Körper halten, Hanteln in beiden Händen, Handflächen nach innen. Den Unterarm heben (entweder einzeln oder beide gleichzeitig) und dabei so drehen, dass die Handfläche in der Endposition zum Brustkorb zeigt.

WAS IHR NICHT TUN SOLLTET ... Die Ellenbogen zu weit abspreizen, den Rücken wölben.

Fortsetzung der Sitzung auf der nächsten Seite.

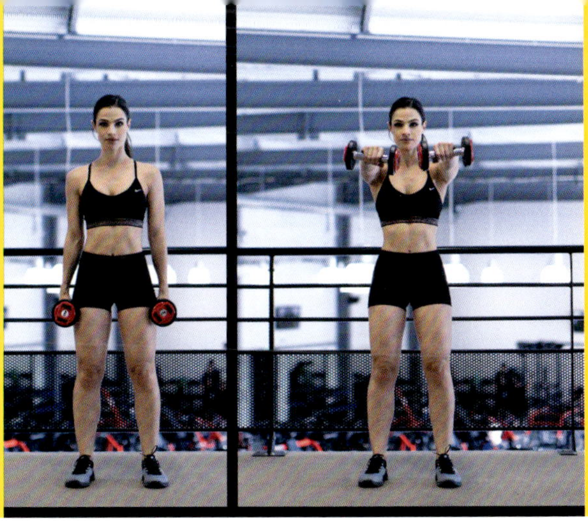

SEITHEBEN
X 20 WH

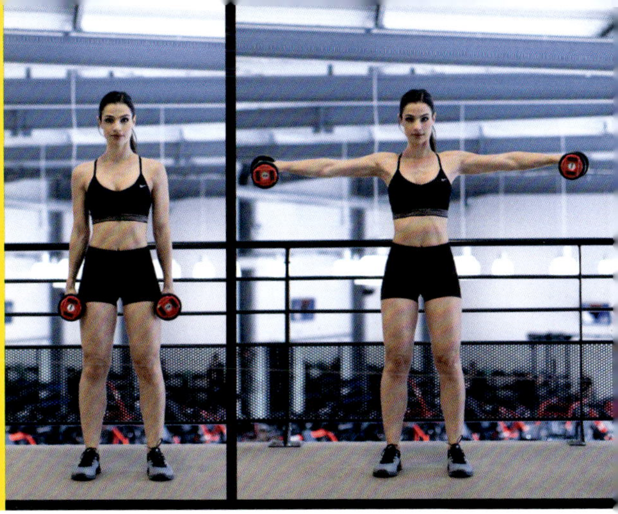

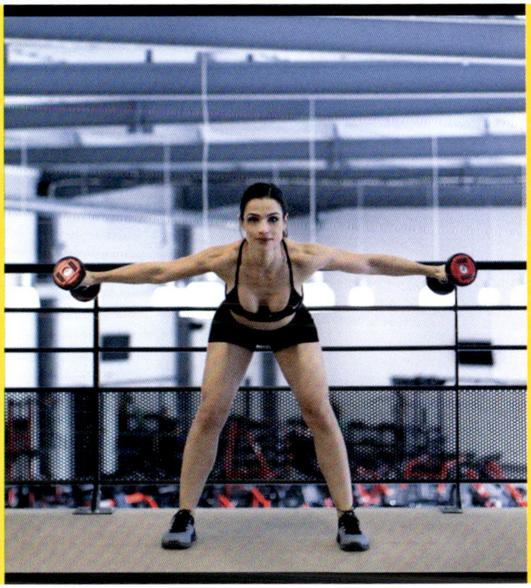

KURZHANTELDRÜCKEN ÜBER DEM KOPF
X 15 WH

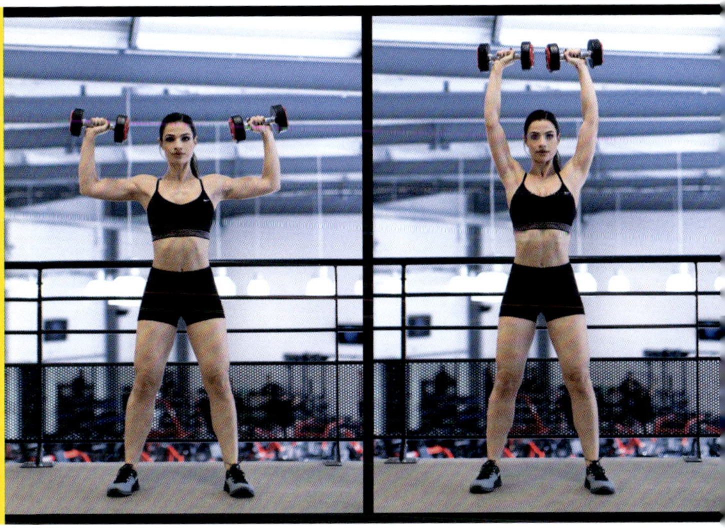

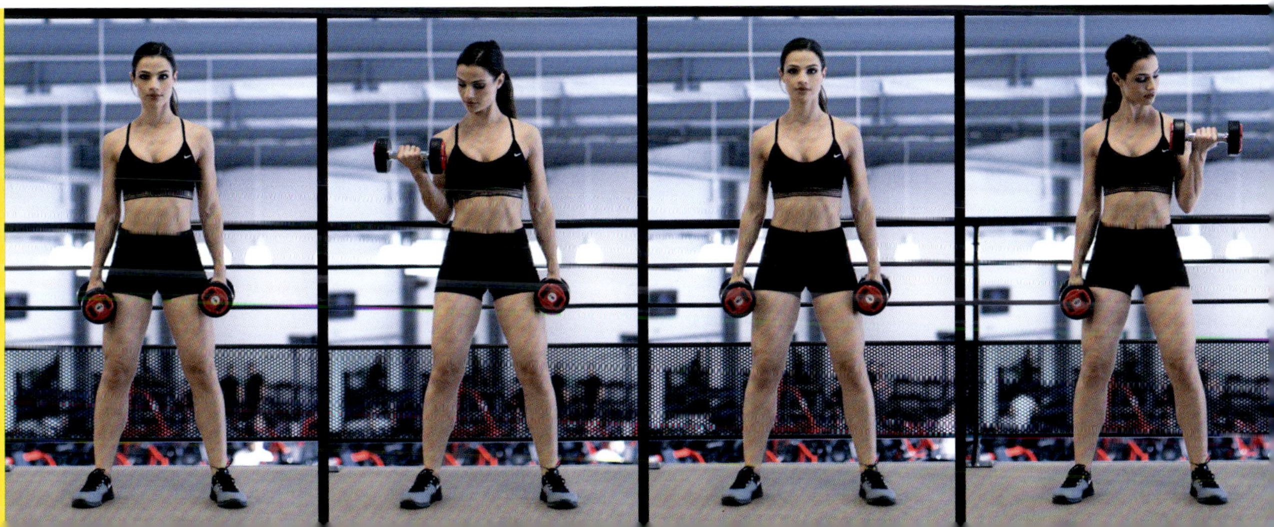

SITZUNG 2

SCHULTERN UND ARME

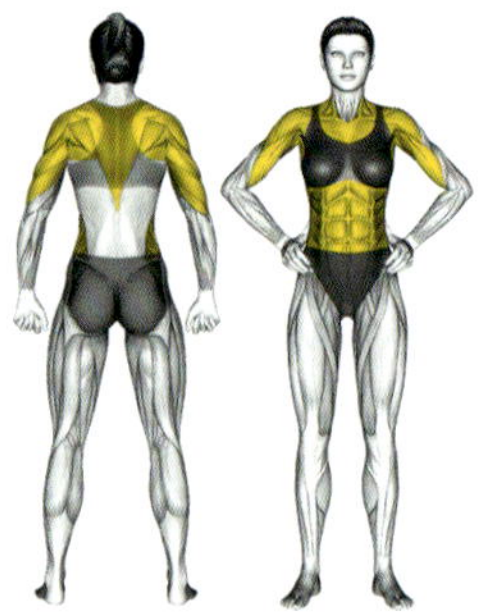

Kurzhanteln, 3 bis 5 kg

Gesamtdauer der Sitzung 35 Minuten

1 Minute Pause zwischen zwei Übungen

Achtet bei Übungen für Schultern, Bizeps und Trizeps immer auf die Position der Ellenbogen: beim Kurzhanteldrücken nicht zu weit nach unten anwinkeln, bei Bizeps-Curl oder Trizeps-Extension so stabilisieren, dass der Oberarm an derselben Stelle bleibt.

TRIZEPS-EXTENSIONS MIT KURZHANTEL X 15 WH

DAMIT TRAINIERT IHR ... Den Trizeps, also die hinteren Oberarmmuskeln.

LET'S GO! Auf einen Stuhl setzen oder hinstellen, Ellenbogen stabil über dem Kopf halten, eine Hantel mit beiden Händen auf Nackenhöhe hinter dem Kopf halten, dann die Arme durchdrücken und die Hantel nach oben ziehen.

WAS IHR NICHT TUN SOLLTET ... Die Arme in der Endposition ganz durchstrecken.

LIEGESTÜTZE AUF DEN FUSSSPITZEN X 10 WH

DAMIT TRAINIERT IHR ... Brust- und Armmuskulatur.

LET'S GO! Den Körper gerade auf Hände und Füße abstützen. Die Füße dabei recht eng nebeneinander, die Hände gut schulterbreit aufsetzen. Nun die Arme anwinkeln und den Körper senken, dabei gerade und angespannt bleiben, dann wieder hochdrücken, ohne den Boden zu berühren.

WAS IHR NICHT TUN SOLLTET ... Das Becken beim Heruntergehen zu tief senken.

DIPS X 10 WH

DAMIT TRAINIERT IHR ... Brustmuskeln und Trizeps.

LET'S GO! Die Arme hinter dem Rücken auf einem Stuhl abstützen, das Gesäß bleibt in der Luft. Die Beine ausstrecken, die Arme beugen und den Oberkörper vor dem Stuhl nach unten senken. Dann mit den Armen wieder hochdrücken.

WAS IHR NICHT TUN SOLLTET ... Euch beim Senken unkontrolliert fallen lassen.

KLAPPMESSER X 10 WH

DAMIT TRAINIERT IHR ... Die Bauchmuskulatur.

LET'S GO! In Rückenlage auf den Boden legen, Arme weit hinter den Kopf gestreckt, Beine lang, dann die Bauchmuskeln anspannen und gleichzeitig Oberkörper und Beine heben, die Arme weit nach vorne ausstrecken.

WAS IHR NICHT TUN SOLLTET ... Die Bauchmuskeln locker lassen, den Bauch vorschieben.

DEHNEN UND ENTSPANNEN, ZUR RUHE KOMMEN 10 MIN

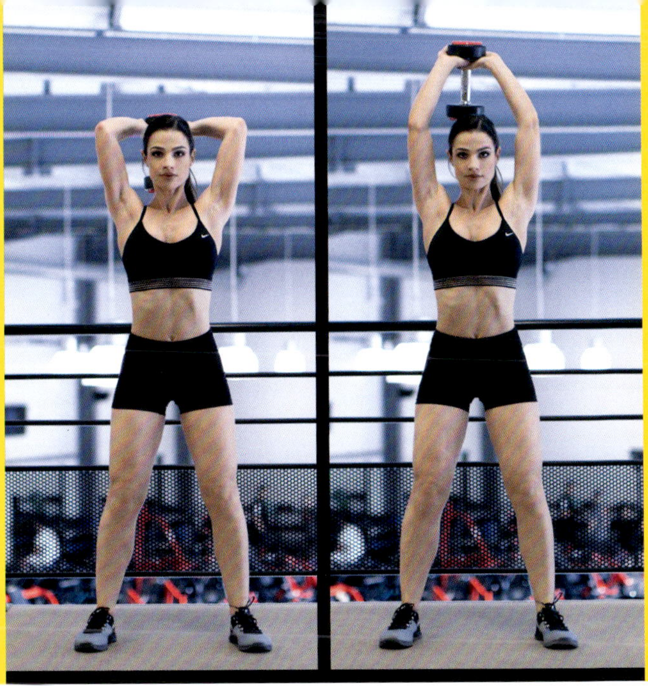

LIEGESTÜTZ AUF DEN FUSSSPITZEN
X 10 WH

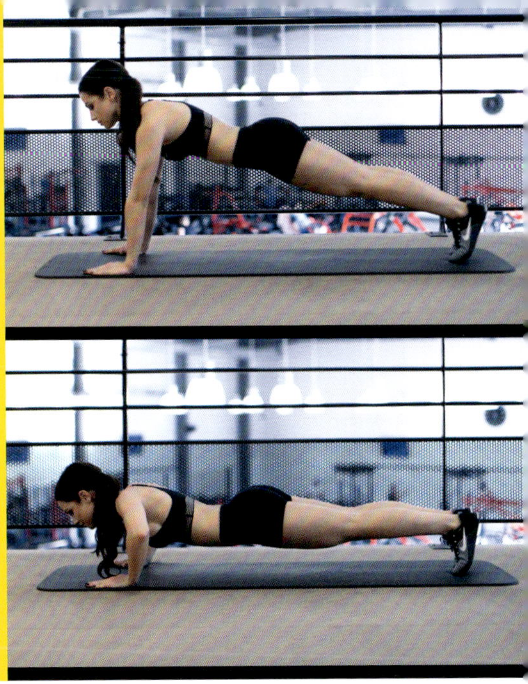

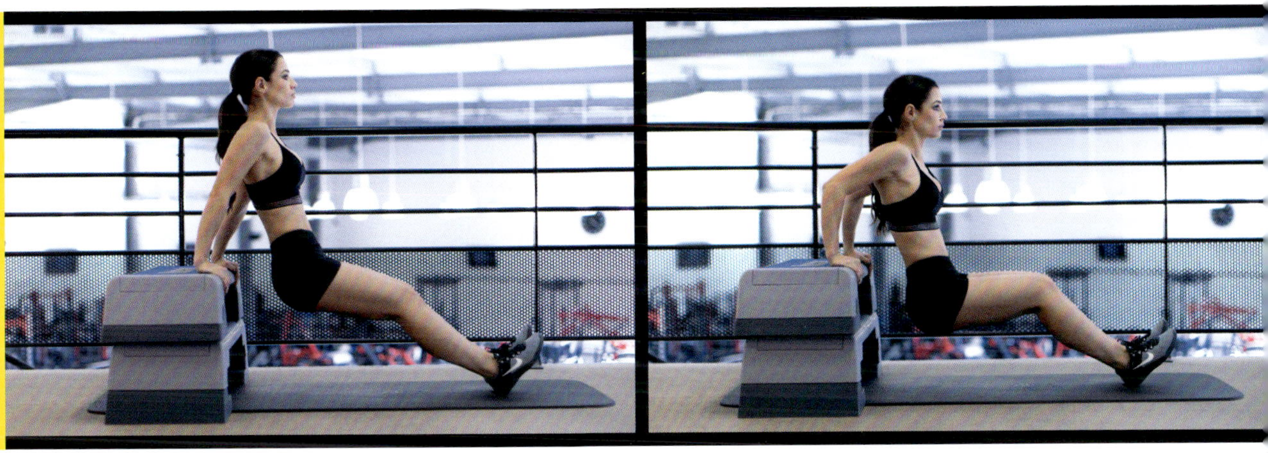

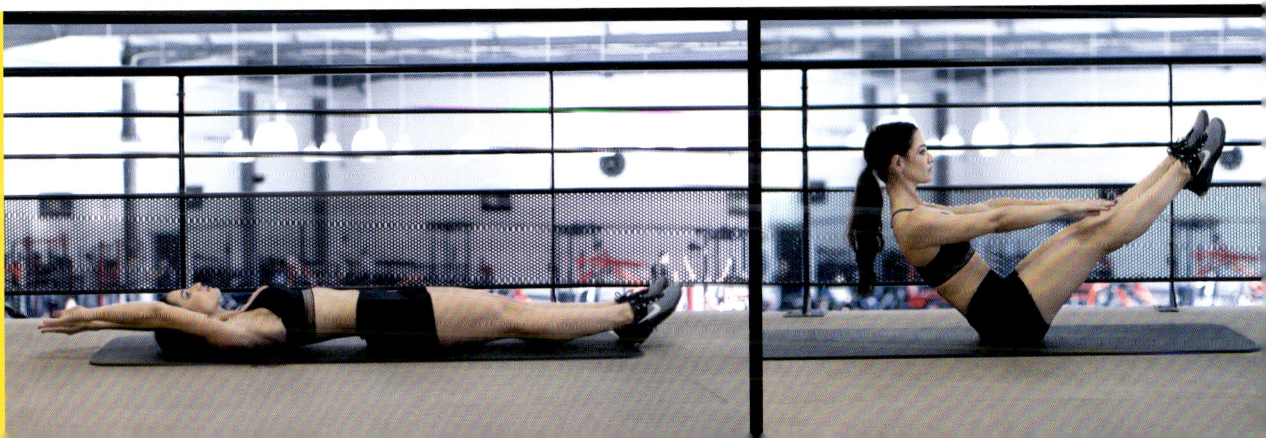

SITZUNG 3

FULL BODY

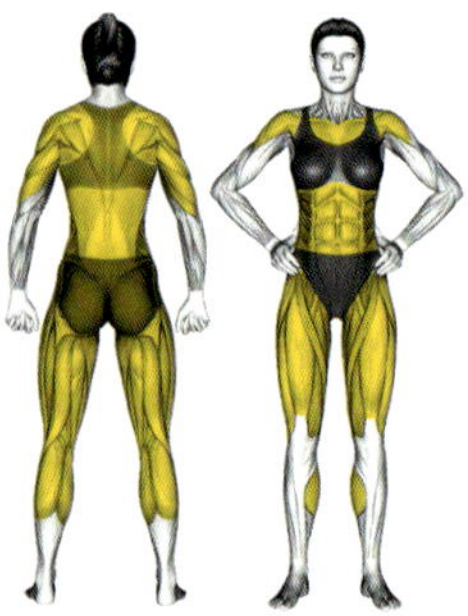

Kurzhanteln, 3 bis 5 kg

Kettlebell, 10 kg

Gesamtdauer der Sitzung 35 Minuten

1 Minute Pause zwischen zwei Übungen

LEICHTES CARDIO ZUM AUFWÄRMEN (SCHNELLES LAUFEN, FAHRRAD) 5 MIN

AUF DER STELLE LAUFEN 30 S

DAMIT TRAINIERT IHR … Die Ausdauer.

LET'S GO! Einen Sprint auf der Stelle simulieren. Dabei die Arme einsetzen und abwechselnd anwinkeln.

WAS IHR NICHT TUN SOLLTET … Vergessen, die Bauchmuskeln anzuspannen, die Luft anhalten.

KNIEHEBEN X 20 WH

DAMIT TRAINIERT IHR … Die Ausdauer und diverse Muskeln, etwa die Bauchmuskulatur.

LET'S GO! Auf der Stelle laufen und dabei die Knie möglichst hoch heben.

WAS IHR NICHT TUN SOLLTET … Vergessen, Bauchmuskeln, Arme und Schultern anzuspannen.

FERSE ZUM PO X 20 WH

DAMIT TRAINIERT IHR … Die Ausdauer.

LET'S GO! Auf der Stelle springen, dabei abwechselnd die Füße nach hinten heben, sodass die Ferse den Po berührt.

WAS IHR NICHT TUN SOLLTET … Die Bauchmuskeln locker lassen.

ARME ÜBER DEN KOPF HEBEN X 20 WH

DAMIT TRAINIERT IHR … Die Schultermuskulatur und die oberen Trapezmuskeln.

LET'S GO! Aufrecht hinstellen, Füße etwa schulterbreit, die Arme auf Schulterhöhe anheben und nach oben anwinkeln, dann hochstrecken und die Hände über dem Kopf zusammenführen.

WAS IHR NICHT TUN SOLLTET … Beim Heben den unteren Rücken und/oder die Bauchmuskeln locker lassen.

Fortsetzung der Sitzung auf der nächsten Seite.

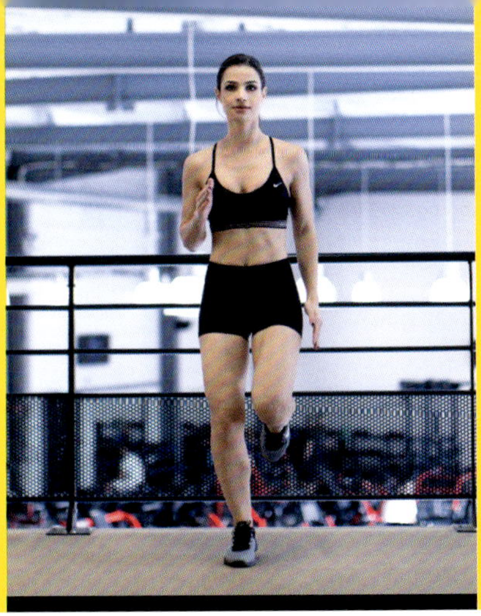

KNIEHEBEN
X 20 WH

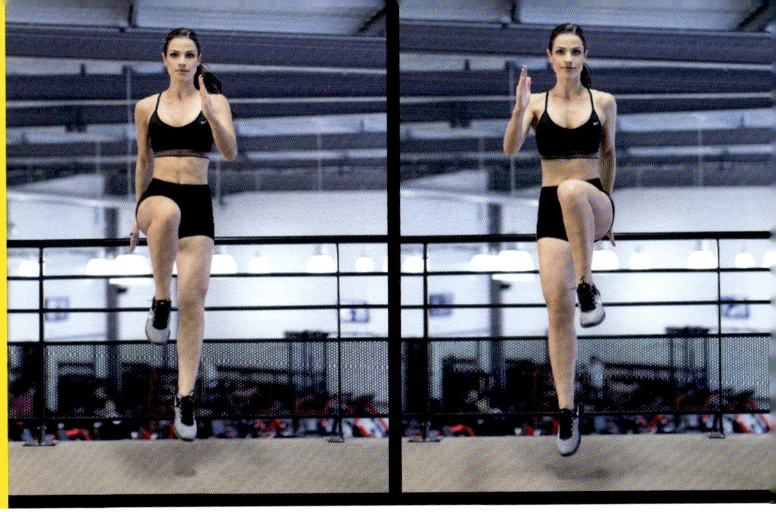

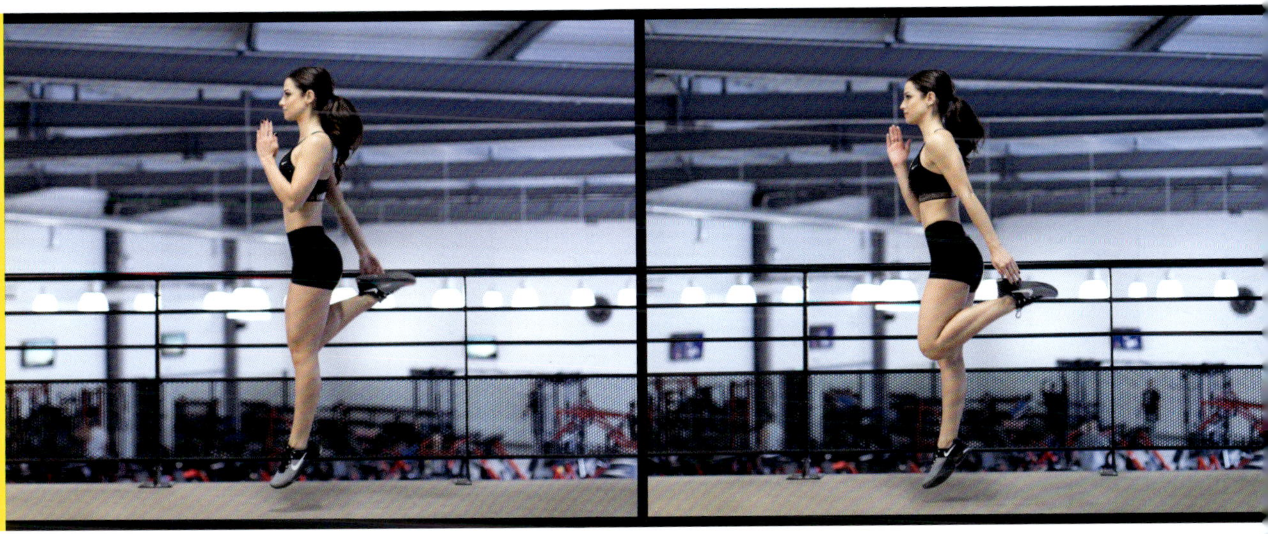

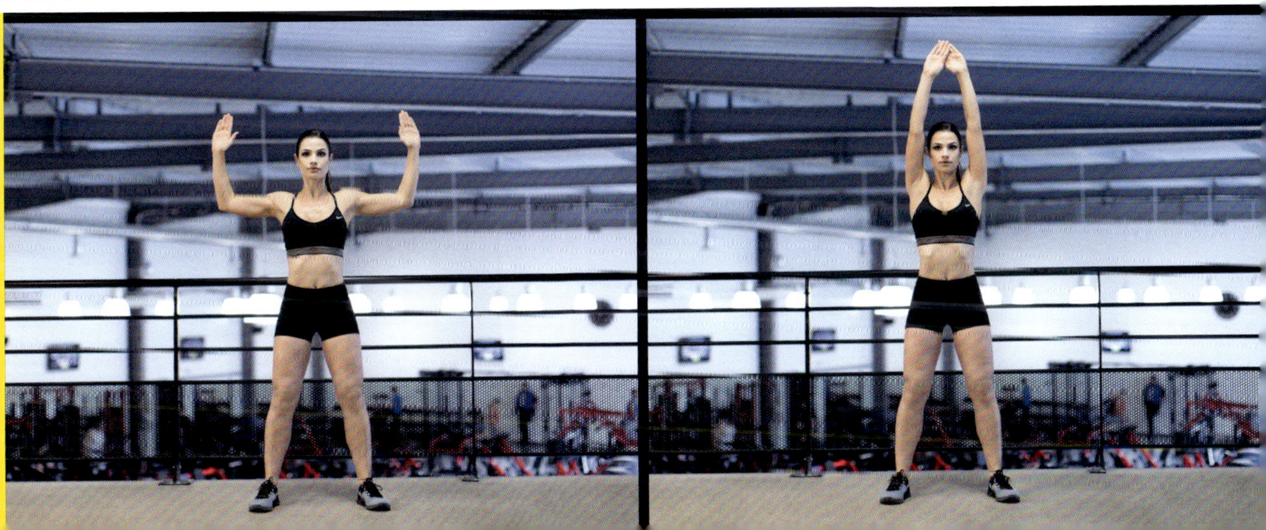

SITZUNG 3

FULL BODY

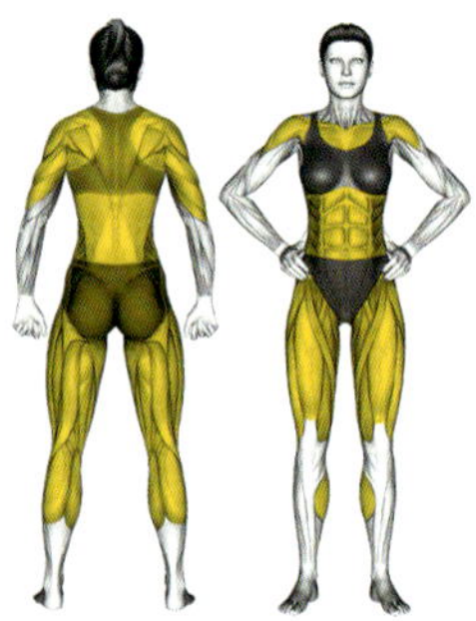

Kurzhanteln, 3 bis 5 kg

Kettlebell, 10 kg

Gesamtdauer der Sitzung 35 Minuten

1 Minute Pause zwischen zwei Übungen

Die Full-Body-Sitzungen sind anstrengend, fördern die Ausdauer und verbrennen ein Maximum an Energie. Eine gute Möglichkeit, um fortzuschreiten, auch bei einem vollen Terminkalender!

SQUATS MIT ARNOLD PRESS X 15 WH

DAMIT TRAINIERT IHR … Schultern, Bizeps, Gesäßmuskeln und Quadrizeps (vordere Oberschenkel).

LET'S GO! Aufrecht hinstellen, Füße schulterbreit, Kurzhanteln in beiden Händen, Arme auf Schulterhöhe nach oben angewinkelt und einen Sumo-Squat ausführen. Wieder aufrichten, dabei die Gesäßmuskeln anspannen und die Arme nach oben durchdrücken. Die Handflächen zeigen während der gesamten Übung nach vorne.

WAS IHR NICHT TUN SOLLTET … Bauchmuskeln und Rücken locker lassen, die Arme beim Heben zu weit nach vorne strecken.

SUMO-SQUATS MIT KETTLEBELL-FRONTHEBEN X 15 WH

DAMIT TRAINIERT IHR … Die Ausdauer, die Gesäßmuskeln und die inneren Oberschenkelmuskeln.

LET'S GO! Einen Sumo-Squat ausführen, die Kettlebell mit beiden Händen zwischen den Beinen halten, zum Schwungholen die Fersen heben, das Gesäß anspannen, aufstehen und die Arme über den Kopf strecken. Dann wieder in die Hocke gehen und die Kettlebell in die Ausgangsposition senken.

WAS IHR NICHT TUN SOLLTET … Die Ellenbogen beim Hochgehen spreizen, den Rücken rund machen.

MINI-SQUATS MIT KETTLEBELL X 20 WH

DAMIT TRAINIERT IHR … Oberschenkel- und Gesäßmuskulatur.

LET'S GO! In Ausgangsposition für einen Sumo-Squat hinstellen, die Kettlebell in den Händen zwischen den Beinen halten, dann in die Hocke gehen. Nicht ganz aufrichten, dann wieder in den Sumo-Squat gehen.

WAS IHR NICHT TUN SOLLTET … Gesäß- und Bauchmuskeln locker lassen.

Fortsetzung der Sitzung auf der nächsten Seite. ▼

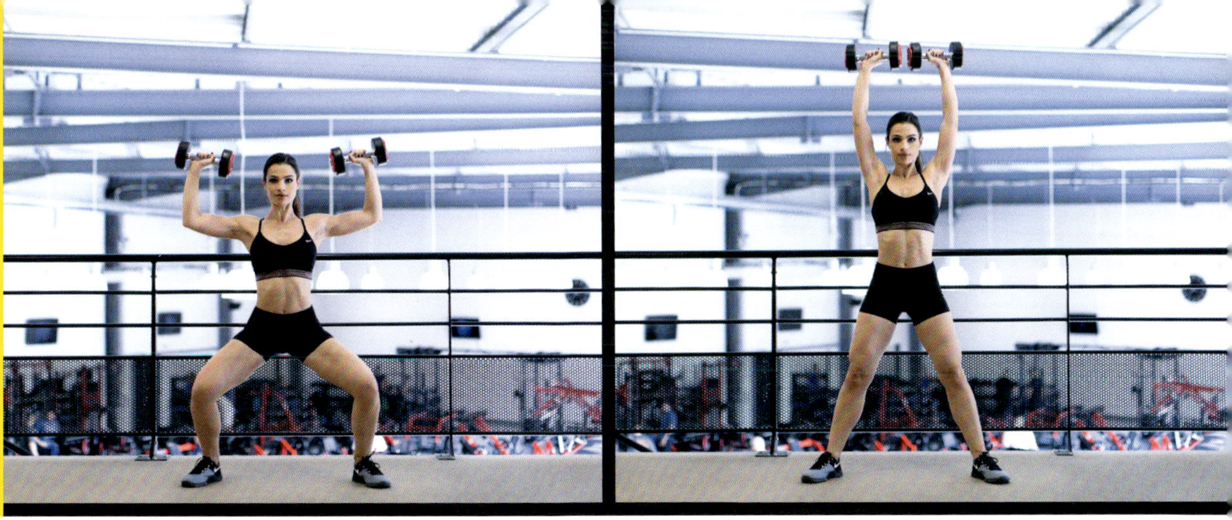

X 15 WH

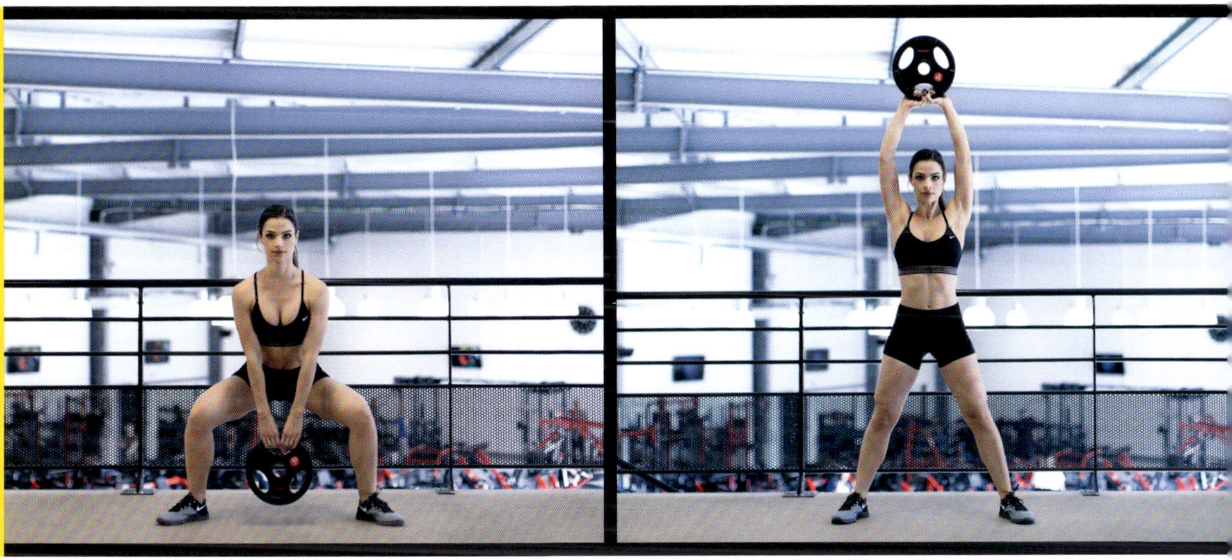

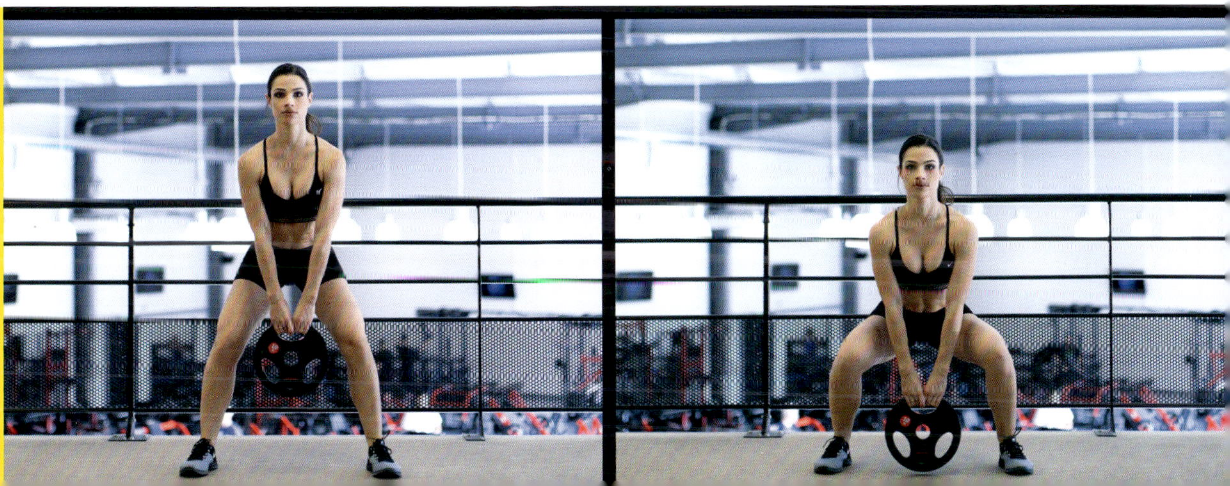

SITZUNG 3

FULL BODY

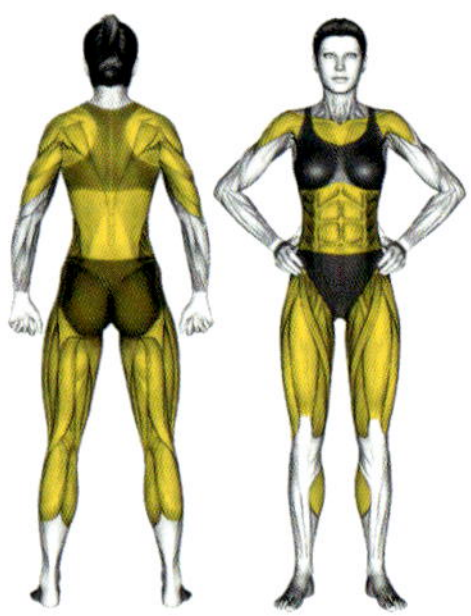

Kurzhanteln, 3 bis 5 kg

Kettlebell, 10 kg

Gesamtdauer der Sitzung 35 Minuten

1 Minute Pause zwischen zwei Übungen

Die Stützübungen in dieser Sitzung sind eine echte Herausforderung! Sie sind länger und variantenreich, um alle Partien zu trainieren. Vergesst nicht zu atmen. Wenn die Schultern brennen, entspannt einige Sekunden vor der nächsten Wiederholung, aber zieht alle Übungen durch.

FRONTSTÜTZ MIT EINSEITIGEM BEINHEBEN X 20 WH

DAMIT TRAINIERT IHR ... Den ganzen Körper und besonders die lange Rückenmuskulatur.

LET'S GO! Auf Hände und Füße abstützen, Bauchmuskeln anspannen, Bauch einziehen, und abwechselnd ein Bein nach hinten anheben.

WAS IHR NICHT TUN SOLLTET ... Lenden- und Bauchmuskeln locker lassen. Das Bein zu schnell anheben, damit ihr nicht das Gleichgewicht verliert. Ein Hohlkreuz machen.

LIEGESTÜTZ X 10 WH

DAMIT TRAINIERT IHR ... Brustmuskeln, Schultermuskeln und Trizeps.

LET'S GO! Mit geradem Oberkörper auf Hände und Füße stützen, Hände schulterbreit, Füße relativ eng nebeneinander. Die Arme beugen, um den Oberkörper zu senken. Gerade und angespannt bleiben, dann wieder aufrichten, ohne den Boden zu berühren.

WAS IHR NICHT TUN SOLLTET ... Ein Hohlkreuz machen.

SEITSTÜTZ MIT BECKENBEWEGUNG 30 S

DAMIT TRAINIERT IHR ... Die gesamte Bauchmuskulatur, besonders die schräge und quer liegende.

LET'S GO! Aus der Unterarmstützposition in den Seitstütz gehen, sodass nur noch ein Ellenbogen am Boden liegt und Oberkörper und Beine eine gerade Linie bilden. Dann das Becken leicht auf und ab bewegen.

WAS IHR NICHT TUN SOLLTET ... In der Hüfte oder in der Schulter einknicken, sich vorbeugen.

COMMANDO X 10 WH

DAMIT TRAINIERT IHR ... Zahlreiche Muskelgruppen, besonders die Rückenmuskulatur.

LET'S GO! Auf Hände und Füße abstützen, den Oberkörper gerade und angespannt halten. Erst einen, dann den anderen Ellenbogen auf den Boden aufsetzen, danach die Arme einzeln wieder hochdrücken.

WAS IHR NICHT TUN SOLLTET ... Den Rücken wölben, den Po zu hoch anheben.

DEHNEN UND ENTSPANNEN, ZUR RUHE KOMMEN 10 MIN

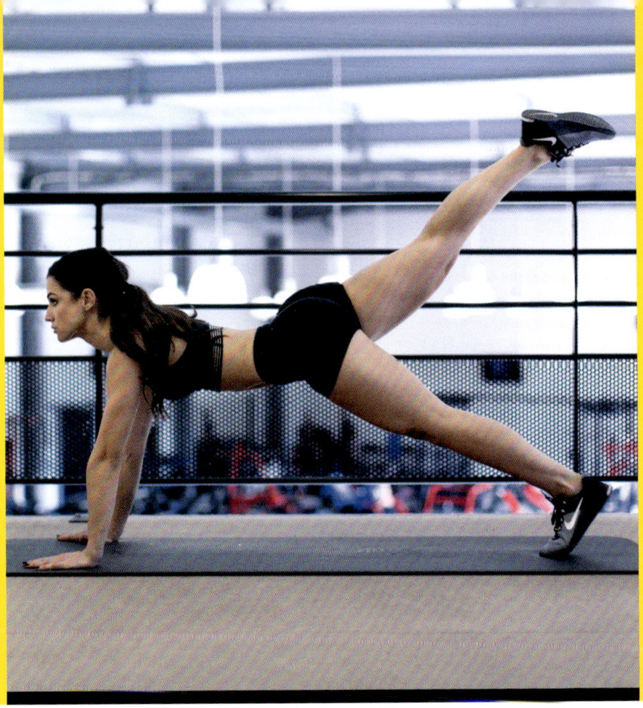

LIEGESTÜTZ
X 10 WH

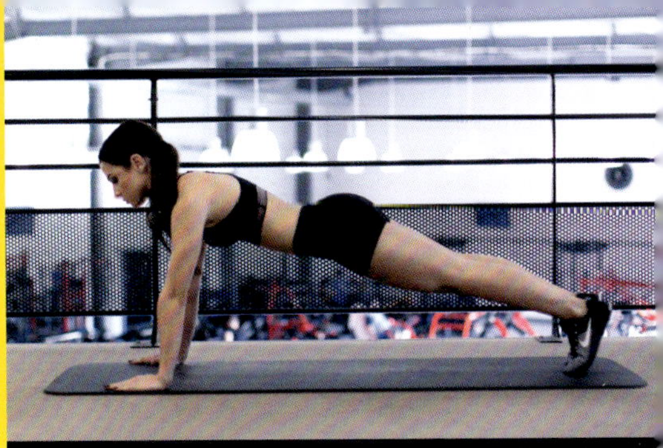

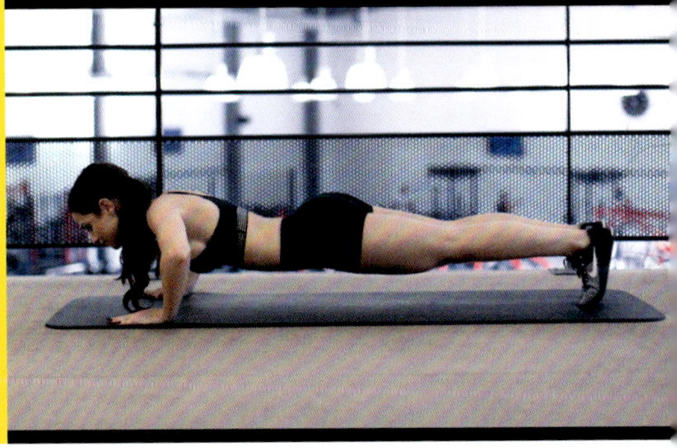

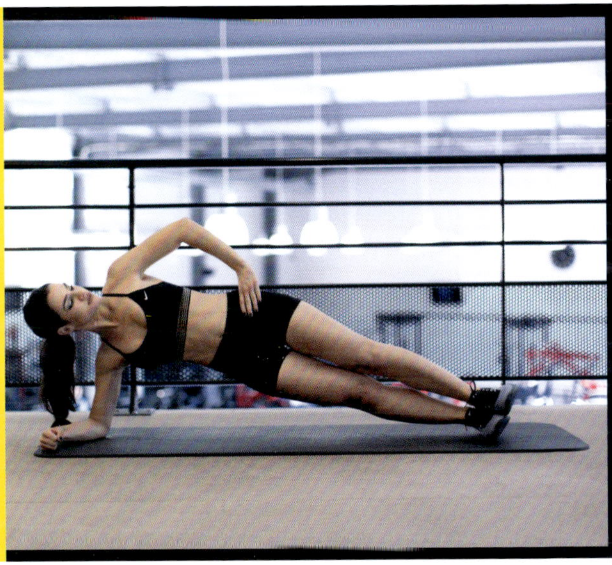

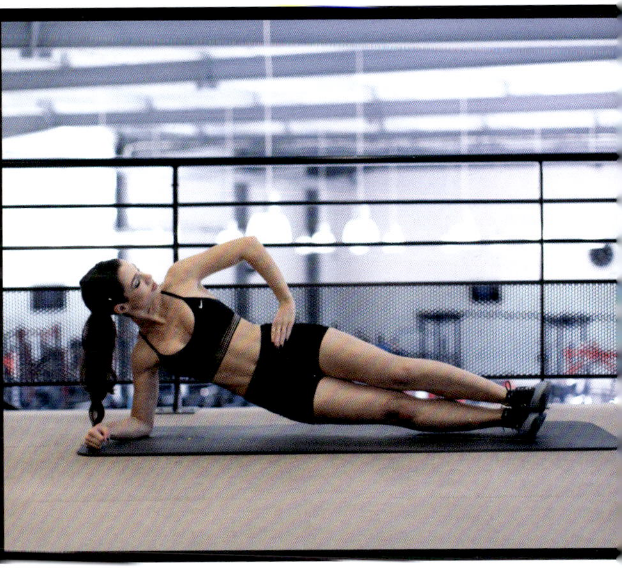

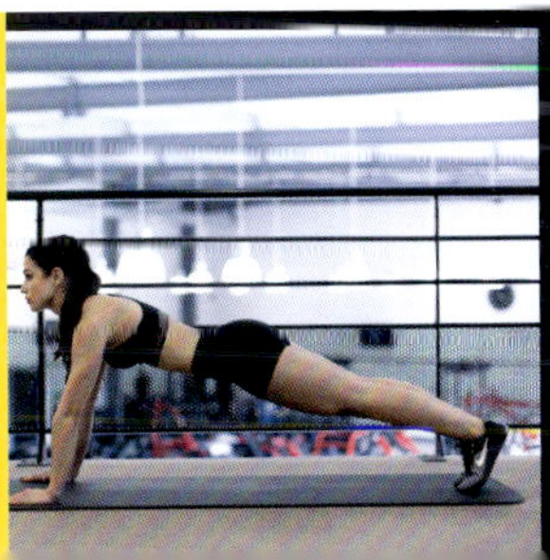

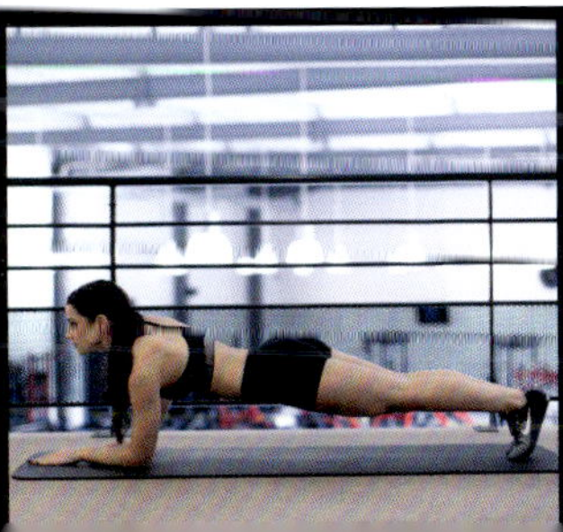

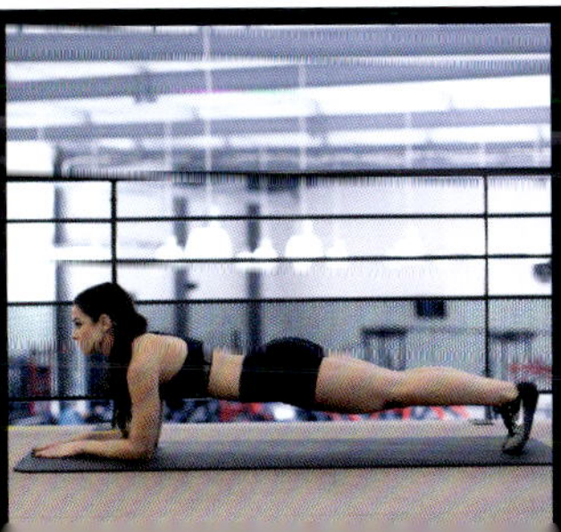

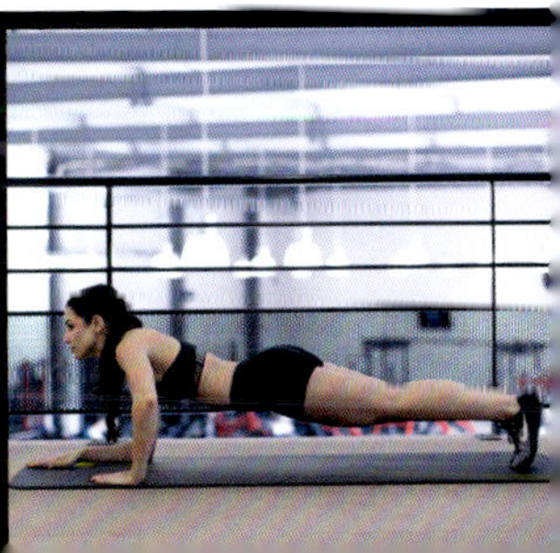

MITTELSTUFE | MIT MATERIAL

WOCHE B

WEITER ALLES GEBEN

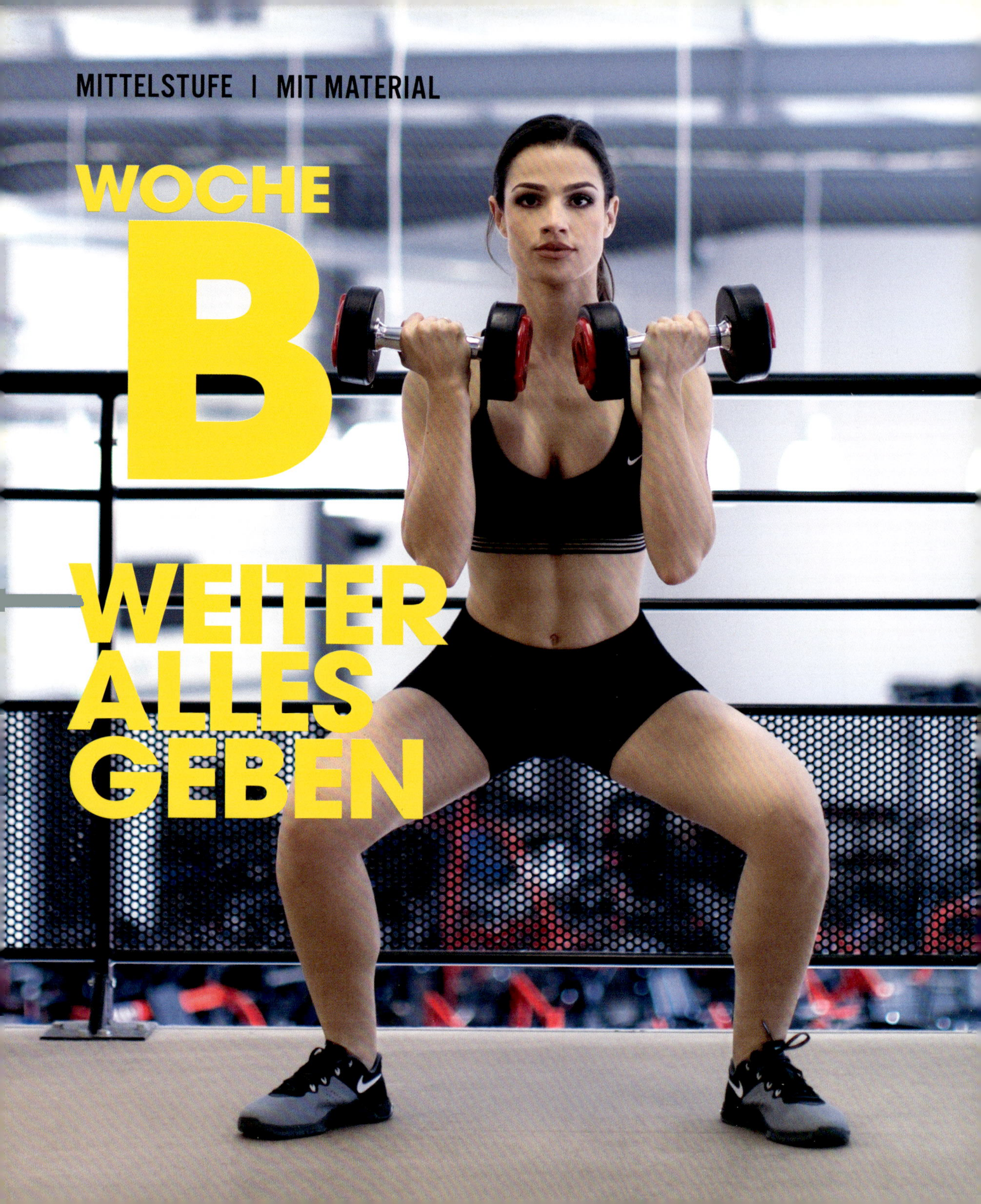

Diese Woche wagt ihr euch an neue Übungen mit Gewichten wie Bankdrücken oder Rudern (englisch rowing) und perfektioniert euren Körper, indem ihr Basics wie Ausfallschritte oder Kniebeugen mit einem Gewicht steigert.

Fokussiert euch nicht auf das Gewicht. Versucht, entspannt zu bleiben, und konzentriert euch voll auf die Ausführung der Bewegung. Lasst eure Haltung regelmäßig korrigieren oder überprüft euch im Spiegel. Und vor allem: Trainiert mit Lust, Selbstvertrauen und Beharrlichkeit.

IN SITZUNG NR. 1 UNTERKÖRPER

Unser Ziel: mit Squats, Ausfallschritt und Lifts die Resultate optimieren, jeweils mit Gewichten, um den Unterkörper noch stärker zu trainieren. Danach geht es am Boden weiter, mit Isolations- und Stützübungen, um die Muskeln weiter zu modellieren.

IN SITZUNG NR. 2 OBERKÖRPER

Diese Sitzung beginnt mit ein paar Burpees zum Aufwärmen, dann geht es mit Stützübungen weiter. Normalerweise macht man sie am Ende eines Trainings, aber sie sind auch zum Einstieg sinnvoll, um alle Muskeln sanft aufzuwecken, vor allem die Schultern. Und was kommt dann? Gezielte Kraftübungen für den Oberkörper (Schultern, Rücken und Brust). Zum Abschluss gibt es Bauchübungen am Boden, Typ Beinheben, um zur Ruhe zu kommen und die Bauchmuskulatur zu stärken. Zwei Fliegen mit einer Klappe!

IN SITZUNG NR. 3 FULL BODY

Eine intensive und umfassende Sitzung, um die gesamte Figur weiter zu modellieren. Zuerst verbrennen wir ein Maximum an Kalorien, indem wir zwischen Cardio-Übungen wie Knieheben und Übungen zum aktiven Ausruhen wie Oberkörper-Rotation abwechseln. Danach geht es ans Krafttraining für den Unterkörper und zum Schluss folgt etwas Bodenarbeit zur sanften Auffrischung des Oberkörpertrainings der vorherigen Sitzung.

GO!

SITZUNG 1

UNTER-KÖRPER

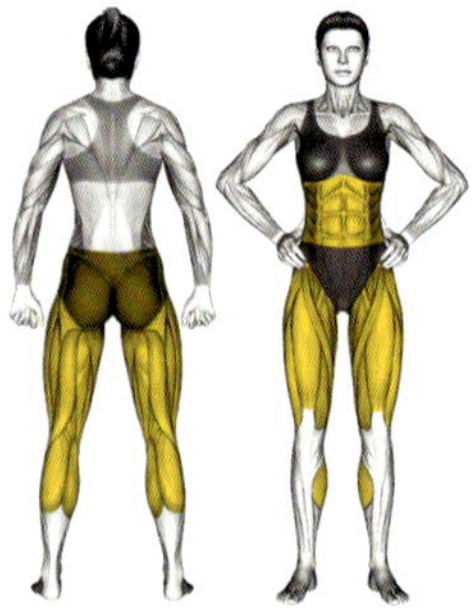

- Kurzhanteln, 3 bis 5 kg
- Kettlebell, 10 kg + Gewichtsmanschetten für die Knöchel
- Gesamtdauer der Sitzung 35 Minuten
- 1 Minute Pause zwischen zwei Übungen

LEICHTES CARDIO ZUM AUFWÄRMEN (SCHNELLES LAUFEN, FAHRRAD) 5 MIN

BEINHEBEN HAND ZUM FUSS X 20 WH

DAMIT TRAINIERT IHR … Die Ausdauer.

LET'S GO! Aufrecht hinstellen, das gestreckte rechte Bein hoch anheben, dabei mit der linken Hand zur Zehenspitze greifen. Mit der anderen Seite wiederholen.

WAS IHR NICHT TUN SOLLTET … Den Rücken während der Beinbewegung rund machen.

JUMP SQUATS X 20 WH

DAMIT TRAINIERT IHR … Die Ausdauer und die Muskeln des ganzen Körpers (Bauch, Po, Waden …).

LET'S GO! Aufrecht hinstellen, Füße schulterbreit auseinander, dann in die Hocke gehen, ohne dass die Knie über die Fußspitzen hinausragen, dabei den Po nach hinten strecken. Aus der Hocke hochspringen, dabei über die Fußballen abrollen, dann wieder in die Hocke gehen.

WAS IHR NICHT TUN SOLLTET … Den Rücken rund machen, die Bauchmuskeln locker lassen.

AUF DER STELLE LAUFEN 30 S

DAMIT TRAINIERT IHR … Die Ausdauer.

LET'S GO! Einen Sprint auf der Stelle simulieren. Dabei die Arme einsetzen und abwechselnd anwinkeln.

WAS IHR NICHT TUN SOLLTET … Vergessen, die Bauchmuskeln anzuspannen, die Luft anhalten.

DOPPELSET SUMO-SQUATS UND KREUZHEBEN X 20 WH

DAMIT TRAINIERT IHR … Vordere und innere Oberschenkelmuskeln, Gesäßmuskeln.

LET'S GO! Hinstellen, Beine gespreizt, Knie nach außen, Füße weiter als hüftbreit und im Winkel von 45 Grad positionieren. Die Kettlebell mit beiden Händen zwischen den Beinen halten. Die Knie beugen, dabei die Kettlebell zwischen den Füßen zum Boden senken. Der Rücken bleibt lang gestreckt und gerade. Wieder aufrichten, dann die Kettlebell so weit wie möglich senken, aber diesmal die Beine gestreckt lassen. Beim Hinuntergehen einatmen, beim Strecken ausatmen.

WAS IHR NICHT TUN SOLLTET … Die Knie beim Sumo-Squat nach innen drehen. Den Rücken beim Senken des Gewichts mit gestreckten Beinen locker lassen.

Fortsetzung der Sitzung auf der nächsten Seite. ▼

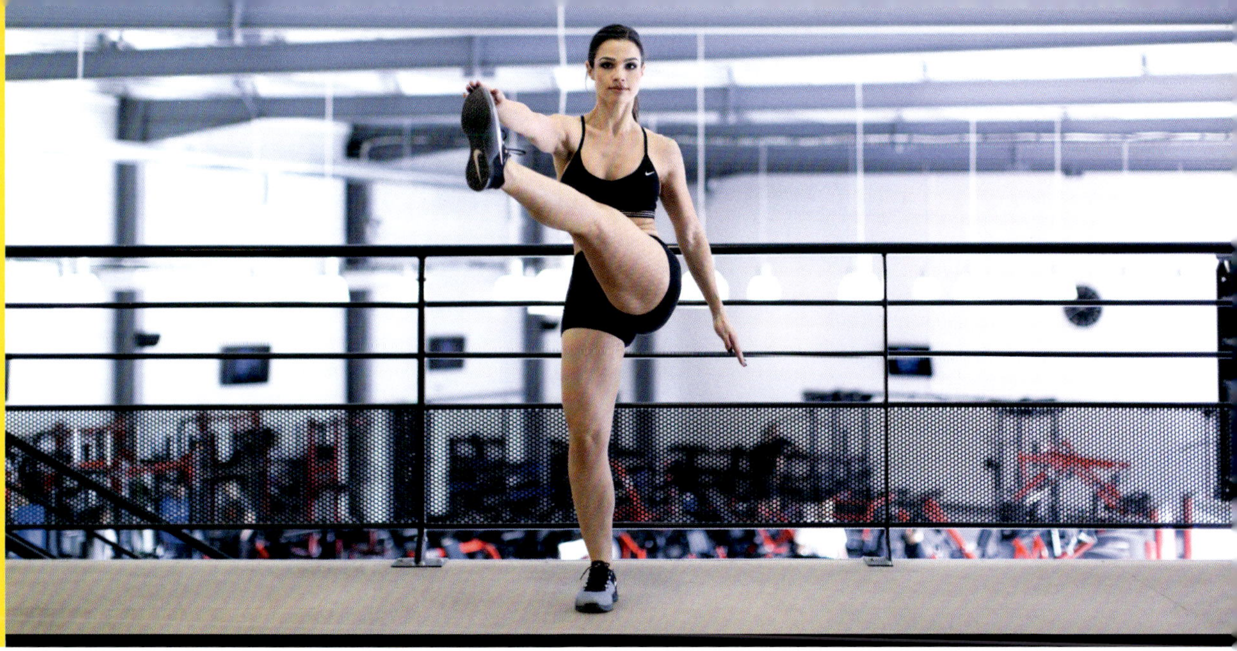

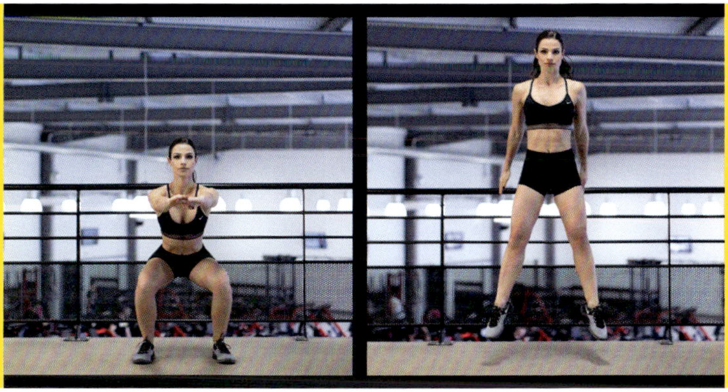

AUF DER STELLE LAUFEN
30 S

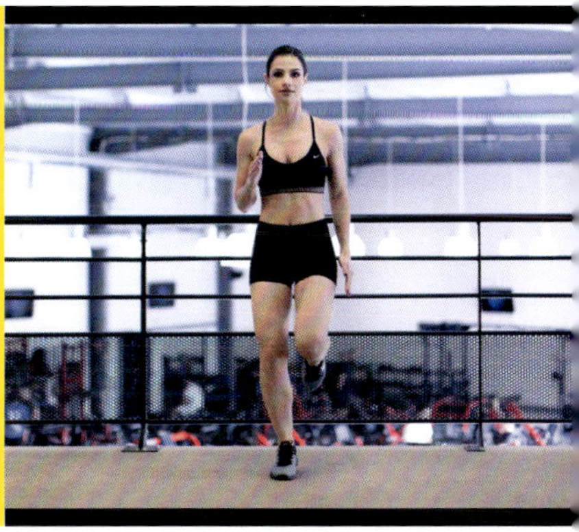

X 20 WH

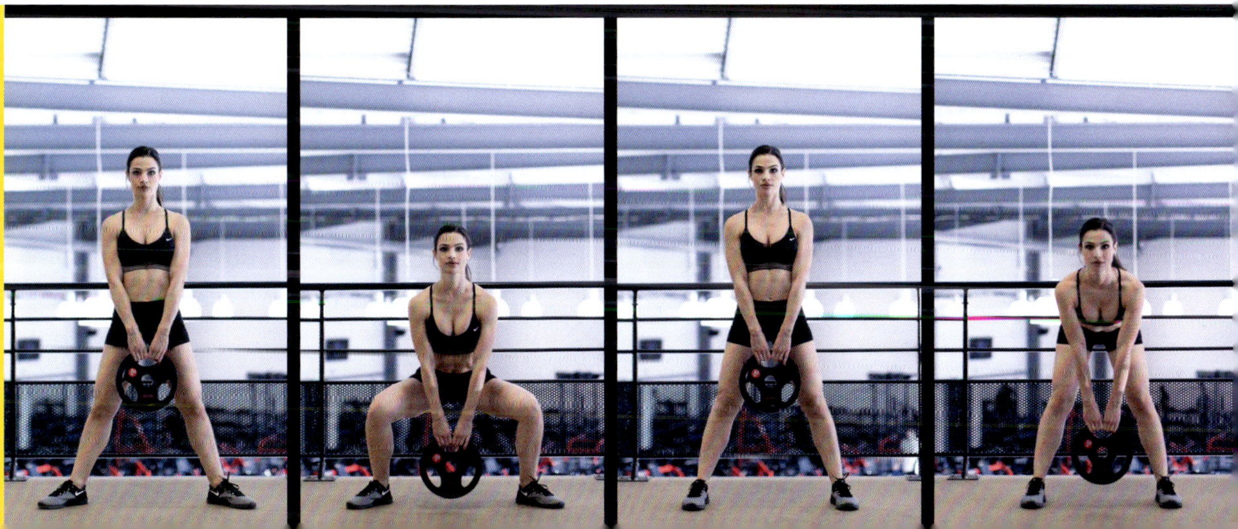

SITZUNG 1

UNTER-KÖRPER

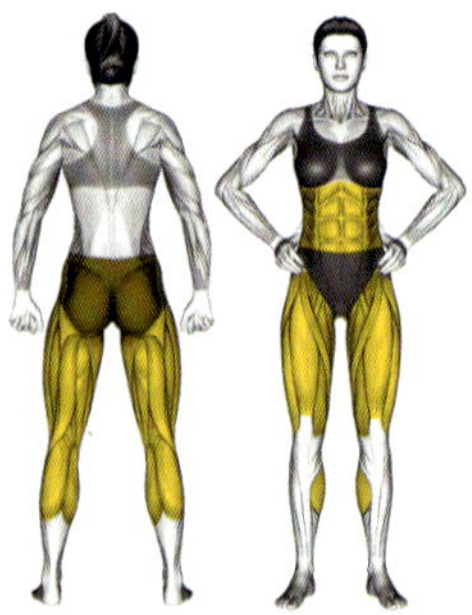

Kurzhanteln, 3 bis 5 kg

Kettlebell, 10 kg + Gewichtsmanschet ten für die Knöchel

Gesamtdauer der Sit zung 35 Minuten

1 Minute Pause zwischen zwei Übungen

Bei Übungen wie Squats mit Kreuzheben muss man die Bewegungen gut koordinieren und jeden einzelnen Teil der Übung beherrschen. Trainiert zuerst ohne Gewicht, um die Techniken zu lernen.

EINSEITIGER ERHÖHTER AUSFALL-SCHRITT NACH HINTEN MIT GEWICHT X 15 WH

DAMIT TRAINIERT IHR … Gesäßmuskeln und hintere Oberschenkelmuskeln.

LET'S GO! Mit dem Rücken zu einer Bank oder einem Step hinstellen, ein Bein nach hinten heben und aufstützen, die Arme gerade am Körper, mit Hanteln in beiden Händen. Das Knie des Standbeins zum Ausfallschritt beugen, dann wieder hochdrücken.

WAS IHR NICHT TUN SOLLTET … Den Oberkörper locker lassen.

SQUATS MIT KREUZHEBEN KLEINE AMPLITUDE X 20 WH

DAMIT TRAINIERT IHR … Oberschenkel- und Gesäßmuskulatur.

LET'S GO! In Position für einen Squat hinstellen, die Kettlebell mit beiden Händen zwischen den Beinen halten, dann in die Hocke gehen und das Gewicht zum Boden senken. Leicht aufrichten, dann wieder in den Squat gehen.

WAS IHR NICHT TUN SOLLTET … Gesäß- und Bauchmuskeln locker lassen.

SEITLICHES BEINHEBEN X 20 WH PRO SEITE

DAMIT TRAINIERT IHR … Die Gesäßmuskeln und die Abduktoren.

LET'S GO! Aufrecht hinstellen, Arme gerade nach vorne gestreckt, Gewichtsmanschetten um die Knöchel und ein Bein seitlich anheben, dann wieder senken. Den Rücken gerade und die Bauchmuskeln angespannt halten.

WAS IHR NICHT TUN SOLLTET … Sich beim Beinheben zu stark zur Seite neigen.

BEINHEBEN AM BODEN X 20 WH PRO BEIN

DAMIT TRAINIERT IHR … Die äußeren Hüftmuskeln (Abduktoren).

LET'S GO! Mit Gewichtsmanschetten um die Knöchel seitlich hinlegen, mit einem Ellenbogen abstützen, Hand unter dem Kopf, die andere Hand vor der Brust am Boden, das untere Bein zum Stabilisieren angewinkelt, das obere Bein ausgestreckt heben und wieder senken.

WAS IHR NICHT TUN SOLLTET … Den Rücken rund machen. Der ganze Körper sollte in einer geraden Linie ausgerichtet sein.

Fortsetzung der Sitzung auf der nächsten Seite. ▼

X 15 WH

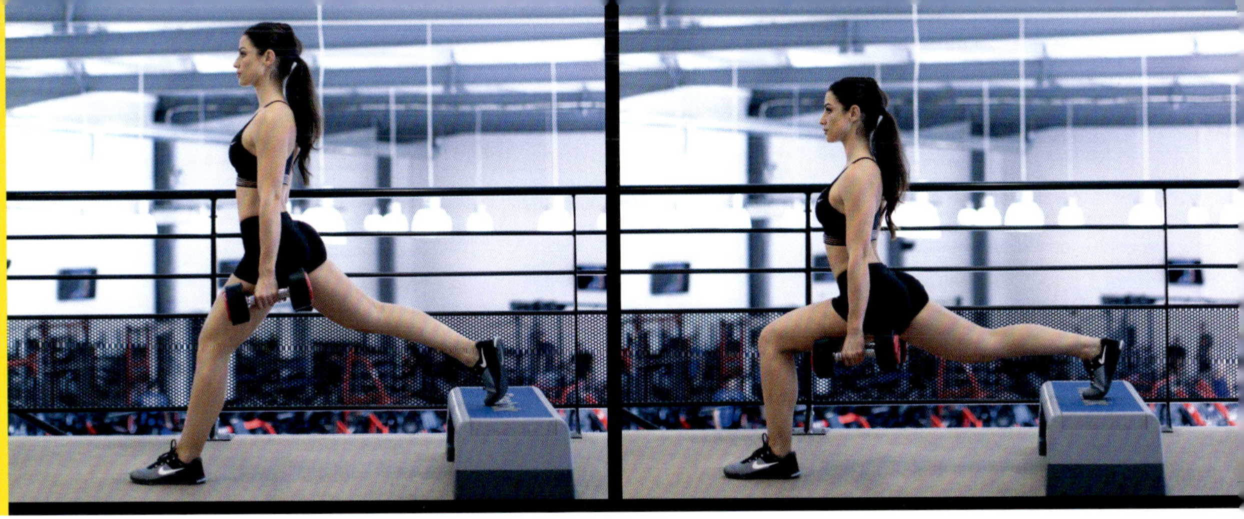

X 20 WH

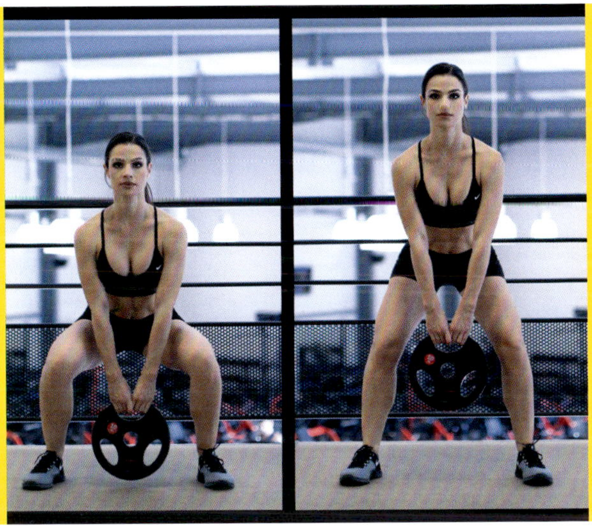

SEITLICHES BEINHEBEN
X 20 WH PRO SEITE

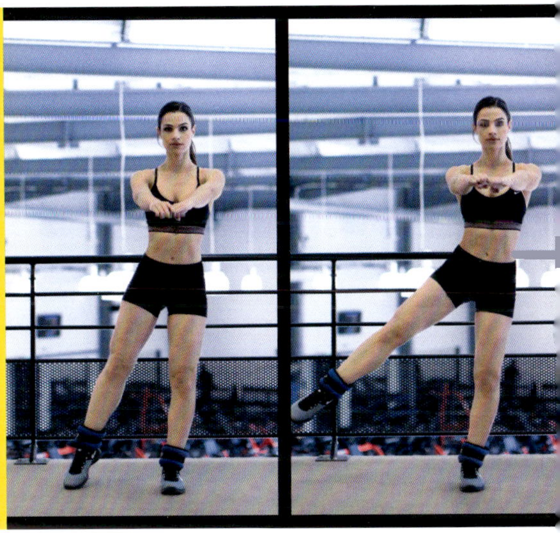

X 20 WH PRO BEIN

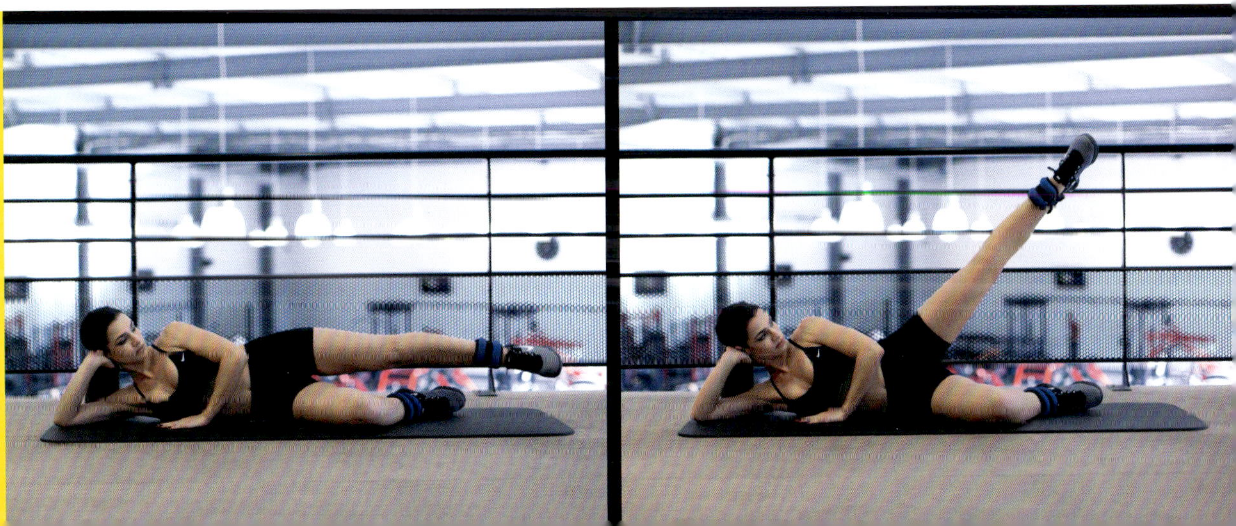

SITZUNG 1

UNTER-KÖRPER

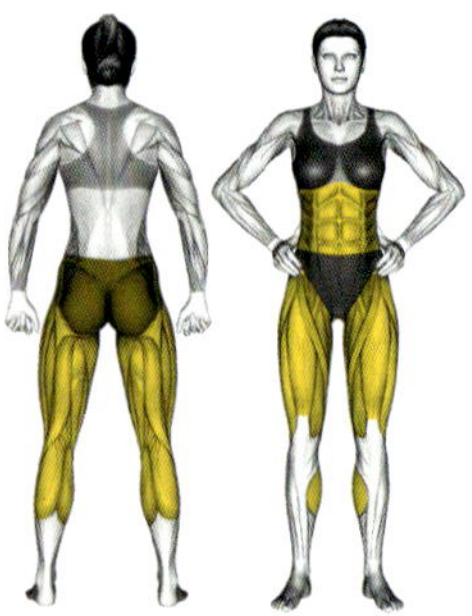

Kurzhanteln, 3 bis 5 kg

Kettlebell, 10 kg + Gewichtsmanschetten für die Knöchel

Gesamtdauer der Sitzung 35 Minuten

1 Minute Pause zwischen zwei Übungen

Motiviert zu bleiben ist nicht immer leicht, vor allem wenn die Resultate sich nur langsam zeigen. Habt Geduld, trainiert ernsthaft und ernährt euch ausgewogen … und euer Körper wird sich verändern.

FUSSKREISEN AM BODEN X 20 WH PRO BEIN

DAMIT TRAINIERT IHR … Die äußeren Hüftmuskeln (Abduktoren).

LET'S GO! Mit Gewichtsmanschetten um die Knöchel seitlich hinlegen, mit einem Ellenbogen abstützen, Hand unter dem Kopf, die andere Hand vor der Brust am Boden, das untere Bein zum Stabilisieren anwinkeln. Das obere Bein ausgestreckt anheben, mit dem Fuß in der Luft kleine Kreisbewegungen ausführen.

WAS IHR NICHT TUN SOLLTET … Den Rücken rund machen. Der ganze Körper sollte in einer geraden Linie ausgerichtet sein.

BEINHEBEN AM BODEN KLEINE AMPLITUDE X 20 WH AUF JEDER SEITE

DAMIT TRAINIERT IHR … Die äußeren Hüftmuskeln (Abduktoren).

LET'S GO! Mit Gewichtsmanschetten um die Knöchel seitlich hinlegen, mit einem Ellenbogen abstützen, Hand unter dem Kopf, die andere Hand vor der Brust am Boden, das untere Bein zum Stabilisieren anwinkeln. Das obere Bein ausgestreckt heben und senken.

WAS IHR NICHT TUN SOLLTET … Den Rücken rund machen. Der ganze Körper sollte in einer geraden Linie ausgerichtet sein.

FRONTSTÜTZ MIT BEINHEBEN 1 MIN

DAMIT TRAINIERT IHR … Die Bauchmuskeln und den gesamten Körper.

LET'S GO! In Stützposition gehen, Arme und Füße fest auf dem Boden, Oberkörper gerade und angespannt. Nun abwechselnd das linke, dann das rechte Bein heben, dabei die Gesäßmuskeln anspannen.

WAS IHR NICHT TUN SOLLTET … Ein Hohlkreuz machen, vor allem während des Hebens des Beins.

DEHNEN UND ENTSPANNEN, ZUR RUHE KOMMEN 10 MIN

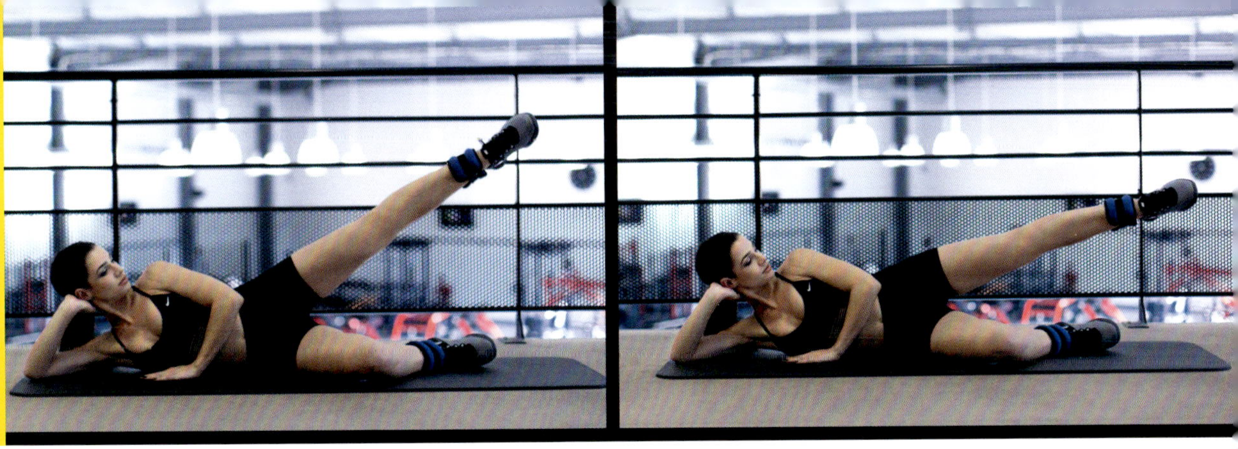

X 20 WH PRO SEITE

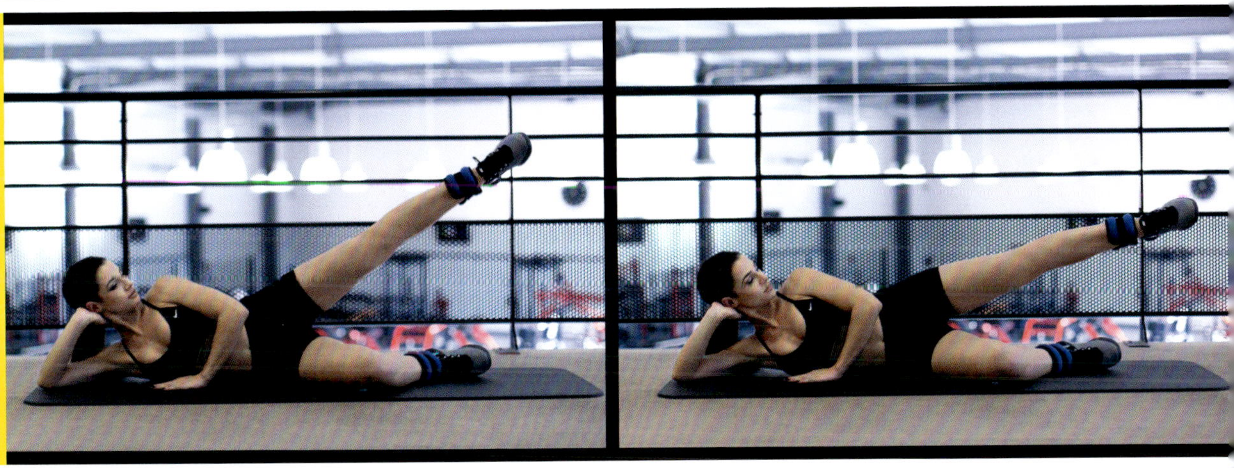

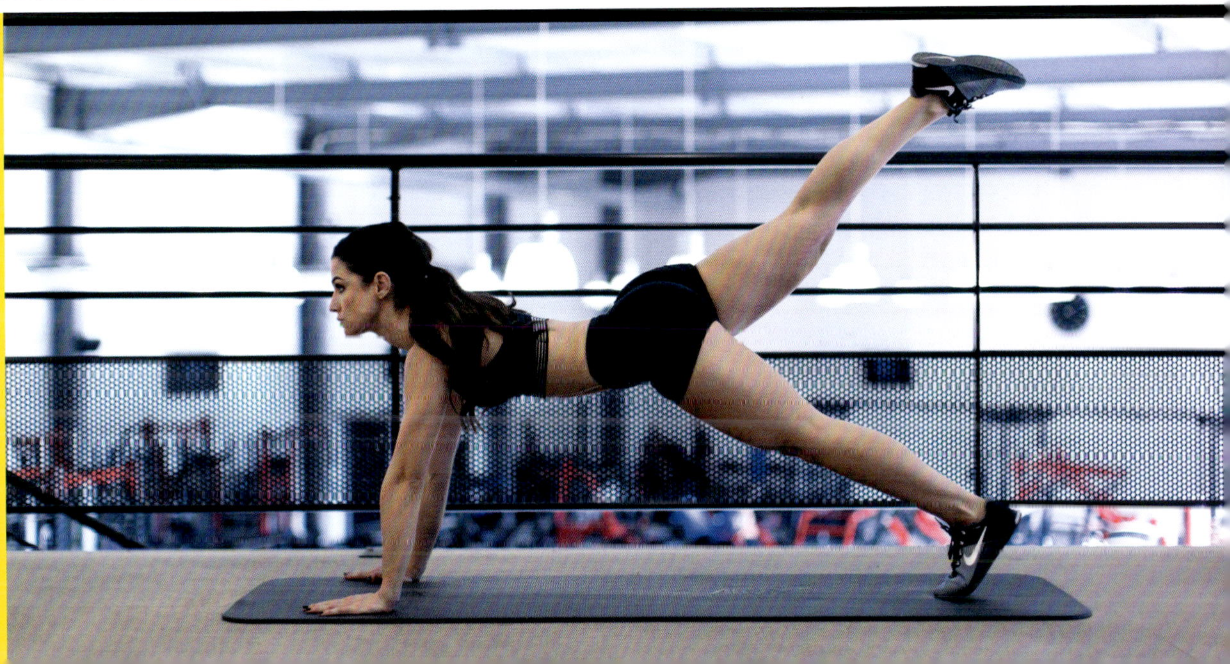

SITZUNG 2

OBER-KÖRPER

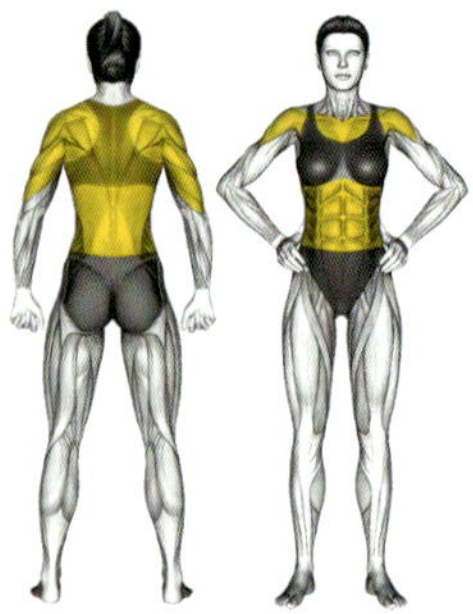

Kurzhanteln, 2 bis 5 kg

Gesamtdauer der Sitzung 35 Minuten

1 Minute Pause zwischen zwei Übungen

LEICHTES CARDIO ZUM AUFWÄRMEN (SCHNELLES LAUFEN, FAHRRAD) 5 MIN

BURPEES X 10 WH

DAMIT TRAINIERT IHR … Den gesamten Körper (Bauch, Beine, Schultern …) und die Ausdauer.

LET'S GO! Aus dem Stand in die Hocke gehen, dann mit einem Sprung die Beine nach hinten ausstrecken. Ihr befindet euch nun in der Stützposition, Beine und Oberkörper bilden eine Linie. Nun wieder in die Hocke gehen und daraus hochspringen, im Stand landen. Wiederholen.

WAS IHR NICHT TUN SOLLTET … Ein Hohlkreuz machen, während die Beine nach hinten gestreckt sind (der Körper bleibt angespannt).

FRONTSTÜTZ MIT SCHULTERKLOPFEN X 20 WH

DAMIT TRAINIERT IHR … Den gesamten Körper, besonders Bauch-, Rücken- und Schultermuskulatur.

LET'S GO! In Stützposition gehen, Arme und Füße fest auf dem Boden, der Oberkörper ist gerade und angespannt. Abwechselnd eine Hand vom Boden lösen und die gegenüberliegende Schulter berühren.

WAS IHR NICHT TUN SOLLTET … Euch verdrehen. Der gesamte Körper sollte gerade bleiben.

MOUNTAIN CLIMBER 30 S

DAMIT TRAINIERT IHR … Die Muskeln zahlreicher Körperpartien wie Bauch oder Schultern.

LET'S GO! Auf Hände und Füße abstützen, den Körper gerade halten und abwechselnd ein Bein zur Brust ziehen, wie beim Hochklettern einer Wand.

WAS IHR NICHT TUN SOLLTET … Den Rücken rund machen, die Bauchmuskeln locker lassen.

Fortsetzung der Sitzung auf der nächsten Seite. ▼

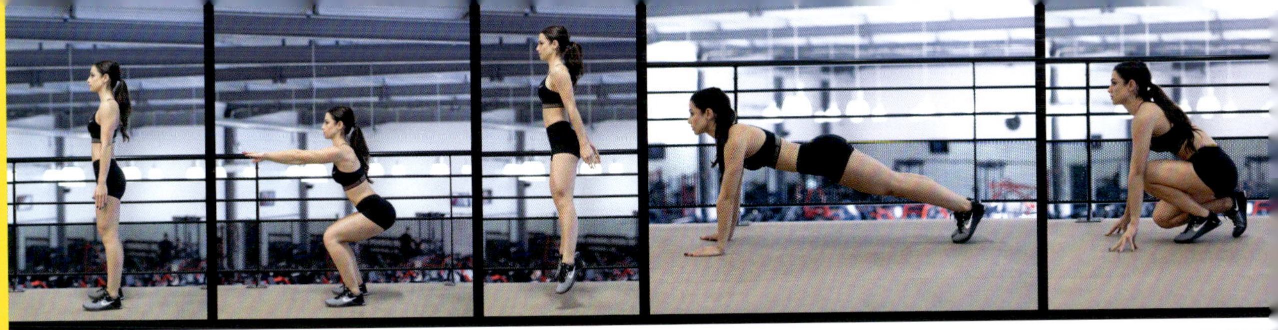

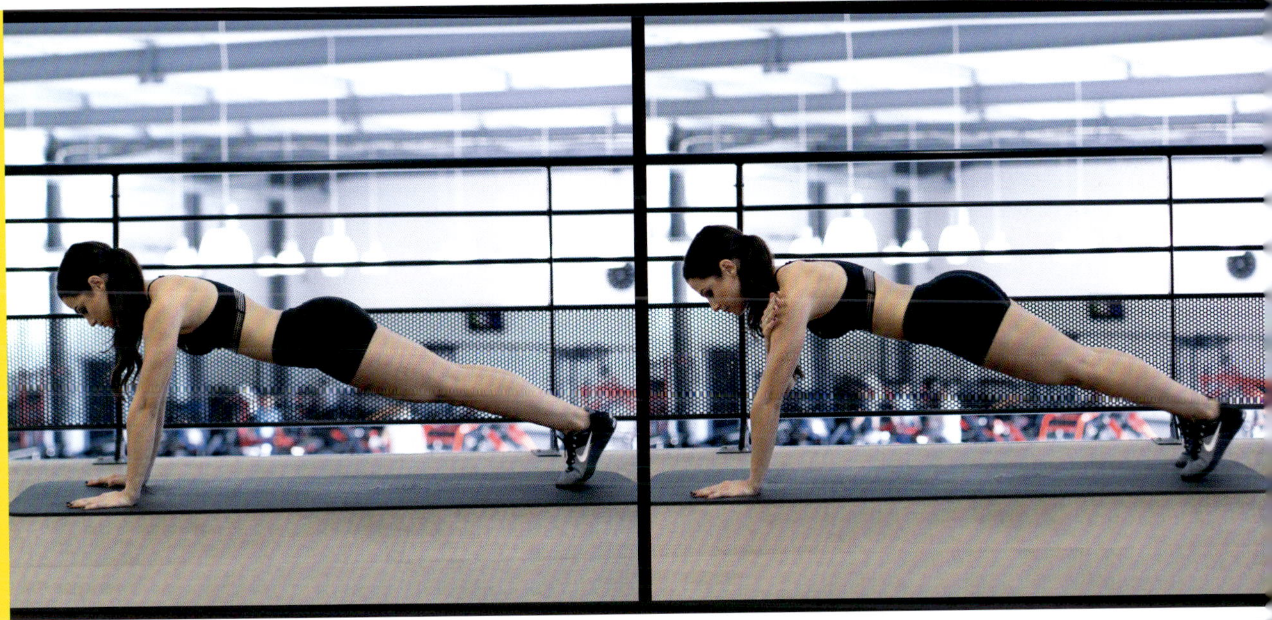

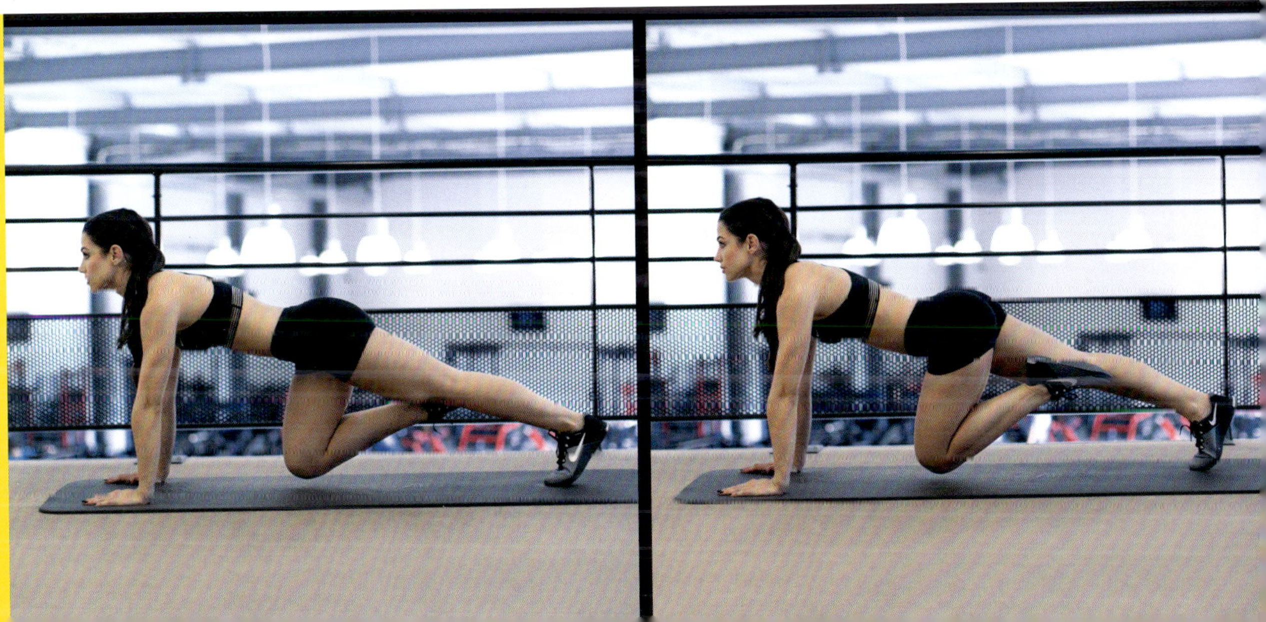

SITZUNG 2

OBER-KÖRPER

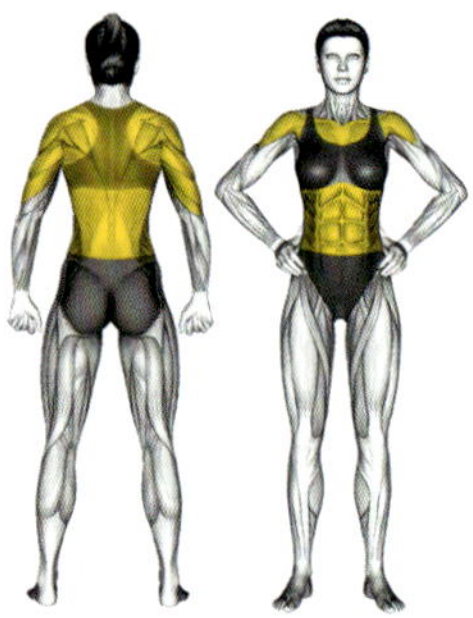

Kurzhanteln, 2 bis 5 kg

Gesamtdauer der Sitzung 35 Minuten

1 Minute Pause zwischen zwei Übungen

Wenn ich mich für den Besuch im Studio fertig mache, stelle ich mir ein hübsches Outfit zusammen. Welche Kleidung ich auswähle, richtet sich nach dem anstehenden Training, zum Beispiel Shorts für eine Bein-Sitzung. Der Wohlfühlfaktor ist immer das Argument Nummer 1.

FRONTHEBEN X 15 WH

DAMIT TRAINIERT IHR ... Den vorderen Deltamuskel (vordere Schultermuskulatur).

LET'S GO! Aufrecht hinstellen, Kurzhanteln in beiden Händen, Arme gerade am Körper, Handflächen nach innen, dann abwechselnd die Arme nach vorne ausstrecken, Handflächen nach unten.

WAS IHR NICHT TUN SOLLTET ... Schwung holen, um das Gewicht zu heben. Die Arme zu schnell senken, ohne die Bewegung zu kontrollieren. Ein Hohlkreuz machen.

VOGEL X 15 WH

DAMIT TRAINIERT IHR ... Schulter- und Rückenmuskulatur.

LET'S GO! Aufrecht hinstellen, Beine gespreizt und leicht gebeugt, Oberkörper vorgeneigt, Rücken lang und gerade. Die Hände mit den Kurzhanteln zum Boden hängen lassen, die Ellenbogen leicht beugen. Ausatmen und die Arme horizontal anheben. Wieder senken, dabei einatmen.

WAS IHR NICHT TUN SOLLTET ... Den unteren Rücken rund machen.

KURZHANTELRUDERN X 15 WH

DAMIT TRAINIERT IHR ... Den hinteren Deltamuskel (hintere Schulterpartie), Rückenmuskeln und Bizeps.

LET'S GO! Aufrecht hinstellen, Beine gespreizt und leicht gebeugt, Oberkörper vorgeneigt, Rücken lang und gerade. Die Hände mit den Kurzhanteln zum Boden hängen lassen. Nun die Ellenbogen beugen und die Hanteln auf Nabelhöhe zum Körper ziehen.

WAS IHR NICHT TUN SOLLTET ... Die Bauchmuskeln locker lassen, einen runden Rücken machen.

KURZHANTEL-BANKDRÜCKEN X 15 WH

DAMIT TRAINIERT IHR ... Die Brustmuskeln, den Trizeps.

LET'S GO! In Rücklage auf die Bank legen, Füße am Boden, die Hanteln auf Brusthöhe in Pronation halten (Handflächen zeigen zu den Füßen), die Arme sind angewinkelt. Ausatmen und die Arme zur Decke ausstrecken, dann wieder senken und die Ellenbogen beugen.

WAS IHR NICHT TUN SOLLTET ... Den Brustkorb beim Hochdrücken zusammenziehen.

Fortsetzung der Sitzung auf der nächsten Seite. ▼

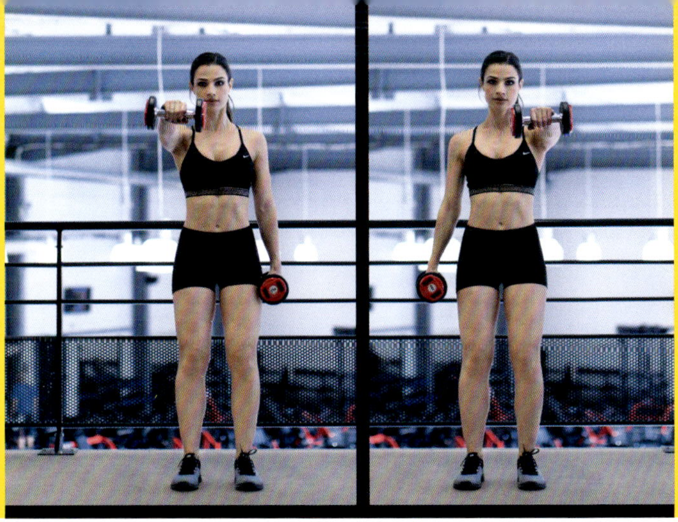

VOGEL
X 15 WH

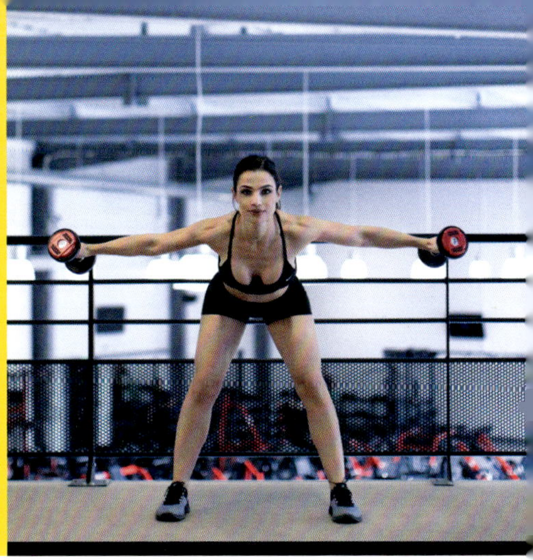

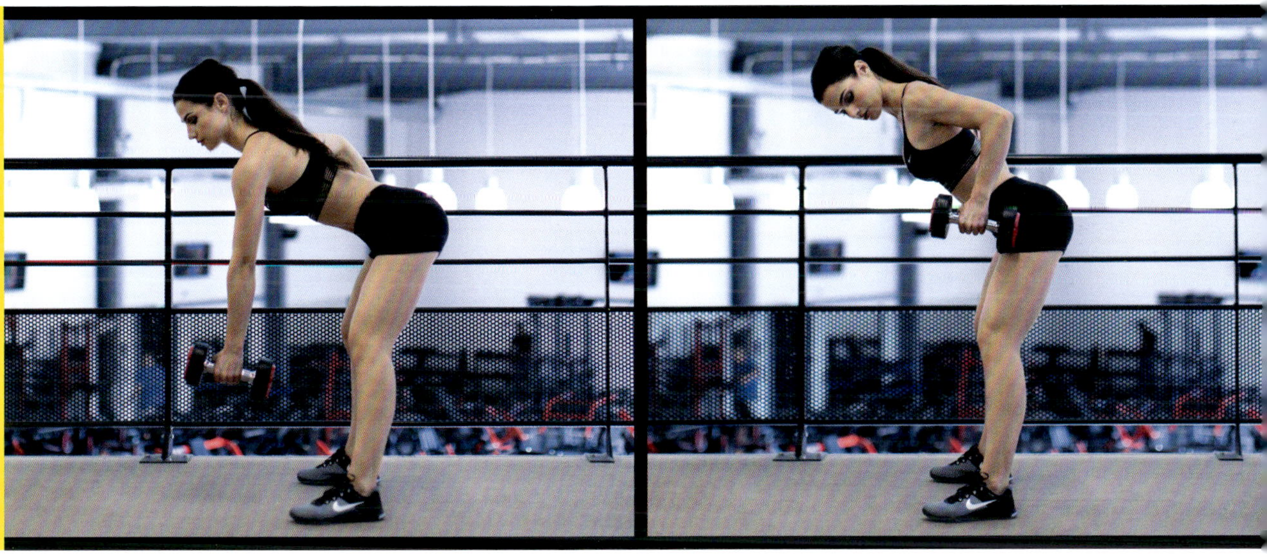

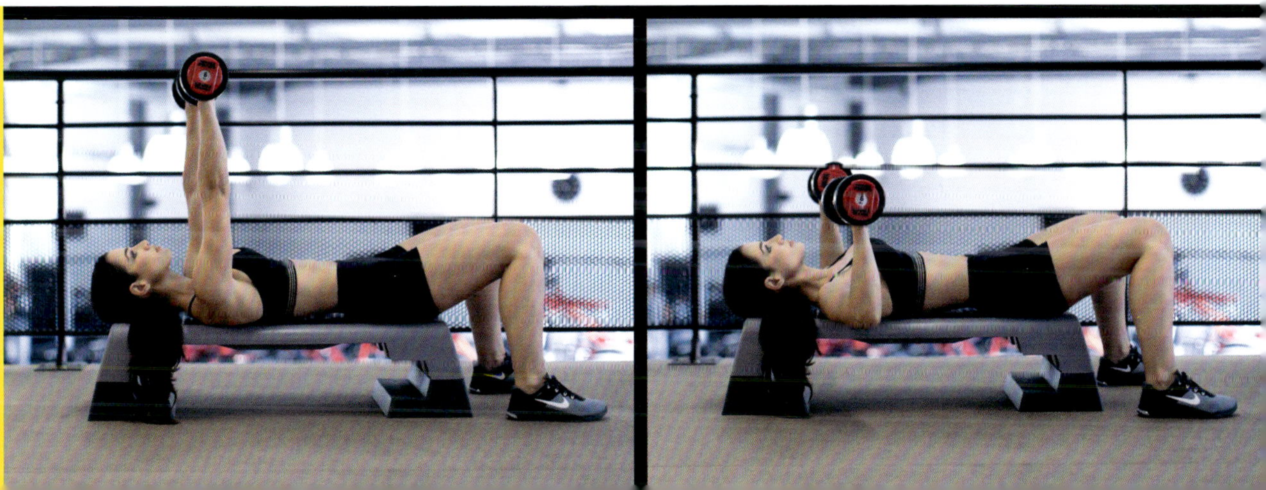

SITZUNG 2

OBER-KÖRPER

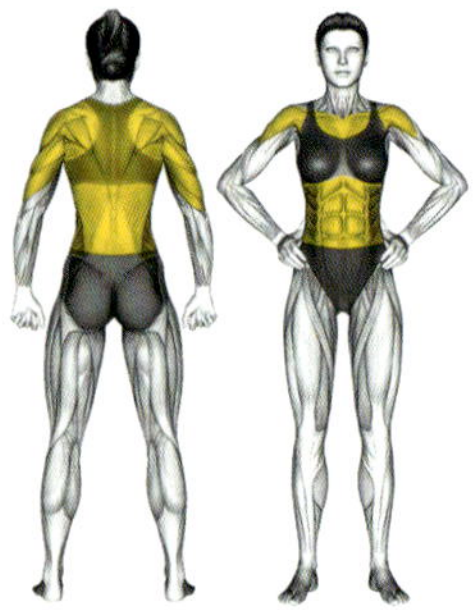

Kurzhanteln, 2 bis 5 kg

Gesamtdauer der Sitzung 35 Minuten

1 Minute Pause zwischen zwei Übungen

Leute, die von Natur aus zum Hohlkreuz neigen, drücken das Kreuz bei Bauchübungen in Rückenlage häufig durch. Um dies zu vermeiden, die Hände unter das Becken schieben, um es leicht anzuheben. So bleibt der Rücken gerade.

COMMANDO X 10 WH

DAMIT TRAINIERT IHR … Zahlreiche Muskelgruppen, besonders die Rückenmuskulatur.

LET'S GO! Auf Hände und Füße abstützen, den Oberkörper gerade und angespannt halten. Erst einen, dann den anderen Ellenbogen auf den Boden aufsetzen, danach die Arme einzeln gegengleich wieder hochdrücken.

WAS IHR NICHT TUN SOLLTET … Den Rücken wölben, den Po zu hoch anheben.

SUPERMAN X 10 WH

DAMIT TRAINIERT IHR … Vor allem den unteren Rücken: die Lendenmuskulatur.

LET'S GO! In Bauchlage auf den Boden legen, Beine eng zusammen, Arme nach vorne ausgestreckt und Oberkörper und Beine anheben, dabei den Rücken anspannen.

WAS IHR NICHT TUN SOLLTET … Den Nacken einziehen.

KLAPPMESSER X 15 WH

DAMIT TRAINIERT IHR … Die Bauchmuskulatur.

LET'S GO! In Rückenlage auf den Boden legen, Arme weit hinter den Kopf gestreckt, Beine lang, dann die Bauchmuskeln anspannen und gleichzeitig Oberkörper und Beine heben, die Arme weit nach vorne ausstrecken.

WAS IHR NICHT TUN SOLLTET … Die Bauchmuskeln locker lassen, den Bauch vorschieben.

SCHERE X 20 WH

DAMIT TRAINIERT IHR … Die Bauchmuskeln, vor allem die Partie unterhalb des Nabels.

LET'S GO! Auf den Rücken legen, Hände unter den Po, die Beine ausstrecken, ein Bein nach oben, das andere knapp über dem Boden, die Bauchmuskeln anspannen und die Beine abwechselnd heben und senken.

WAS IHR NICHT TUN SOLLTET … Den unteren Rücken vom Boden abheben. Die Bewegung in zu großer Amplitude ausführen, wenn man noch Anfänger ist.

DEHNEN UND ENTSPANNEN, ZUR RUHE KOMMEN 10 MIN

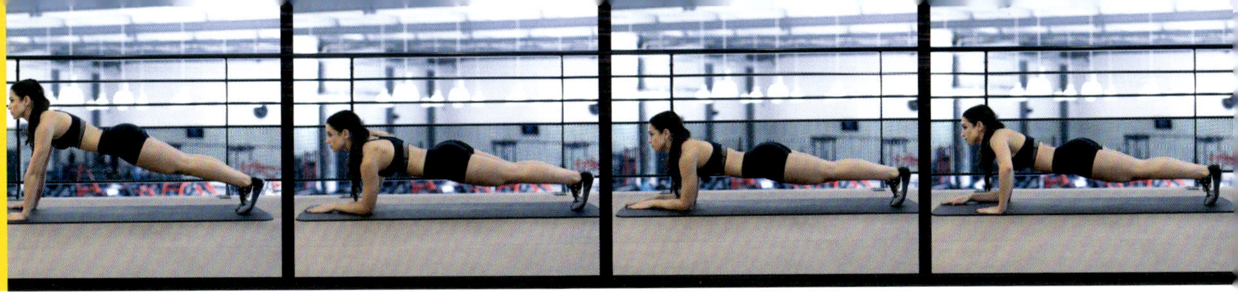
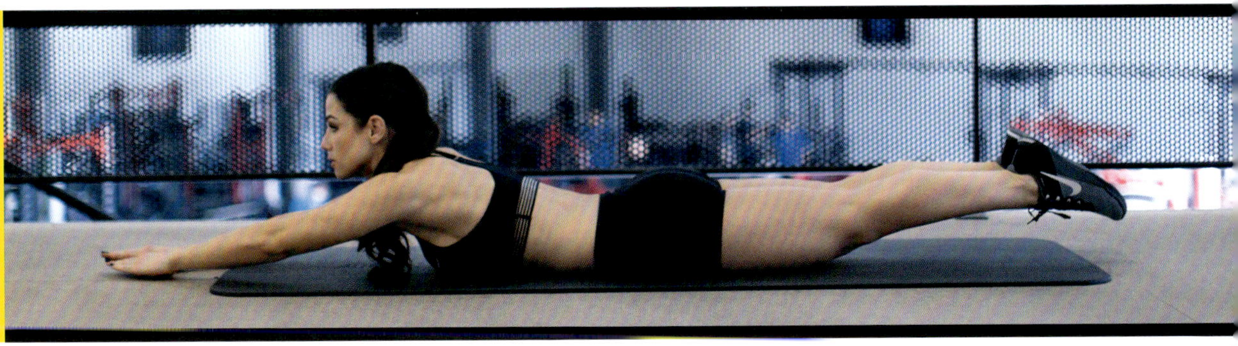
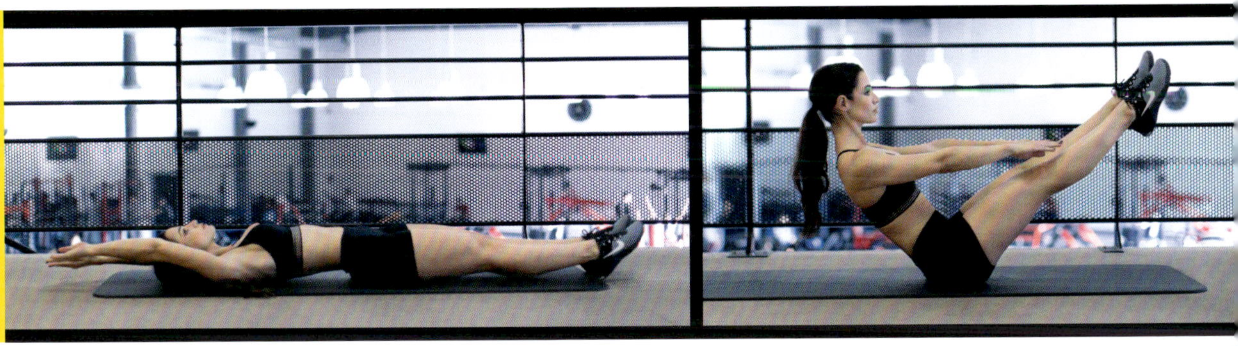
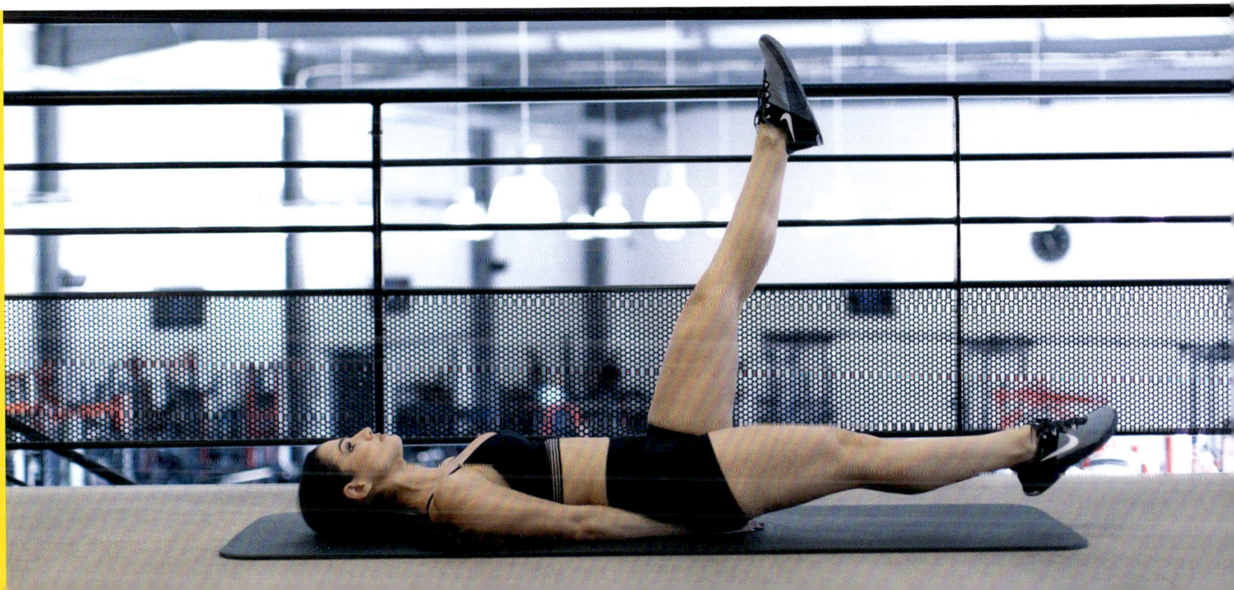

SITZUNG 3

FULLBODY

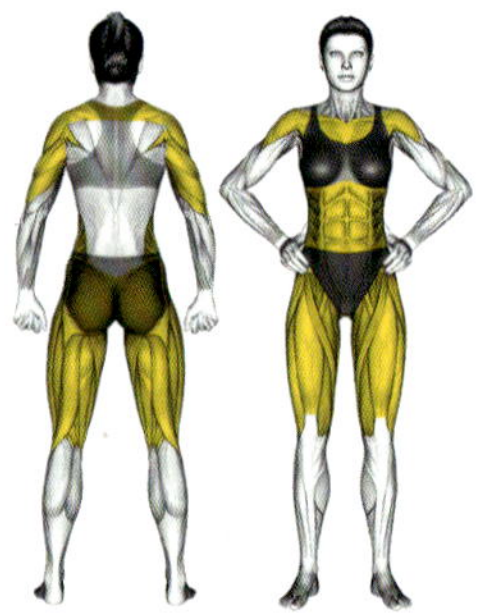

Kurzhanteln, 5 kg

Elastikband

Gesamtdauer der Sitzung 35 Minuten

1 Minute Pause zwischen zwei Übungen

LEICHTES CARDIO ZUM AUFWÄRMEN (SCHNELLES LAUFEN, FAHRRAD) 5 MIN

SPRUNG AUS DER HOCKE X 15 WH

DAMIT TRAINIERT IHR … Die Ausdauer und die Beine (Quadrizeps, ischiocrurale Muskeln).

LET'S GO! In die Hocke gehen und mit beiden Händen den Boden berühren, daraus hochspringen und wieder in der Hocke landen. Wiederholen.

WAS IHR NICHT TUN SOLLTET … Den Rhythmus verlangsamen.

OBERKÖRPERROTATION X 20 WH

DAMIT TRAINIERT IHR … Die schrägen Bauchmuskeln.

LET'S GO! Aufrecht hinstellen, Beine gespreizt, Hände hinter dem Nacken und den Oberkörper drehen, das Becken dabei stabil und gerade halten.

WAS IHR NICHT TUN SOLLTET … Das Becken mitdrehen.

KNIEHEBEN X 20 WH

DAMIT TRAINIERT IHR … Die Ausdauer und diverse Muskeln, etwa die Bauchmuskulatur.

LET'S GO! Auf der Stelle laufen und dabei die Knie möglichst hoch heben.

WAS IHR NICHT TUN SOLLTET … Vergessen, Bauchmuskeln, Arme und Schultern anzuspannen.

SQUATS X 20 WH

DAMIT TRAINIERT IHR … Das gesamte Bein (Booty, Quadrizeps und ischiocrurale Muskeln).

LET'S GO! Aufrecht hinstellen, Füße schulterbreit, dann in die Hocke gehen, ohne dass die Knie über die Fußspitzen hinausragen, dabei den Po nach hinten strecken. Zum Aufrichten die Gesäßmuskeln bewusst anspannen.

WAS IHR NICHT TUN SOLLTET … Den Rücken rund machen, die Bauchmuskeln locker lassen.

Fortsetzung der Sitzung auf der nächsten Seite. ▼

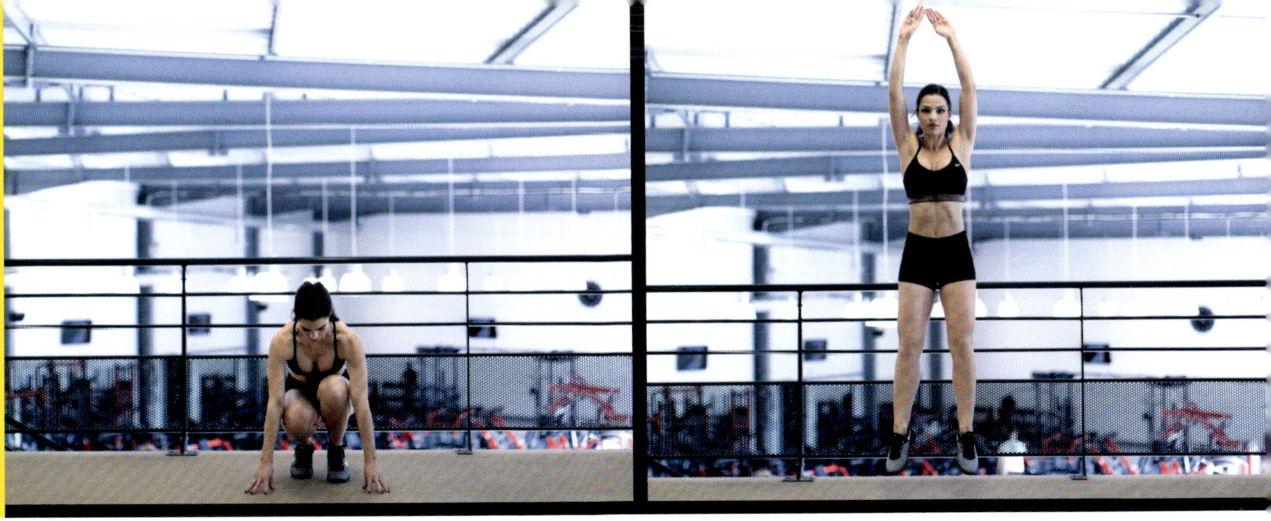

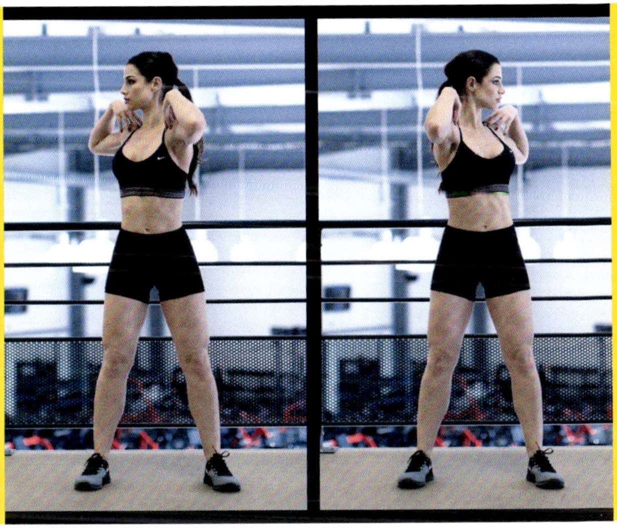

KNIEHEBEN
X 20 WH

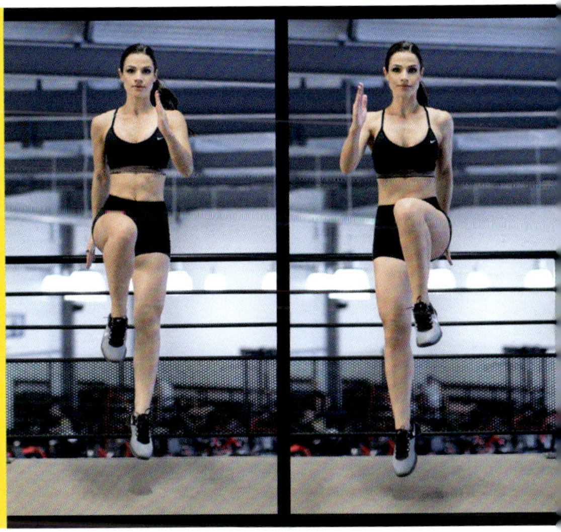

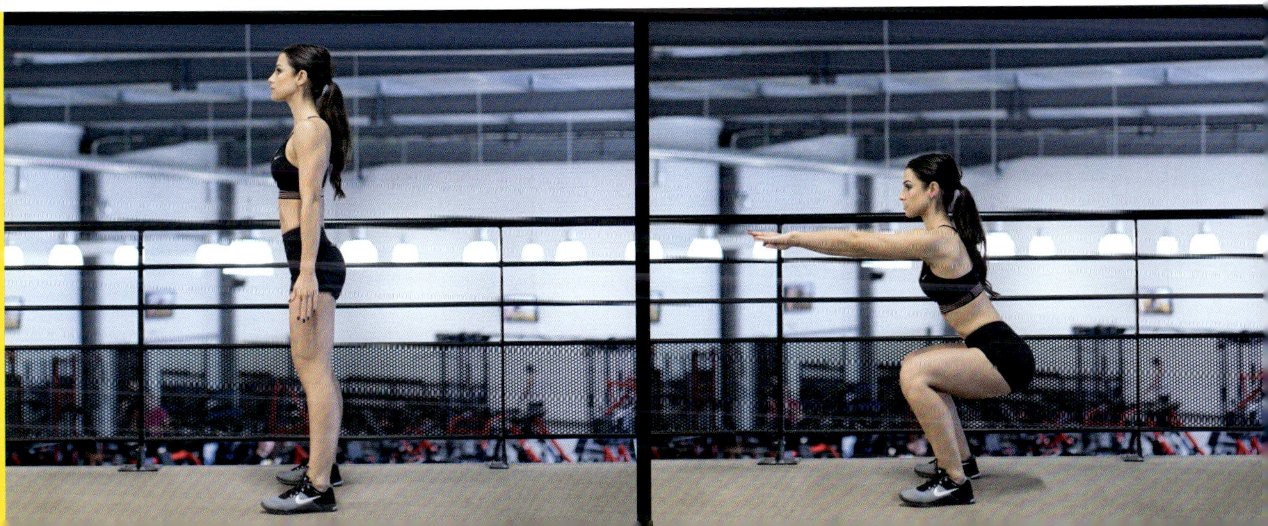

SITZUNG 3

FULLBODY

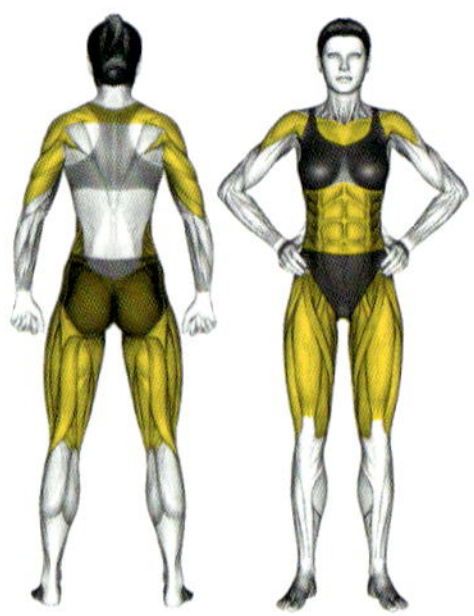

Kurzhanteln, 5 kg

Elastikband

Gesamtdauer der Sitzung 35 Minuten

1 Minute Pause zwischen zwei Übungen

Wenn ich trainiere, flechte ich mir vorher einen französischen Zopf, um all die kleinen rebellischen Haare einzufangen, oder binde sie oben am Kopf zusammen, damit der Hinterkopf frei bleibt. Das ist praktisch, wenn man sich auf eine Hantelbank legt.

BURPEES MIT LIEGESTÜTZE X 10 WH

DAMIT TRAINIERT IHR ... Den gesamten Körper, vor allem Quadrizeps, ischiocrurale Muskeln, Gesäßmuskeln, Brustmuskeln, Trizeps.

LET'S GO! Aus dem Stand in die Hocke gehen, dann mit einem Sprung die Beine nach hinten ausstrecken. Ihr befindet euch nun in der Stützposition, Beine und Oberkörper bilden eine Linie. Nun ein Liegestütz ausführen, dann wieder in die Hocke gehen, daraus hochspringen und im Stand landen. Wiederholen.

WAS IHR NICHT TUN SOLLTET ... Beim Liegestütz ein Hohlkreuz machen.

SQUATS MIT KURZHANTELDRÜCKEN X 15 WH

DAMIT TRAINIERT IHR ... Schultermuskeln, Bizeps, Gesäß- und vordere Oberschenkelmuskeln (Quadrizeps).

LET'S GO! Aufrecht hinstellen, Füße schulterbreit, Arme am Körper, Hanteln in beiden Händen, Handflächen nach innen, dann in die Hocke gehen, dabei die Arme anwinkeln und die Hanteln zu den Schultern ziehen, die Handflächen zeigen nach hinten. Wieder aufrichten, dabei ausatmen und die Arme über den Kopf strecken.

WAS IHR NICHT TUN SOLLTET ... Beim Strecken Bauchmuskeln und Rücken locker lassen. Die Hanteln zu weit nach vorne strecken.

DOPPELSET SQUATS UND BEINHEBEN X 20 WH

DAMIT TRAINIERT IHR ... Gesäßmuskeln und Quadrizeps.

LET'S GO! Aufrecht hinstellen, die Arme gerade nach vorne gestreckt, die Füße schulterbreit auseinander, die Knöchel sind mit einem Elastikband verbunden. Mit einem Squat in die Hocke gehen, bis die Oberschenkel parallel zum Boden stehen. Wieder aufrichten, dann das Bein nach hinten heben. Die Bewegung mit dem anderen Bein wiederholen.

WAS IHR NICHT TUN SOLLTET ... Den Rücken rund machen und die Bauchmuskeln locker lassen.

Fortsetzung der Sitzung auf der nächsten Seite. ▼

X 10 WH

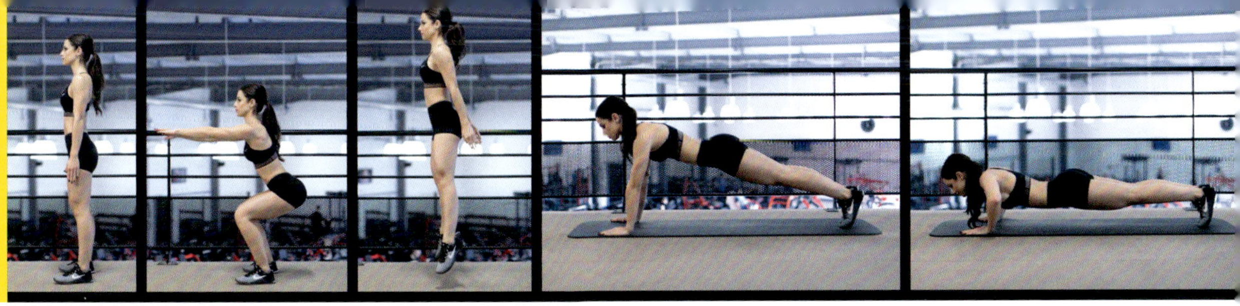

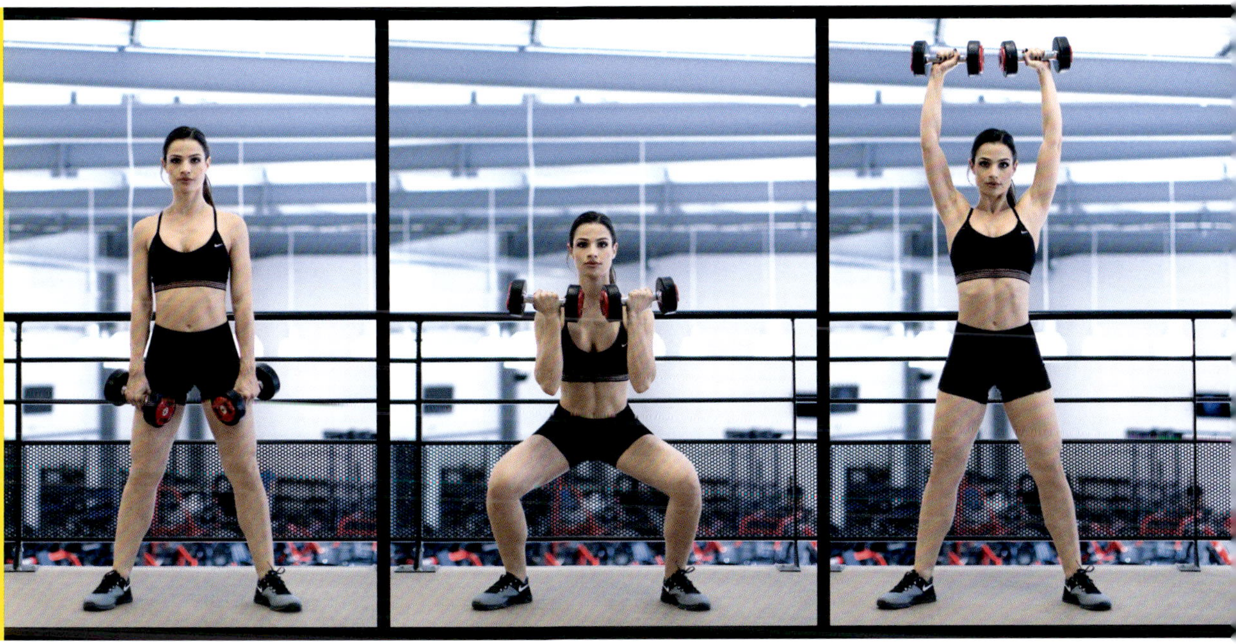

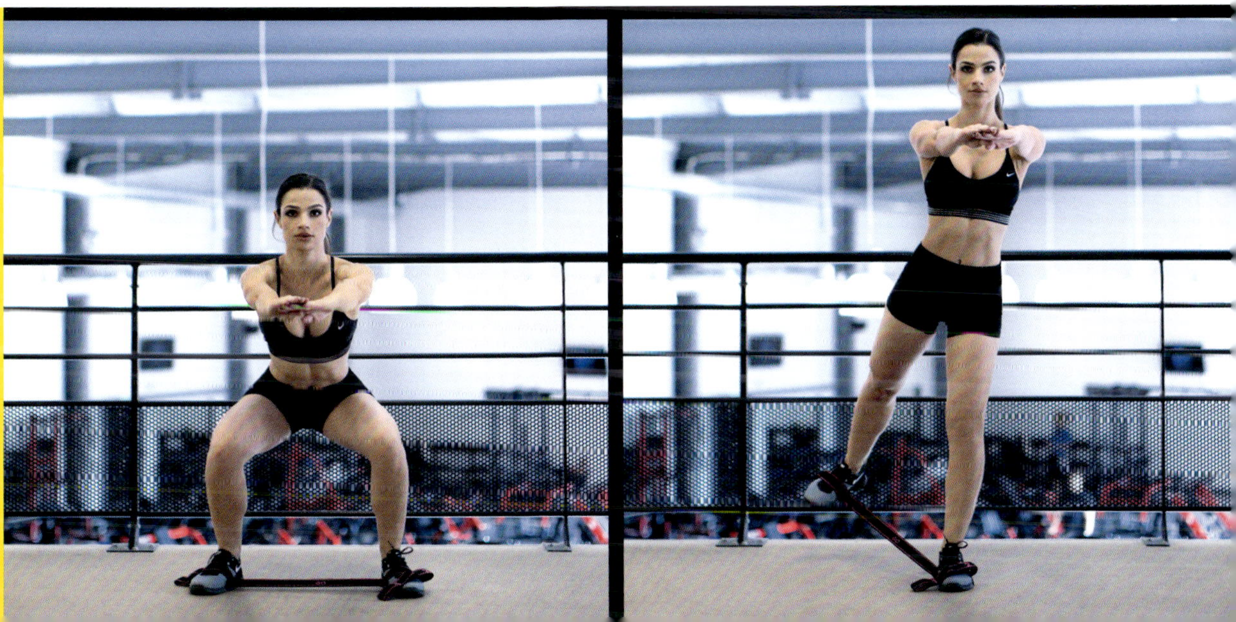

SITZUNG 3

FULL BODY

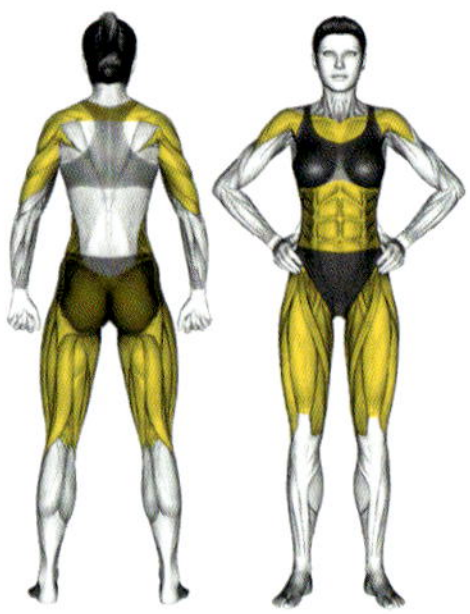

Kurzhanteln, 5 kg

Elastikband

Gesamtdauer der Sitzung 35 Minuten

1 Minute Pause zwischen zwei Übungen

BULGARISCHER AUSFALLSCHRITT X 20 WH

DAMIT TRAINIERT IHR … Gesäßmuskeln und hintere Oberschenkelmuskeln.

LET'S GO! Mit dem Rücken zur Bank hinstellen, dann ein Bein nach hinten heben und aufstützen. Arme gerade am Körper, mit Hanteln in beiden Händen. Das Knie des Standbeins zum Ausfallschritt beugen, dann wieder hochdrücken.

WAS IHR NICHT TUN SOLLTET … Oberkörper und Bauchmuskeln locker lassen.

FRONTSTÜTZ MIT BEIN- UND ARMHEBEN 30 S AUF JEDER SEITE

DAMIT TRAINIERT IHR … Die Haltemuskulatur des Oberkörpers.

LET'S GO! Auf Hände und Knie abstützen, dann ein Bein um 30 Grad anheben und den entgegengesetzten Arm waagrecht ausstrecken.

WAS IHR NICHT TUN SOLLTET … Beim Heben die Bauchmuskeln locker lassen und die Schultern bewegen.

SEITSTÜTZ MIT DREHUNG 30 S AUF JEDER SEITE

DAMIT TRAINIERT IHR … Die gesamte Bauchmuskulatur, besonders die Muskeln der Taille.

LET'S GO! Seitlich auf Füße und einen Ellenbogen stützen, den Körper gerade und angespannt halten. Den freien Arm nach oben ausstrecken, dann beugen und nach unten in Richtung Taille greifen, dabei den Oberkörper leicht drehen.

WAS IHR NICHT TUN SOLLTET … Das Becken verdrehen. Die Bauchmuskeln beim Senken des Arms locker lassen.

DEHNEN UND ENTSPANNEN, ZUR RUHE KOMMEN 10 MIN

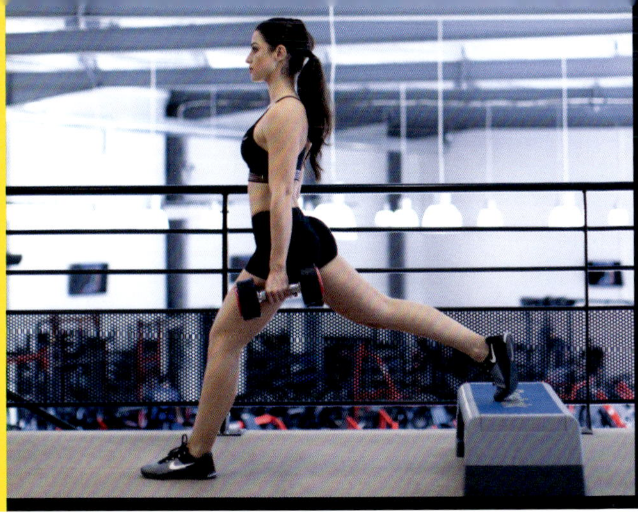

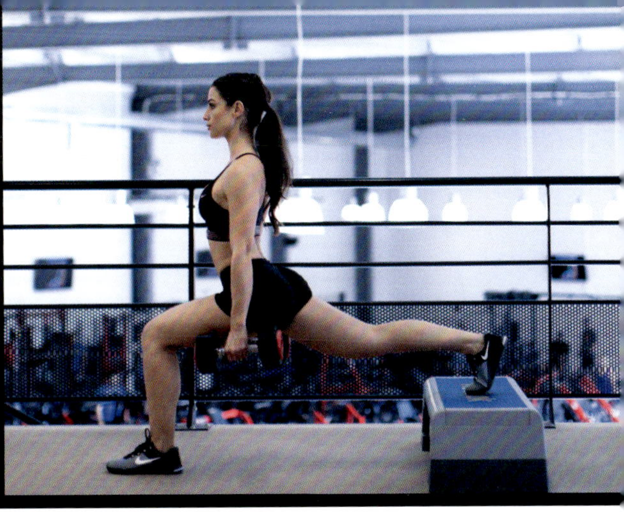

AUF JEDER SEITE

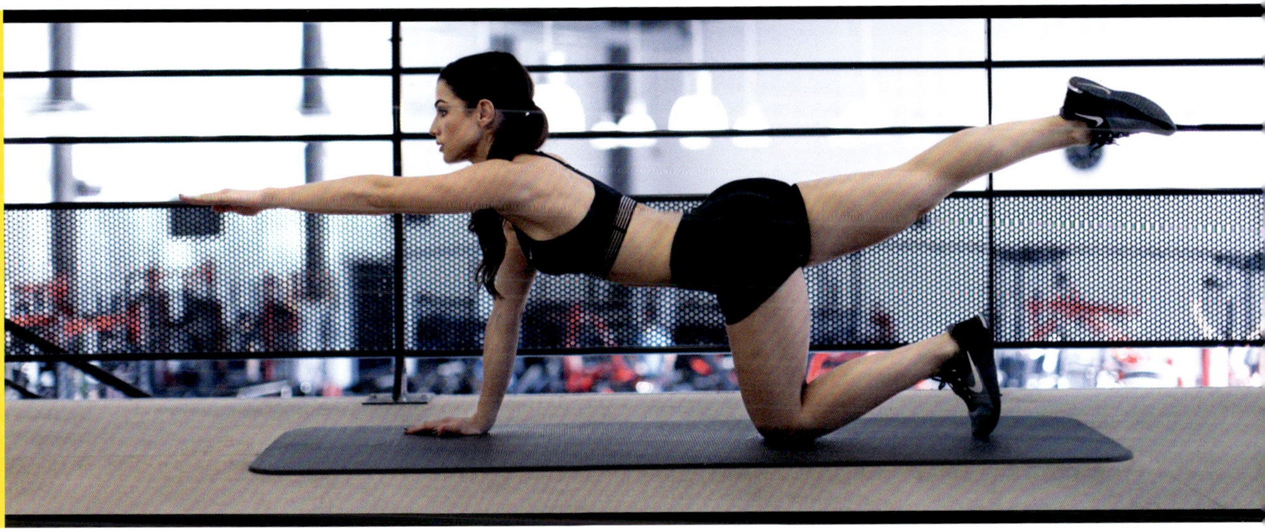

AUF JEDER SEITE

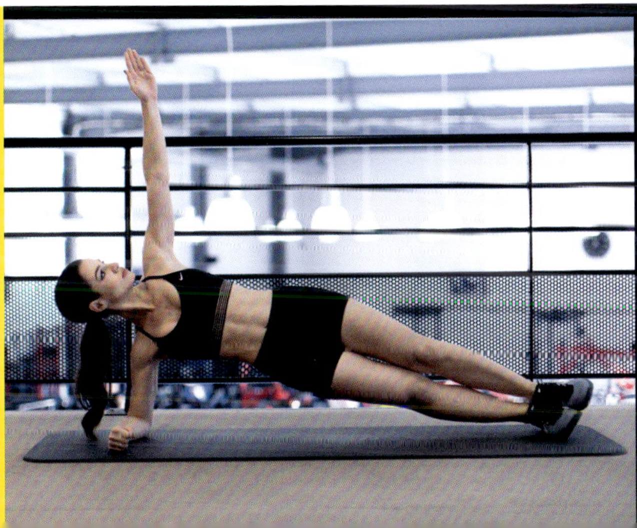

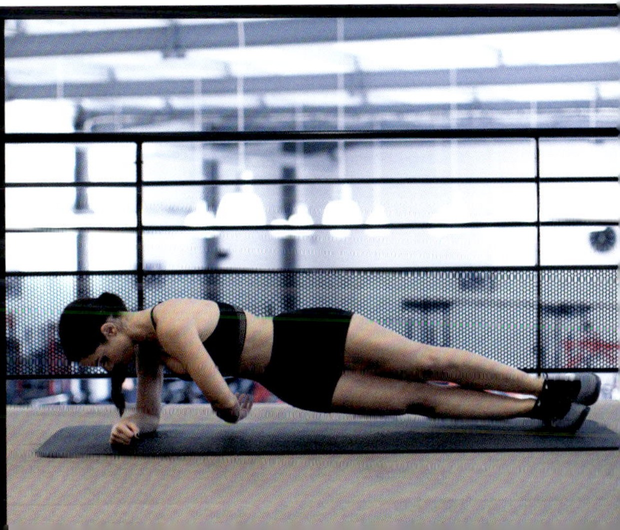

Ich bin süchtig nach Kraftsport. Ich liebe es, meine Grenzen zu verschieben, indem ich bei jeder Sitzung etwas mehr Gewicht auflege, eine weitere Wiederholung schaffe, die ich nicht für möglich gehalten hätte, und am Tag nach einer großen Sitzung weitertrainiere. Ich liebe die Atmosphäre im Kraftraum, diese positive Art von Erschöpfung, die man beim Herausgehen empfindet. Und mehr als alles andere liebe ich es, meine Leidenschaft für diesen Sport weiterzugeben …

EIN PROGRAMM FÜR ALLE, DIE … regelmäßig Kraftsport betreiben oder gerade damit anfangen. Wenn ihr noch nie zuvor Kraftsport betrieben habt, beginnt mit den vorherigen Programmen, um die Grundübungen zu beherrschen. Danach macht ihr euch an dieses Programm und passt die Gewichte entsprechend an.

DAS ZIEL? Den Körper in seiner Gesamtheit trainieren. Kein Muskel wird ausgespart, deshalb ist dieses Programm besonders effizient, um den Körper zu modellieren. Er wird muskulöser, athletischer und definierter.

WEITER ZUR NÄCHSTEN STUFE GEHT ES … Wenn ihr weiterkommen wollt, erhöht die Belastung und variiert das Programm mit zusätzlichen neuen Übungen.

Letzte Zielgerade. Macht euch bereit, euren Körper zu perfektionieren!

GO!

FITNESSPROGRAMM I KRAFTTRAINING IM STUDIO	
RHYTHMUS	4 Sitzungen pro Woche, Ober- und Unterkörper im Wechsel
DAUER	1 Woche, über mehrere Monate wiederholen

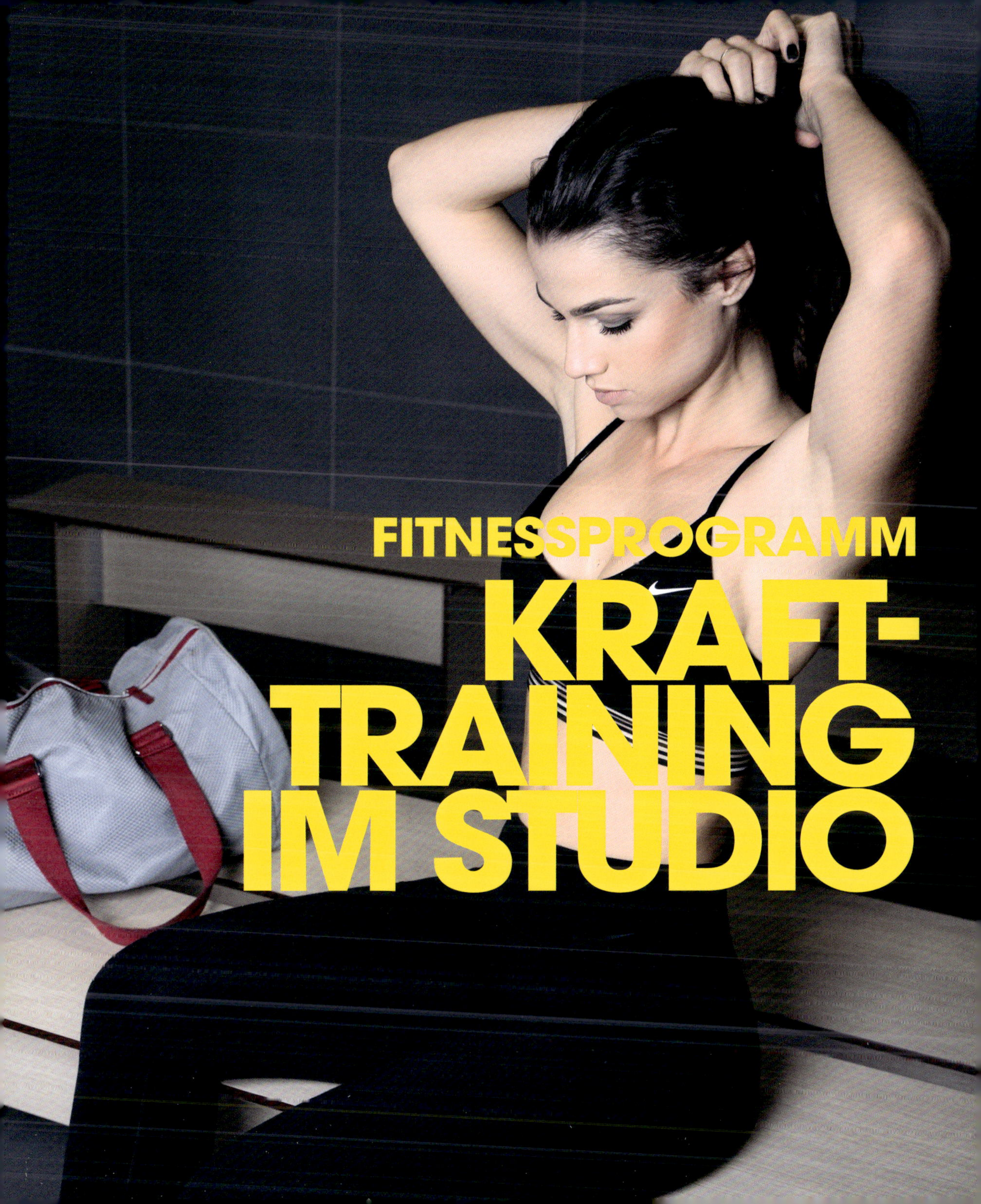

FITNESSPROGRAMM

KRAFT-TRAINING IM STUDIO

Jetzt wird es richtig ernst. Ihr werdet mit Kurzhanteln, aber auch mit Langhanteln und an Geräten arbeiten. Kabelzugturm, Adduktorenmaschinen, Rudergerät ... Jetzt könnt ihr beweisen, wozu ihr fähig seid!

Die Trainings der Woche wechseln zwischen Ober- und Unterkörper ab, damit sich die Muskeln zwischen den Sitzungen erholen und aufbauen können. Im Programm: Supersets aus zwei Übungen, die jeweils antagonistische Muskeln trainieren, ausgeführt ohne Pause, für ein besonders schnelles und intensives Work-out. Ihr habt die Wahl: Bestimmt selbst, welches Gewicht ihr braucht, damit ihr den ganzen Satz schafft und dabei über euch hinauswachst.

MONTAG
SCHULTERN UND ARME

Jetzt geht es Schultern, Bizeps und Trizeps an den Kragen. Mit drei Übungen für die Schultern, zwei polyartikulären und einer isolierten, und zwei Armübungen ist der Effekt gezielt und intensiv. Ziel: Kräftigen der Arme (gegen den Winkearme-Effekt) und der Schultern (Adieu den Hängeschultern).

> Hantelübungen wie Military Press (Schulterdrücken) haben mir wirklich geholfen, Kraft zu entwickeln und Muskelmasse aufzubauen. Sie sind unverzichtbar bei jedem Training, ob für Männer oder Frauen.

MEIN TIPP

Haltet beim Bizeps-Curl den Ellenbogen immer nah am Körper und den Oberarm stabil. Nur der Unterarm bewegt sich, wenn ihr den Bizeps anspannt.

DIENSTAG
BEINE

Baut euch eine solide Muskelbasis auf, indem ihr mit drei klassischen polyartikulären Übungen beginnt: Kniebeuge, Ausfallschritt und Kreuzheben. Damit steigert ihr Muskelmasse und Kraft.

Die Challenge: ein Superset aus isolierten Übungen, Leg-Curl + Leg-Extension, das die Beinarbeit verfeinert. Vervollständigt wird die Sitzung mit Wadenheben, einer letzten Isolationsübung.

> Ich liebe die Bein-Sitzung genauso, wie ich sie hasse. Ich hasse sie, während ich dabei bin, aber ich liebe sie, wenn ich damit fertig bin. Für mich ist es die schwierigste, aber auch die schönste Sitzung, die mir hinterher das größte Gefühl der Befriedigung verschafft.

MEIN TIPP

Ob Kniebeugen, Ausfallschritt oder Kreuzheben, haltet unbedingt den Rücken gerade und die Bauchmuskeln angespannt. Auch wenn hier die Beine arbeiten, muss der Oberkörper stabil sein, vor allem wenn ihr mit Gewichten trainiert.

DONNERSTAG
BRUST, RÜCKEN, BAUCH

Drei Supersets für eine Power-Sitzung: Schrägbankdrücken + vertikaler Kabelzug, Schrägbank-Flys + horizontaler Kabelzug und Kabelzug-Flys + Langhantelrudern. Der gesamte Torso wird trainiert, endlich auch mit Crunches am Kabelzug und Ellenbogenstütz, um das Sixpack zu stärken und zu definieren.

> Die Rückensitzungen mochte ich nie besonders. Die Partie gehörte zu meinen Schwachstellen. Aber ich bin drangeblieben und heute ist mein Rücken muskulös. Ich bin stolz darauf, vor allem wenn ich ein rückenfreies Kleid trage. Im Alltag schützt mich mein kräftiger Rücken vor Schmerzen.

MEIN TIPP

Mit einem Superset aus zwei direkt aufeinanderfolgenden Übungen, die antagonistische Muskelgruppen mobilisieren, gewinnt man Zeit und steigert außerdem die Ausdauer. Es hat nur Vorteile!

FREITAG
BOOTY

Zweite Bein-Sitzung, diesmal mit Schwerpunkt Po. Akzentuiert wird das gezielte Gesäßmuskeltraining mit Bouncing Squats und dem Bulgarischen Ausfallschritt, um die Beinrückseiten und den Po zu stählen. Beckenheben ist die effektivste Übung, um Masse aufzubauen und den Booty zu formen, während Donkey Kicks die Muskeln isolieren. Übungen für Adduktoren und Waden vervollständigen die Sitzung.

> Beckenheben ist meine Lieblingsübung für die Gesäßmuskeln. Ich finde sie besonders effizient und man baut damit vor allem Kraft auf. Spannt am Ende des Anhebens den Po an, damit nicht die Oberschenkelmuskeln die Arbeit übernehmen.

MEIN TIPP

Versucht beim Wadenheben die Ferse möglichst hoch vom Boden abzuheben, wie eine Ballerina. Ihr könnt die Übung noch intensivieren, indem ihr die Fußspitze auf eine Erhöhung stellt. So könnt ihr die Ferse noch tiefer nach unten drücken, was die Dehnung vor der anschließenden Kontraktion verstärkt.

GO!

MONTAG

SITZUNG SCHULTERN UND ARME

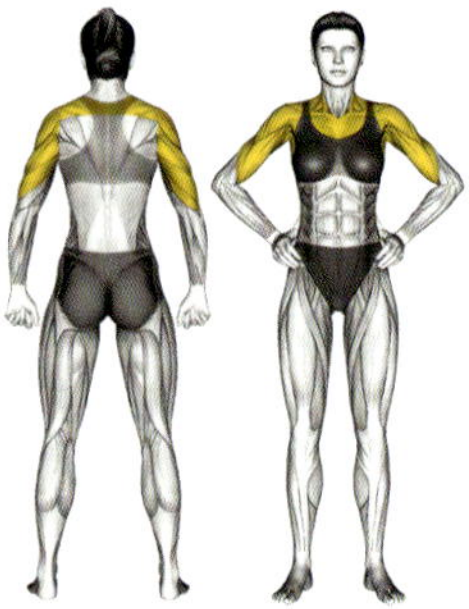

Gesamtdauer der Sitzung maximal 1 Stunde

Pause 1 Minute zwischen zwei Sätzen

GELENKE AUFWÄRMEN 5 MIN

MILITARY PRESS 4 X 12 WH

DAMIT TRAINIERT IHR ... Die Schultern (Deltamuskeln) und den Rücken (Trapezmuskel, Sägemuskel) und die hinteren Arme (Trizeps).

LET'S GO! Auf eine Bank setzen, den Rücken angelehnt, die Hanteln auf Schulterhöhe in Pronation halten (Handflächen zeigen nach vorne) und die Arme über den Kopf strecken.

WAS IHR NICHT TUN SOLLTET ... Beim Heben der Hanteln ein Hohlkreuz machen.

ARNOLD PRESS 4 X 12 WH

DAMIT TRAINIERT IHR ... Die Schultermuskeln, den großen Brustmuskel und den Trizeps.

LET'S GO! Auf eine Bank setzen, den Rücken angelehnt, die Arme angewinkelt, Ellenbogen eng am Körper, die Hanteln mit Handflächen nach innen auf Schulterhöhe halten. Die Oberarme auf Schulterhöhe anheben, sodass Hanteln und Handflächen zueinanderzeigen, dann die Arme strecken und die Hanteln über den Kopf heben.

WAS IHR NICHT TUN SOLLTET ... Die Ellenbogen am Ende der Bewegung zu tief senken.

SEITHEBEN 4 X 20 WH

DAMIT TRAINIERT IHR ... Trapez- und Deltamuskeln.

LET'S GO! Auf eine Bank setzen, Rücken gerade, die Arme nach unten ausstrecken, Hanteln in beiden Händen, Handflächen nach innen. Die Arme seitlich bis auf Schulterhöhe heben, die Ellenbogen leicht gebeugt und stabil, Hände in Pronation, Handflächen zeigen nach unten, dann die Arme leicht drehen, sodass die Handflächen auf Kopfhöhe zueinanderzeigen. Langsam wieder senken.

WAS IHR NICHT TUN SOLLTET ... Die Ellenbogen zu tief halten und die Hanteln mit Armkraft statt mit Schulterkraft heben.

Fortsetzung der Sitzung auf der nächsten Seite. ▼

4 X 12 WH

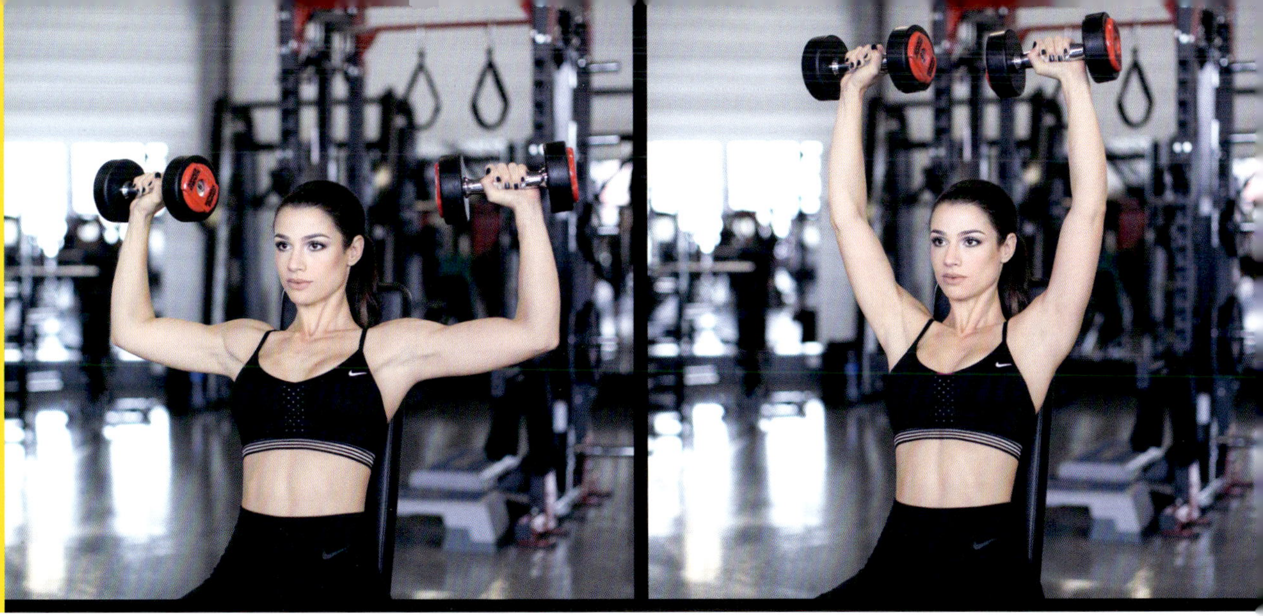

4 X 12 WH

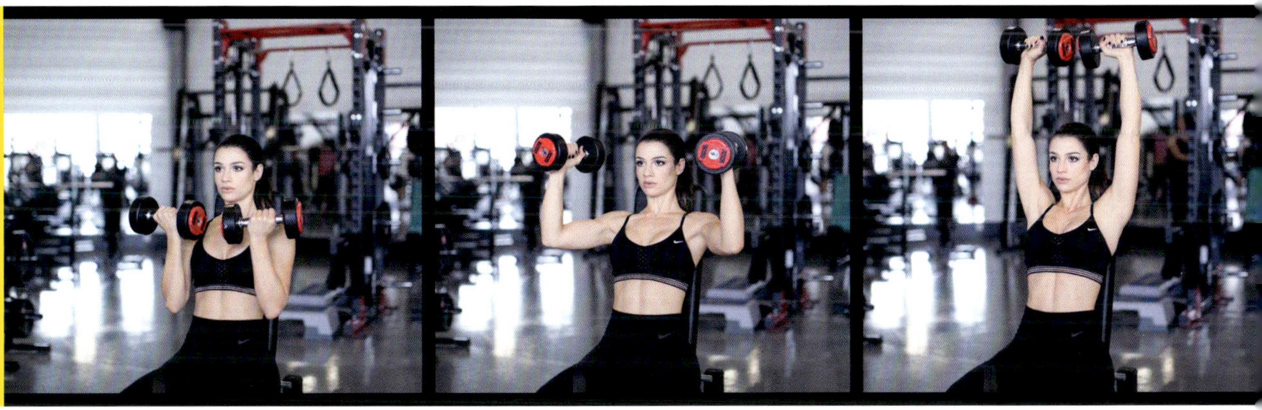

4 X 20 WH

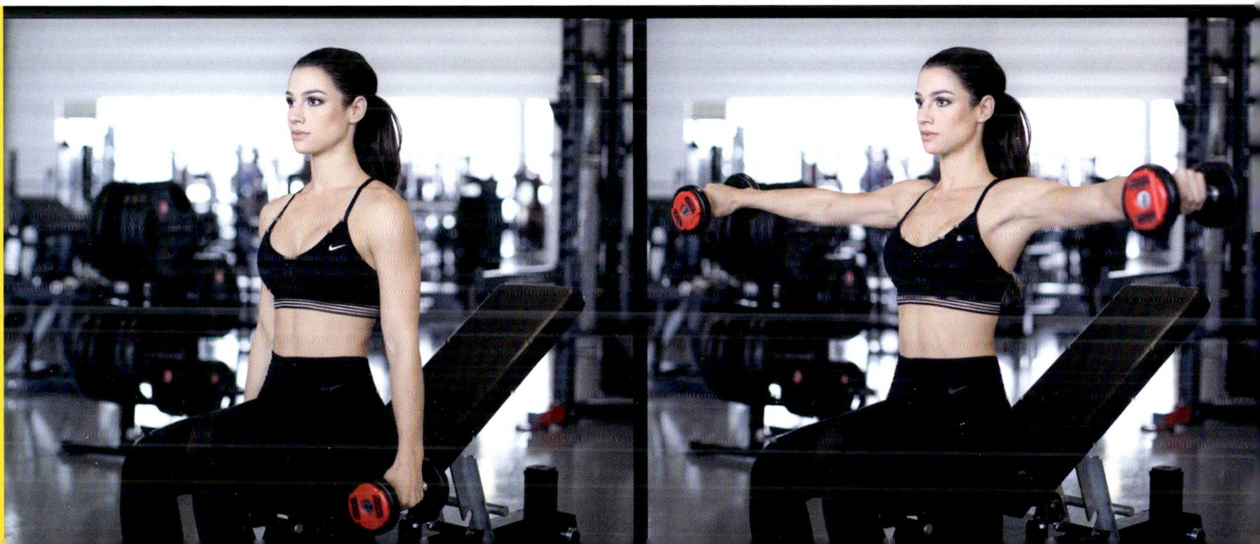

MONTAG

SITZUNG SCHULTERN UND ARME

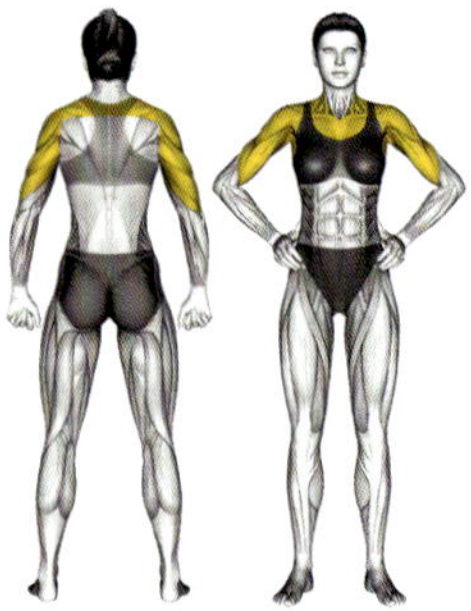

Gesamtdauer der Sitzung maximal 1 Stunde

Pause 1 Minute zwischen zwei Sätzen

DIPS AUF DER BANK 4 X 20 WH

DAMIT TRAINIERT IHR … Den Trizeps.

LET'S GO! Die Arme ausgestreckt hinter dem Rücken auf einer Bank abstützen, dann die Arme beugen und den Oberkörper vor der Bank nach unten senken, dann mit den Armen wieder hochdrücken.

WAS IHR NICHT TUN SOLLTET … Das Becken von der Bank abheben.

BIZEPS-CURL 4 X 20 WH

DAMIT TRAINIERT IHR … Den Bizeps (vorderer Oberarmmuskel).

LET'S GO! Aufrecht hinstellen, Arme am Körper, Hanteln in beiden Händen, Handflächen nach innen, dann die Arme beugen und die Hanteln zur Schulter führen, dabei ausatmen. Die Hanteln mit einer kontrollierten Bewegung wieder senken.

WAS IHR NICHT TUN SOLLTET … Die Bauchmuskeln locker lassen. Schwung holen, um die Hanteln zu heben.

CARDIO 10 MIN

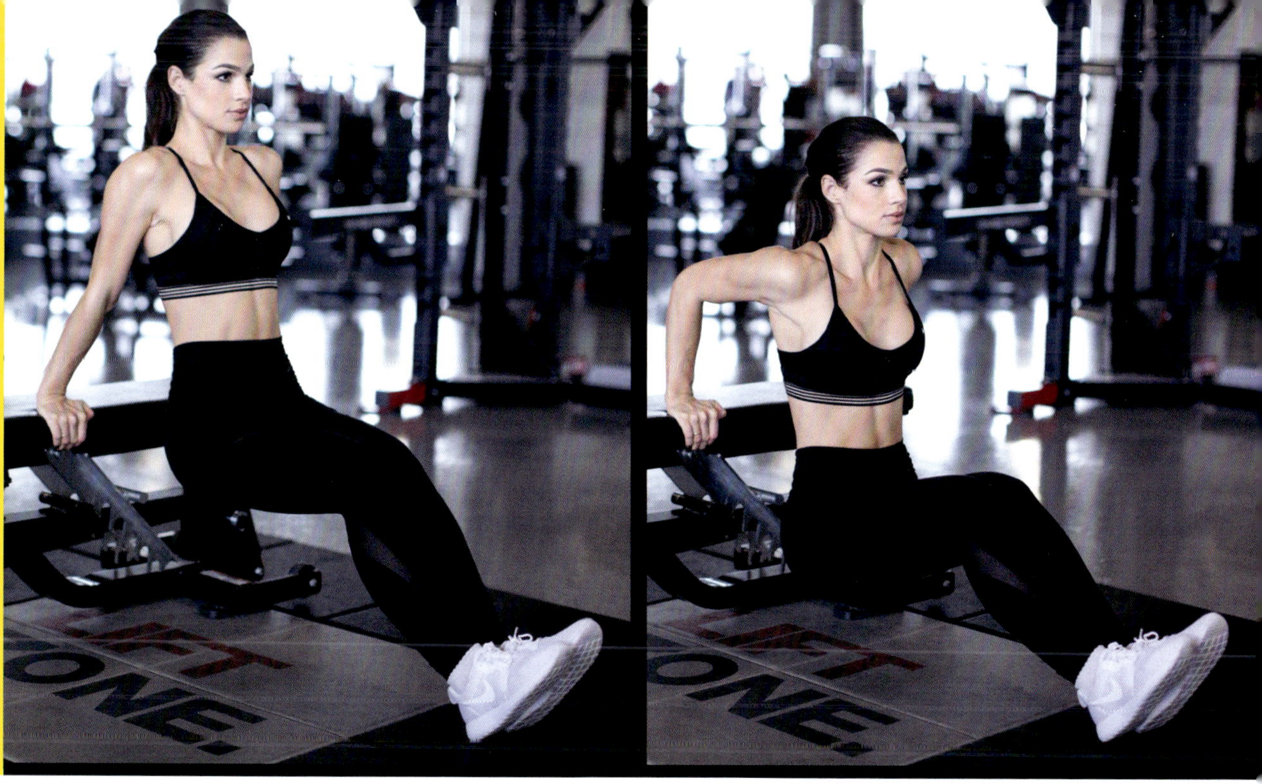

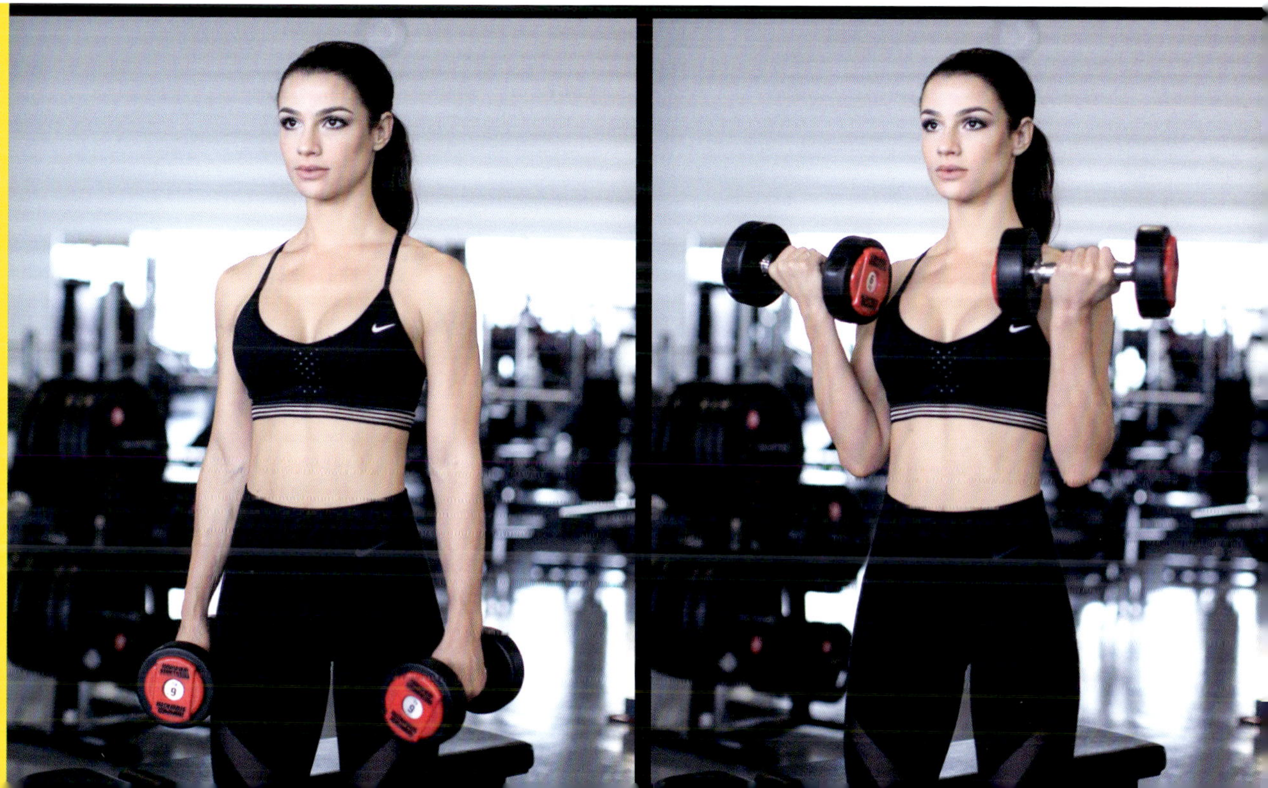

DIENSTAG

SITZUNG BEINE

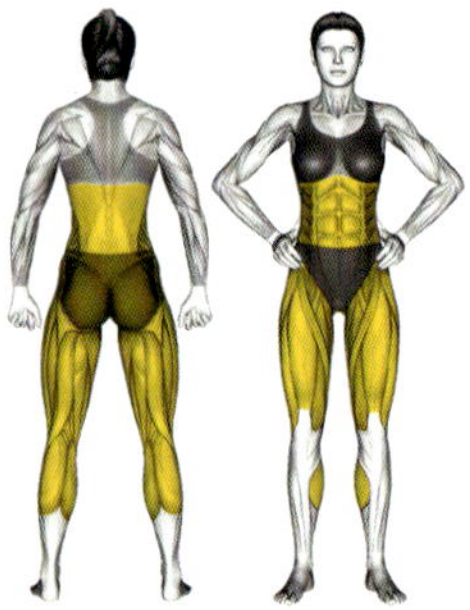

Gesamtdauer der Sitzung maximal 1 Stunde

Pause 1 Minute zwischen zwei Sätzen

GELENKE AUFWÄRMEN 5 MIN

LANGHANTEL-SQUATS 4 X 12 WH

DAMIT TRAINIERT IHR … Quadrizeps, Gluteus medius und maximus (mittlerer und großer Gesäßmuskel) und ischiocrurale Muskeln.

LET'S GO! Eine Langhantel über die Trapezmuskeln in den Nacken legen. Die Beine schulterbreit spreizen. Einatmen, die Bauchmuskeln anspannen und in die Hocke gehen, dabei das Gesäß nach hinten strecken und den Oberkörper nach vorne beugen. Die Knie beugen, bis die Oberschenkel parallel zum Boden stehen, dann die Beine wieder durchstrecken und aufrichten.

WAS IHR NICHT TUN SOLLTET … Den Rücken locker lassen. Das Knie über die Fußspitze hinausstrecken.

GELAUFENER AUSFALLSCHRITT 4 X 10 WH PRO BEIN

DAMIT TRAINIERT IHR … Die ischiocruralen Muskeln (hinterer Oberschenkel).

LET'S GO! Aufrecht hinstellen, Füße eng nebeneinander, Langhantel über die Trapezmuskeln in den Nacken legen, Rücken gerade, dann einen großen Schritt nach vorne machen und das vordere Knie beugen, bis der Oberschenkel parallel zum Boden steht. Ausatmen, dann das vordere Bein strecken und einen weiteren großen Schritt machen. Wieder in den Ausfallschritt gehen, diesmal mit dem anderen Bein.

WAS IHR NICHT TUN SOLLTET … Den Oberkörper nach vorne beugen.

KREUZHEBEN 4 X 12 WH

DAMIT TRAINIERT IHR … Gesäßmuskeln und ischiocrurale Muskulatur.

LET'S GO! Aufrecht hinstellen, Füße schulterbreit, Beine gestreckt (oder leicht gebeugt), Oberkörper vorgebeugt, Gesäß ausgestreckt und die Langhantel 30 cm über dem Boden halten. Den Oberkörper aufrichten, dabei die Hüfte vorschieben, die Hantel wieder senken.

WAS IHR NICHT TUN SOLLTET … Den Rücken rund machen: Er muss beim Heben und Senken gerade bleiben.

Fortsetzung der Sitzung auf der nächsten Seite. ▼

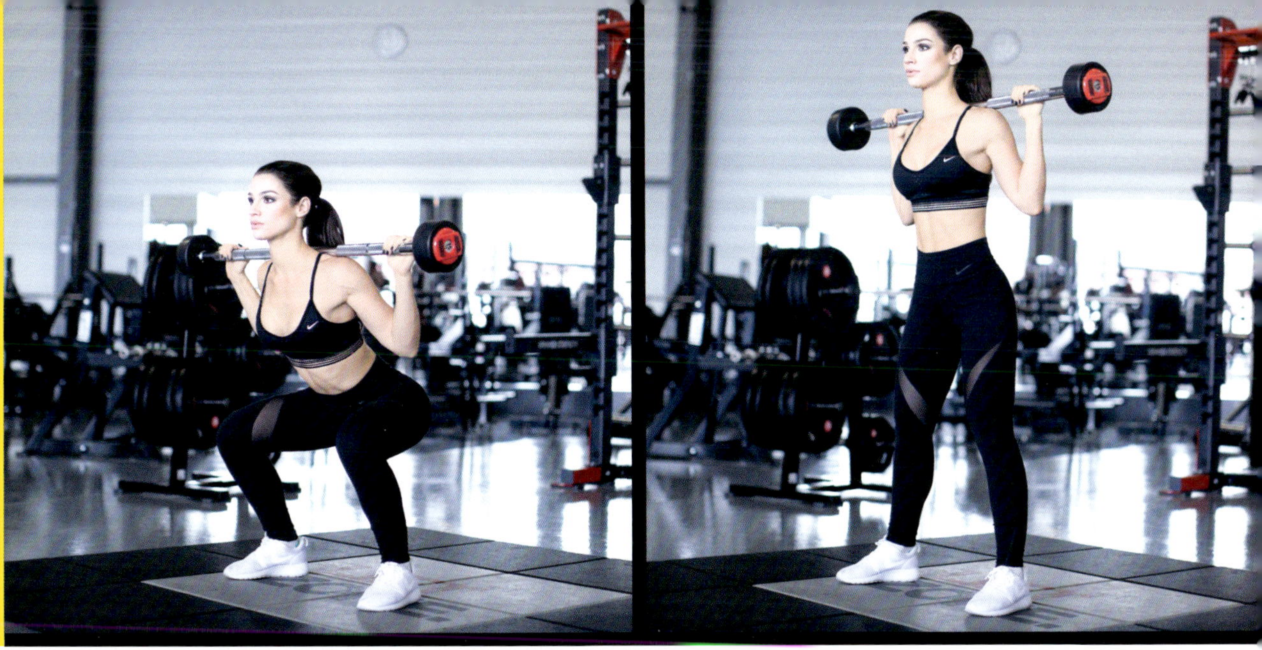

PRO BEIN

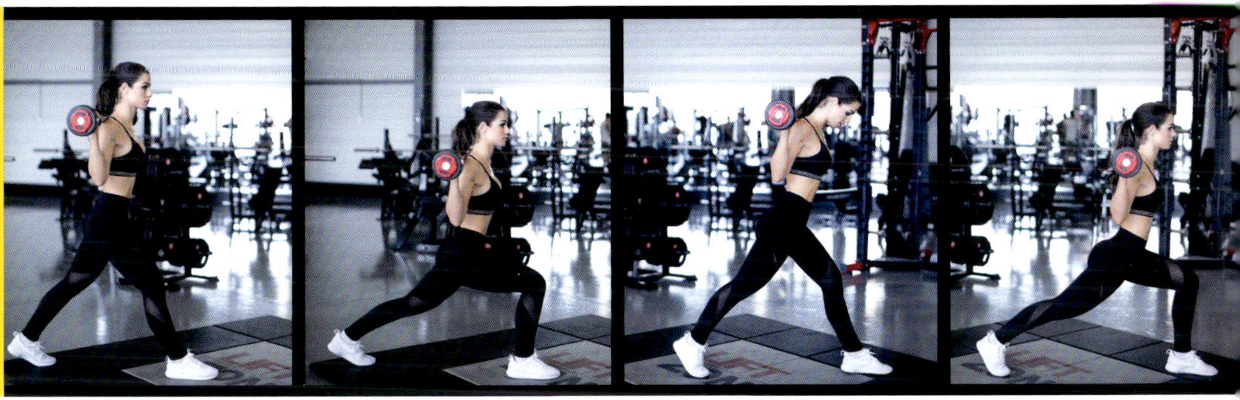

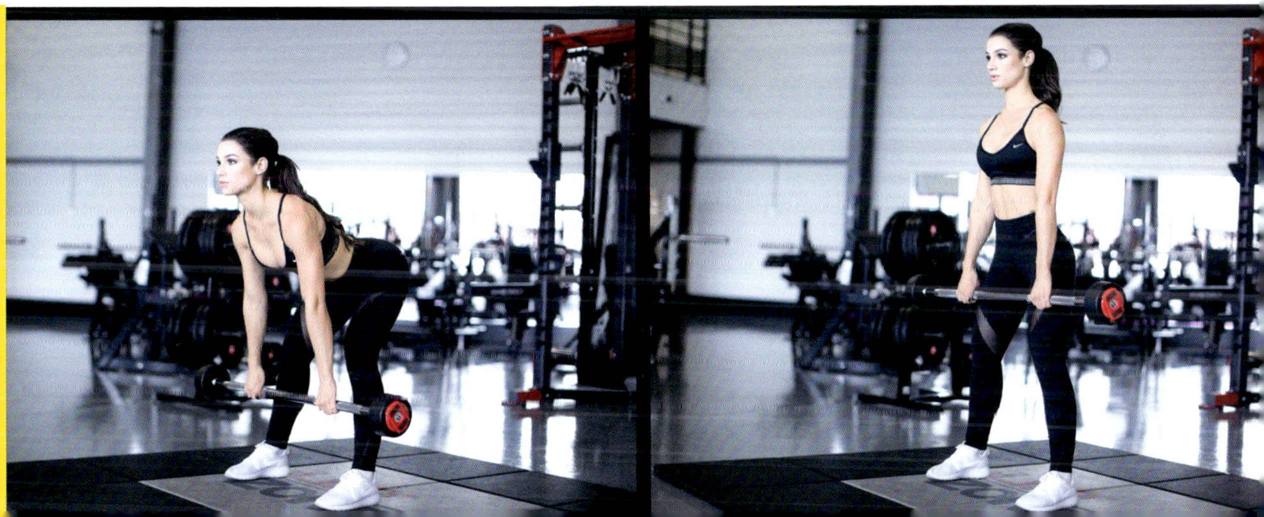

DIENSTAG

SITZUNG BEINE

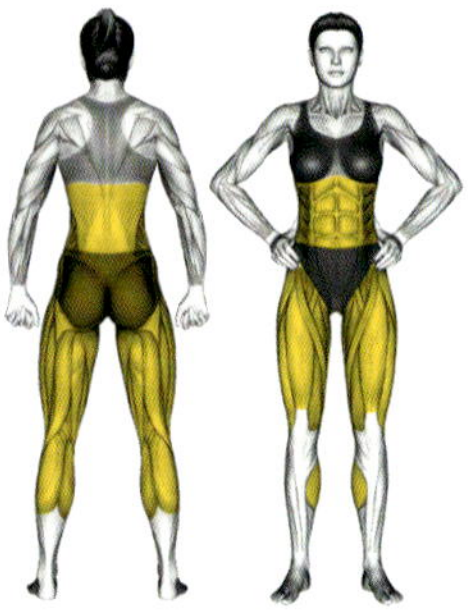

Gesamtdauer der Sitzung maximal 1 Stunde

Pause 1 Minute zwischen zwei Sätzen

SUPERSET LEG-CURL UND LEG-EXTENSION 4 X 15 WH PRO ÜBUNG

DAMIT TRAINIERT IHR … Quadrizeps und ischiocrurale Muskeln.

LET'S GO! Leg-Curl: auf das Beinbeugergerät setzen, Hände an den Griffen (oder seitlich am Sitz), um den Oberkörper zu stabilisieren, Beine gestreckt, die Knöchel auf der Rolle, die Beine beugen und die Rolle nach hinten unter den Sitz schieben. Die Beine mit einer kontrollierten Bewegung wieder strecken. Leg-Extension: auf das Beinstreckergerät wechseln und die Knöchel unter die Rolle setzen, die Beine sind angewinkelt. Die Beine horizontal ausstrecken, um die Rolle hochzudrücken, dann mit einer kontrollierten Bewegung wieder in die Ausgangsposition zurückgehen.

WAS IHR NICHT TUN SOLLTET … Den Rücken von der Bank abheben.

SITZENDES WADENHEBEN 4 X 12 WH

DAMIT TRAINIERT IHR … Die Wadenmuskeln: Musculus soleus und Musculus triceps surae.

LET'S GO! Auf das Wadenhebergerät setzen, die Stützrollen auf den Oberschenkel kurz über dem Knie, die Fußspitzen auf den Tritt aufsetzen. Ausatmen und die Fersen möglichst hoch anheben.

WAS IHR NICHT TUN SOLLTET … Während der Wadendehnung die Luft anhalten. Die Knie zu weit vorne oder hinten positionieren.

CARDIO 10 MIN

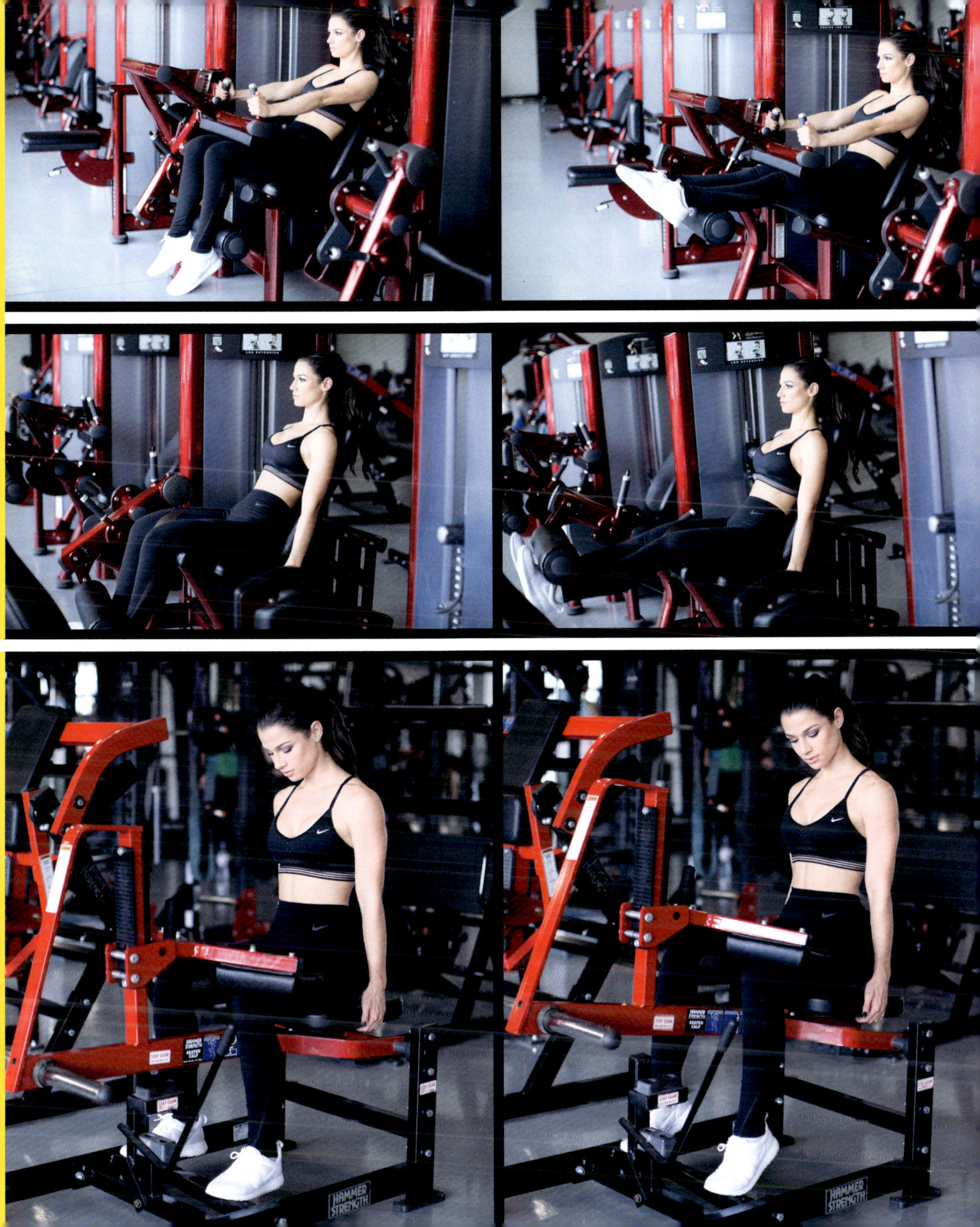
HAMMER STRENGTH
HAMMER STRENGTH

DONNERSTAG

SITZUNG
BRUST, RÜCKEN UND BAUCH

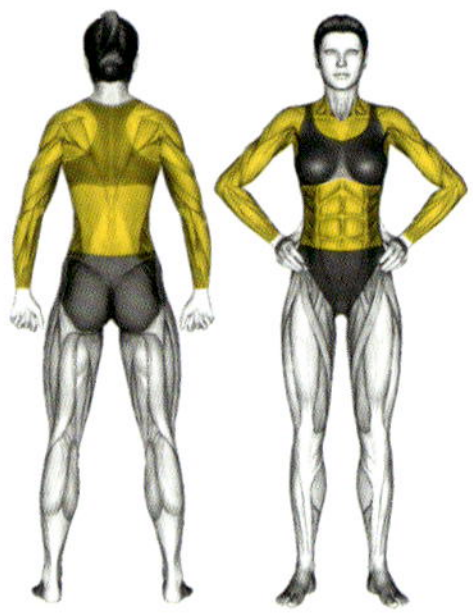

Gesamtdauer der Sitzung maximal 1 Stunde

Pause 1 Minute zwischen zwei Sätzen

GELENKE AUFWÄRMEN 5 MIN

SCHRÄGBANKDRÜCKEN UND KABELZUG ZUR BRUST 4 X 12 WH PRO ÜBUNG

DAMIT TRAINIERT IHR … Brustmuskeln, Arme (Trizeps und Bizeps), Rücken (obere und mittlere Fasern des großen Rückenmuskels und Trapezmuskeln).

LET'S GO! Schrägbankdrücken: auf die Schrägbank legen, Arme angewinkelt, Hanteln in Pronation (Handflächen geradeaus) auf Schulterhöhe halten, dann die Arme gerade nach oben ausstrecken, die Hanteln dabei zusammenführen. Kontrolliert wieder senken. Kabelzug zur Brust: vor das Gerät setzen, die Beine mit den Stützrollen fixieren, die Hände weit auseinander, die Zugstange in Pronation greifen (Handflächen nach vorne) und die Stange in Richtung Steißbein zum Körper ziehen. Die Arme kontrolliert wieder strecken.

WAS IHR NICHT TUN SOLLTET … Beim Bankdrücken die Hände nach innen oder außen drehen. Den Rücken beim Kabelzug rund machen.

SCHRÄGBANK-FLYS UND RUDERN AM KABELZUG 4 X 12 WH PRO ÜBUNG

DAMIT TRAINIERT IHR … Brustmuskeln, Trapezmuskeln und Rückenmuskulatur.

LET'S GO! Schrägbank-Fly: auf die Schrägbank legen, Arme seitlich abspreizen und leicht anwinkeln, die Hanteln auf Schulterhöhe halten, die Handflächen zeigen gegeneinander. Dann die Arme ausstrecken und die Hanteln zusammenführen. Beim Senken einatmen. Rudern am Kabelzug: vor das Gerät setzen, die Füße aufstützen, den Oberkörper vorneigen, dann die Griffe zum Körper ziehen, dabei den Rücken aufrichten und die Ellenbogen möglichst weit nach hinten ziehen. Fließend und ohne Stocken in die Ausgangsposition zurückkehren.

WAS IHR NICHT TUN SOLLTET … Beim Ziehen den Rücken rund machen.

Fortsetzung der Sitzung auf der nächsten Seite. ▼

4 X 12 WH PRO ÜBUNG

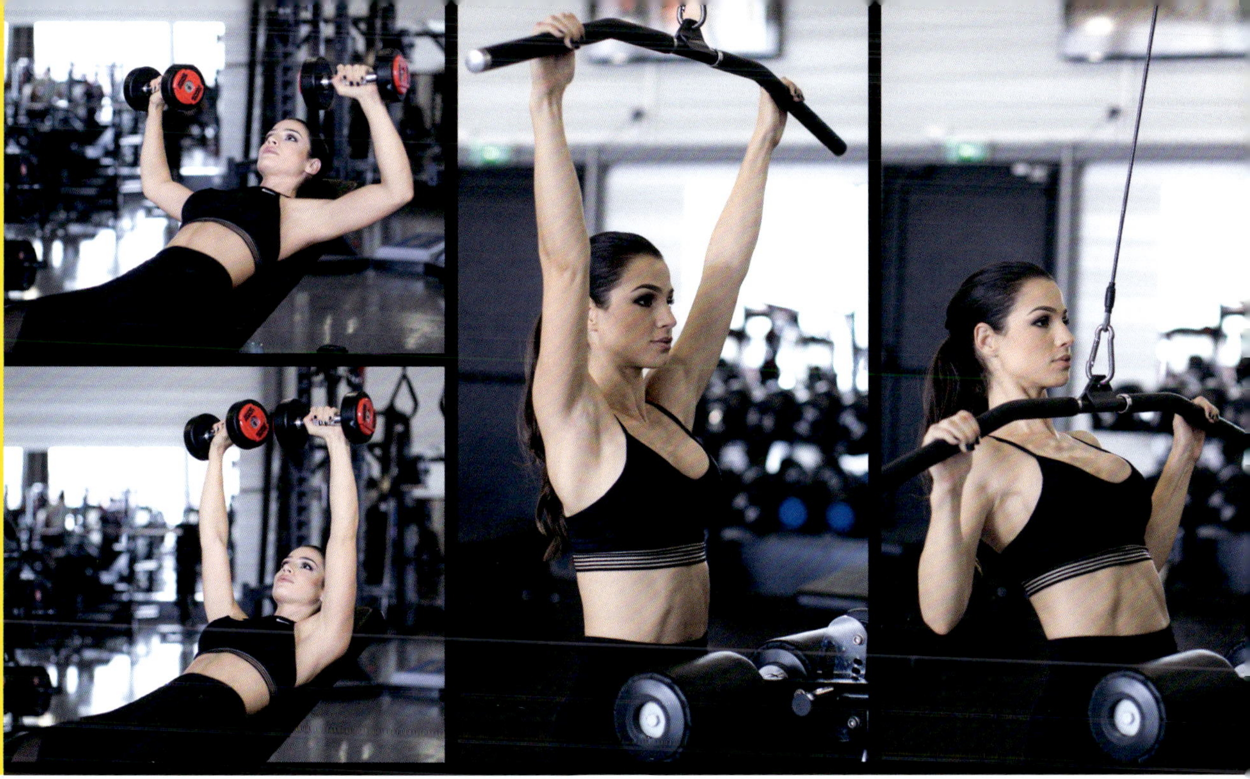

4 X 12 WH PRO ÜBUNG

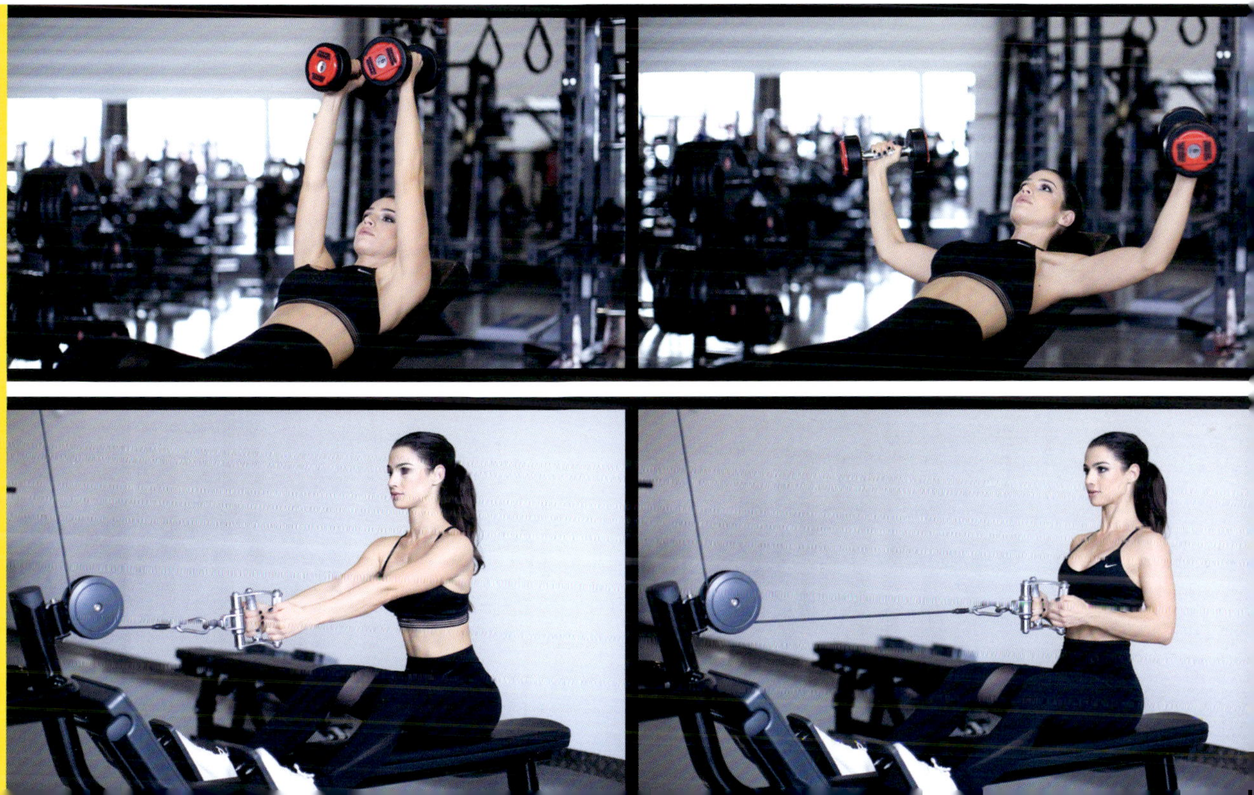

DONNERSTAG

SITZUNG
BRUST, RÜCKEN UND BAUCH

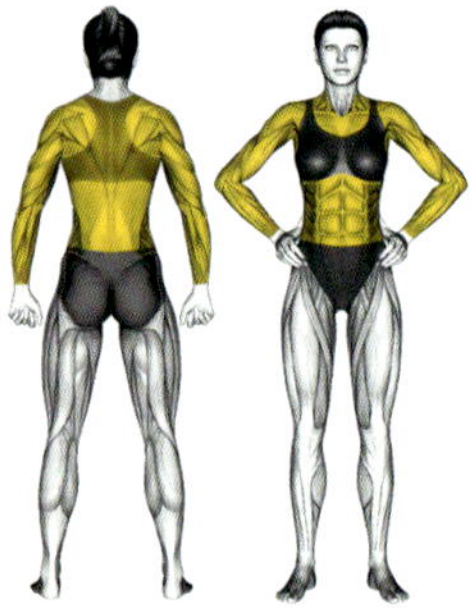

Gesamtdauer der Sitzung maximal 1 Stunde

Pause 1 Minute zwischen zwei Sätzen

KABELZUG-FLYS UND LANGHANTEL-RUDERN 4 X 12 WH PRO ÜBUNG

DAMIT TRAINIERT IHR … Die Brustmuskeln, die Schultermuskeln und den Bizeps.

LET'S GO! Kabelzug-Fly: aufrecht hinstellen, Beine leicht gespreizt, Oberkörper leicht vorgeneigt. Die Arme sind ausgebreitet, beide Griffe in den Händen. Mit gestreckten Armen die Griffe vor dem Körper zusammenführen. Fließend und ohne Stocken in die Ausgangsposition zurückkehren. Langhantelrudern: aufrecht hinstellen, die Knie leicht gebeugt, Oberkörper leicht vorgeneigt, Rücken lang und gerade. Die Arme nach unten hängen lassen, die Langhantel in Pronation halten (Handflächen nach innen). Die Ellenbogen nach hinten strecken und die Hantel zum Körper ziehen.

WAS IHR NICHT TUN SOLLTET … Die Bauchmuskeln locker lassen und den Rücken rund machen. Die Rückenhaltung lockern.

CRUNCHES AM KABELZUG 4 X 30 WH

DAMIT TRAINIERT IHR … Den großen geraden Bauchmuskel.

LET'S GO! Auf die Knie gehen, den Gurt hinter den Nacken legen und festhalten, dann die Wirbelsäule so weit wie möglich einrollen. Während der Bewegung ausatmen.

WAS IHR NICHT TUN SOLLTET … Zu viel Gewicht auflegen und sich nicht auf die Bauchmuskelarbeit konzentrieren.

UNTERARMSTÜTZ 3 X 90 S

DAMIT TRAINIERT IHR … Die gesamte Bauchmuskulatur, auch die tiefen Muskeln.

LET'S GO! Den Körper auf den Unterarmen abstützen, dabei Rücken gerade halten und Bauchmuskeln anspannen. Der ganze Körper bildet eine Linie.

WAS IHR NICHT TUN SOLLTET … Ein Hohlkreuz oder einen Buckel machen.

CARDIO 10 MIN

4 X 12 WH

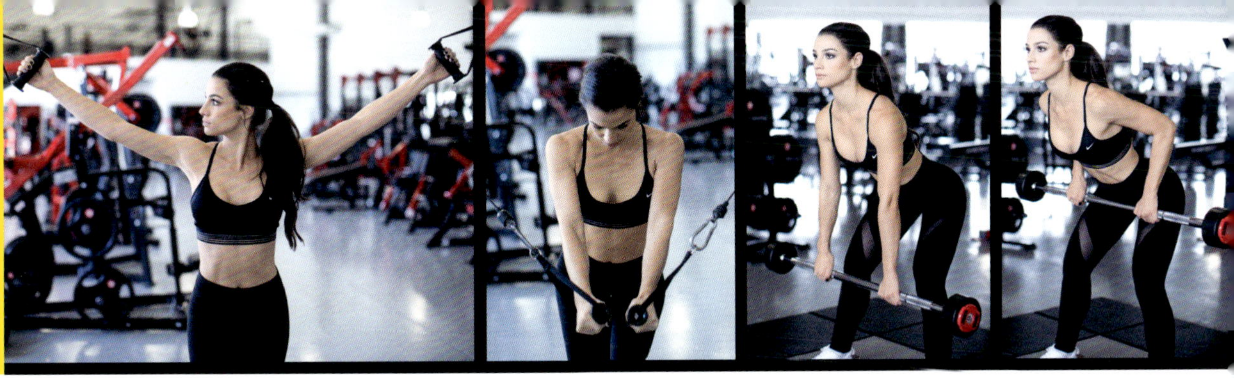

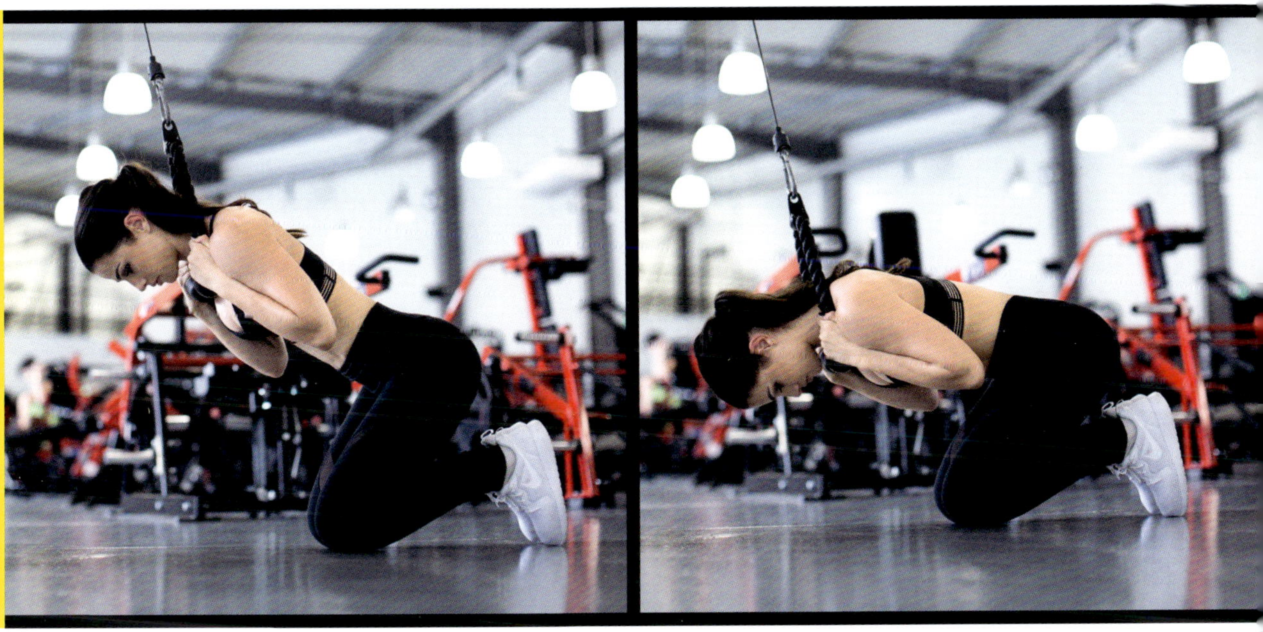

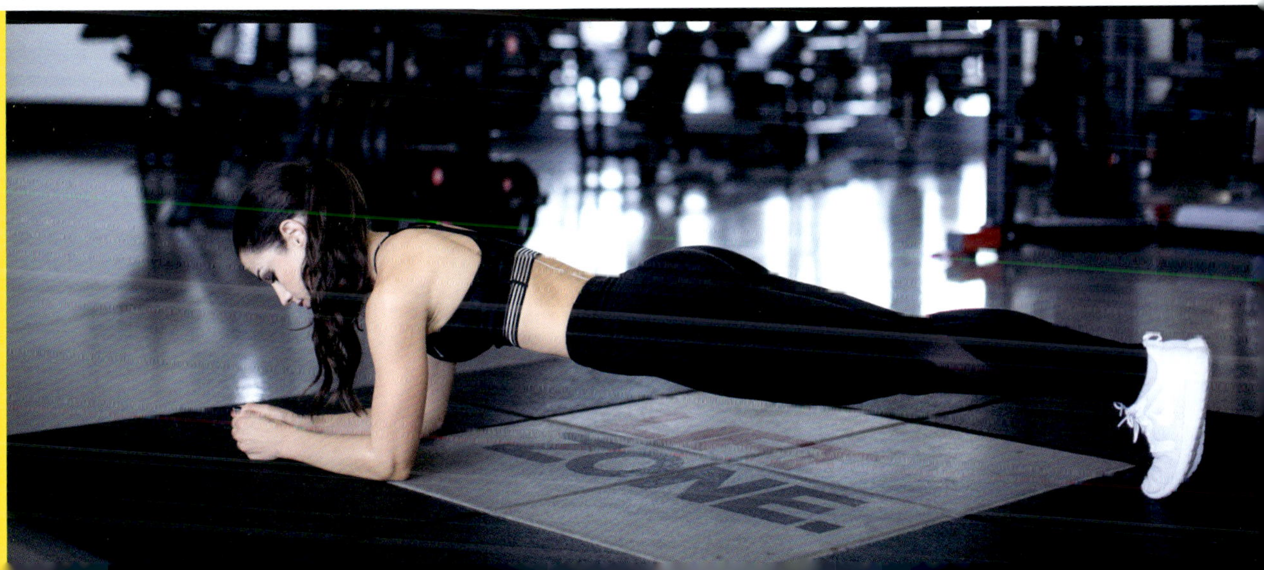

FREITAG

SITZUNG PO UND WADEN

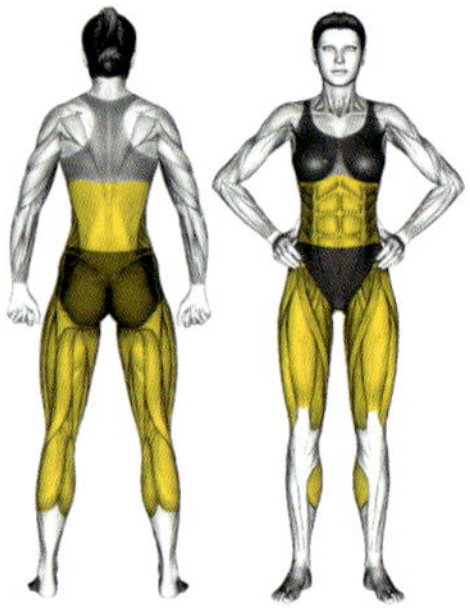

Gesamtdauer der Sitzung maximal 1 Stunde

Pause 1 Minute zwischen zwei Sätzen

GELENKE AUFWÄRMEN 5 MIN

BOUNCING SQUATS 4 X 10 WH

DAMIT TRAINIERT IHR ... Die Gesäßmuskeln und die Beine (Quadrizeps und Waden).

LET'S GO! Aufrecht hinstellen, Füße schulterbreit, die Langhantel über den Trapezmuskel im Nacken und die Knie beugen, bis die Oberschenkel parallel zum Boden stehen, dabei den Po nach hinten strecken und den Oberkörper vorneigen. Leicht federnd aufrichten, um die Spannung zu halten, dann wieder in die Hocke gehen.

WAS IHR NICHT TUN SOLLTET ... Den Rücken rund machen, das Knie über die Fußspitze hinausstrecken.

BULGARISCHER AUSFALLSCHRITT 4 X 12 WH

DAMIT TRAINIERT IHR ... Die Oberschenkelmuskeln, die Gesäßmuskeln und die Ausdauer.

LET'S GO! Mit dem Rücken zu einer Bank stellen, zwei Schritte entfernt, die Arme gerade am Körper, Kurzhanteln in beiden Händen, ein Bein auf der Bank aufstützen, das vordere Knie beugen, bis der Oberschenkel parallel zum Boden steht. Schnell wieder hochdrücken und wiederholen.

WAS IHR NICHT TUN SOLLTET ... Das Knie zu weit vorstrecken.

BECKENHEBEN 4 X 12 WH

DAMIT TRAINIERT IHR ... Ischiocrurale Muskeln und Gesäßmuskeln.

LET'S GO! Hinsetzen, den oberen Rücken an eine Bank anlehnen, Füße am Boden, Beine angewinkelt und die Langhantel auf das Becken legen, dann einatmen und das Becken senken, beim Heben ausatmen und die Gesäßmuskeln bewusst anspannen. Den Rücken gerade halten.

WAS IHR NICHT TUN SOLLTET ... Das Becken zu schnell senken, den Rücken locker lassen, das Körpergewicht auf die Füße verlagern.

Fortsetzung der Sitzung auf der nächsten Seite. ▼

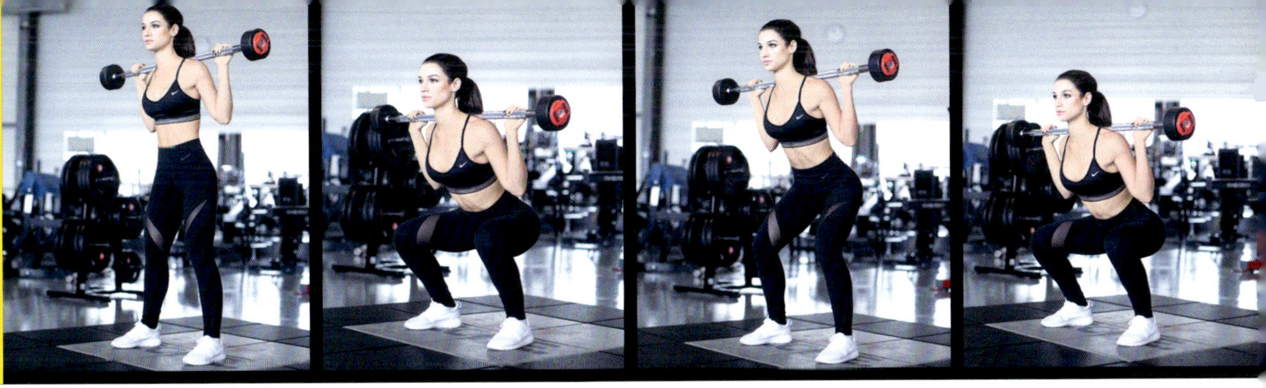

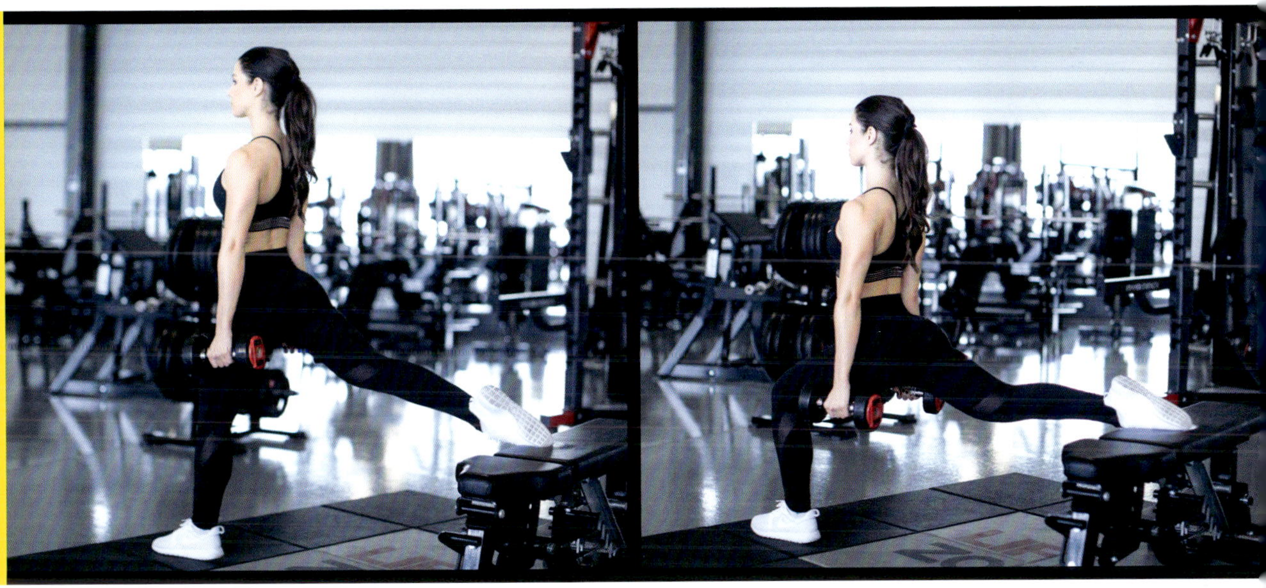

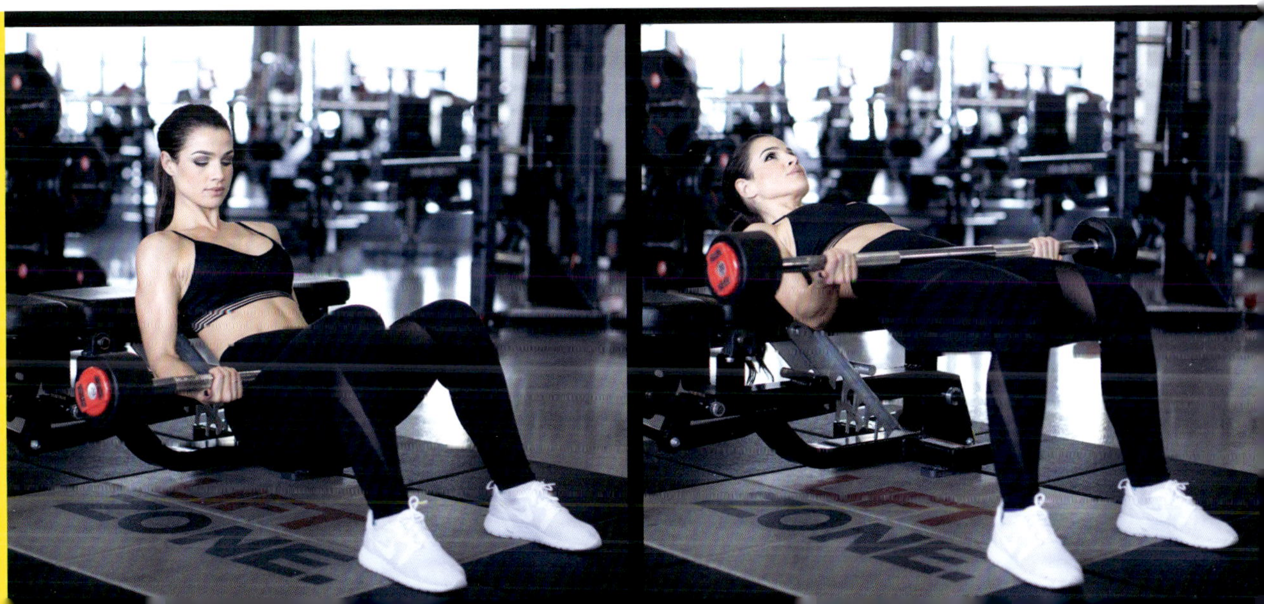

FREITAG

SITZUNG PO UND WADEN

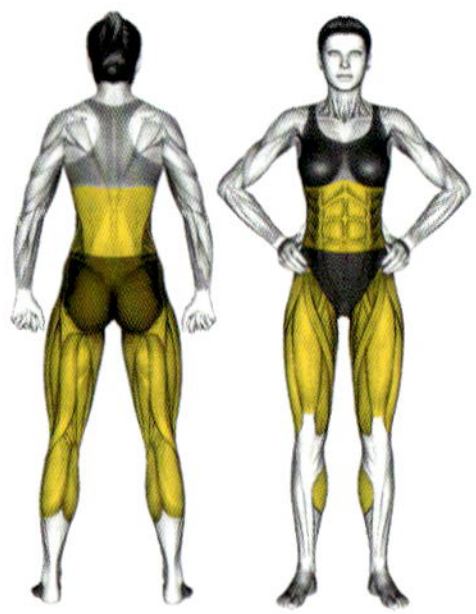

Gesamtdauer der Sitzung maximal 1 Stunde

Pause 1 Minute zwischen zwei Sätzen

STEHENDE DONKEY KICKS 4 X 12 WH

DAMIT TRAINIERT IHR … Gesäßmuskeln und ischiocrurale Muskulatur.

LET'S GO! Vor das Gerät hinstellen, Hände an der Stange, die Manschette um einen Knöchel legen, Oberkörper vorgeneigt, dann die Gesäßmuskeln anspannen und das Bein am Kabelzug horizontal nach hinten heben. Kontrolliert wieder senken.

WAS IHR NICHT TUN SOLLTET … Den Rücken locker lassen. Das Bein zu hoch heben und so Verletzungen in der Lendengegend riskieren.

ADDUKTORENTRAINING 4 X 15 WH

DAMIT TRAINIERT IHR … Die Oberschenkelinnenseiten: den langen und den großen Adduktor.

LET'S GO! Auf das Gerät setzen, Rücken am Sitz anlehnen, Beine weit gespreizt hinter den Polstern, dann die Oberschenkelinnenseite anspannen und beide Beine zusammenbringen, dabei ausatmen. Die Beine mit einer kontrollierten Bewegung wieder öffnen, wiederholen.

WAS IHR NICHT TUN SOLLTET … Den Rücken von der Bank abheben.

SITZENDES WADENHEBEN 4 X 12 WH

DAMIT TRAINIERT IHR … Die Wadenmuskeln: Musculus soleus und Musculus triceps surae.

LET'S GO! Auf das Wadenhebergerät setzen, die Stützrollen auf den Oberschenkel kurz über dem Knie, die Fußspitzen auf den Tritt aufsetzen. Ausatmen und die Fersen möglichst hoch anheben.

WAS IHR NICHT TUN SOLLTET … Während der Wadendehnung die Luft anhalten. Die Knie zu weit vorne oder hinten positionieren.

CARDIO 10 MIN

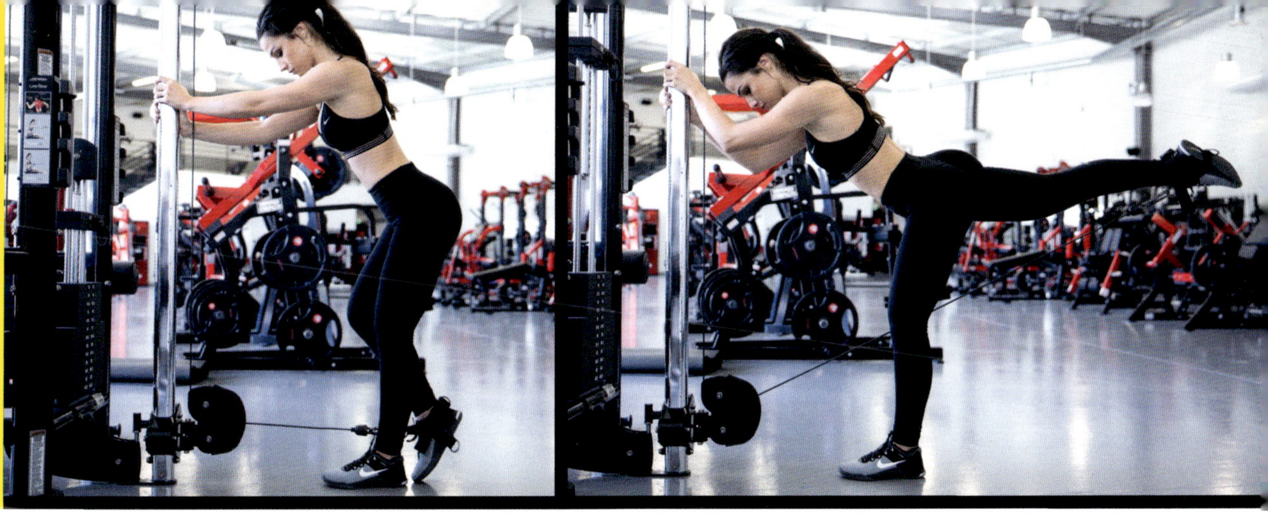

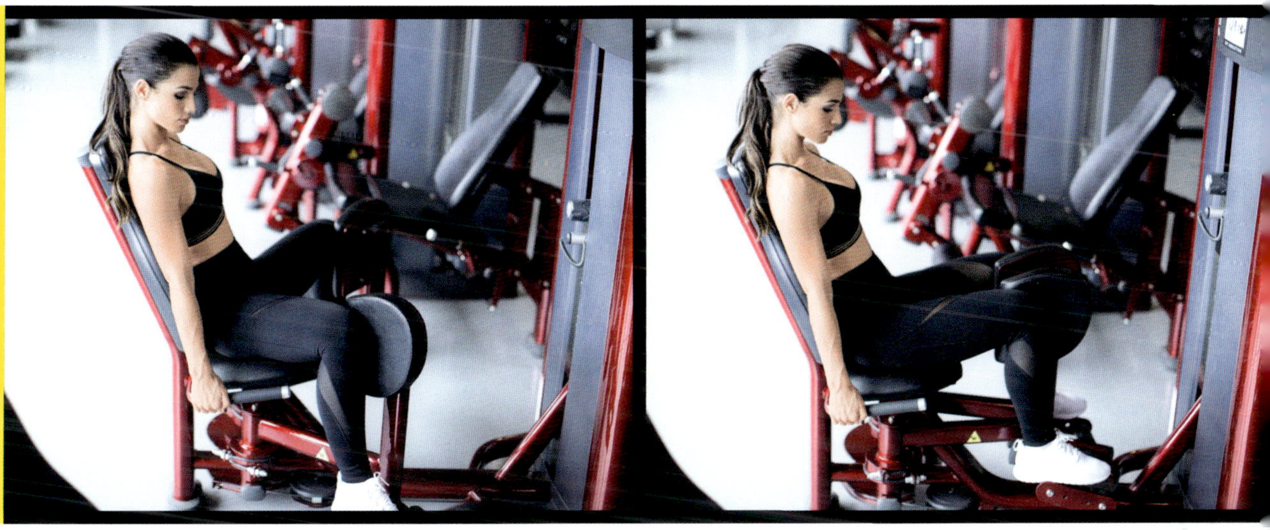

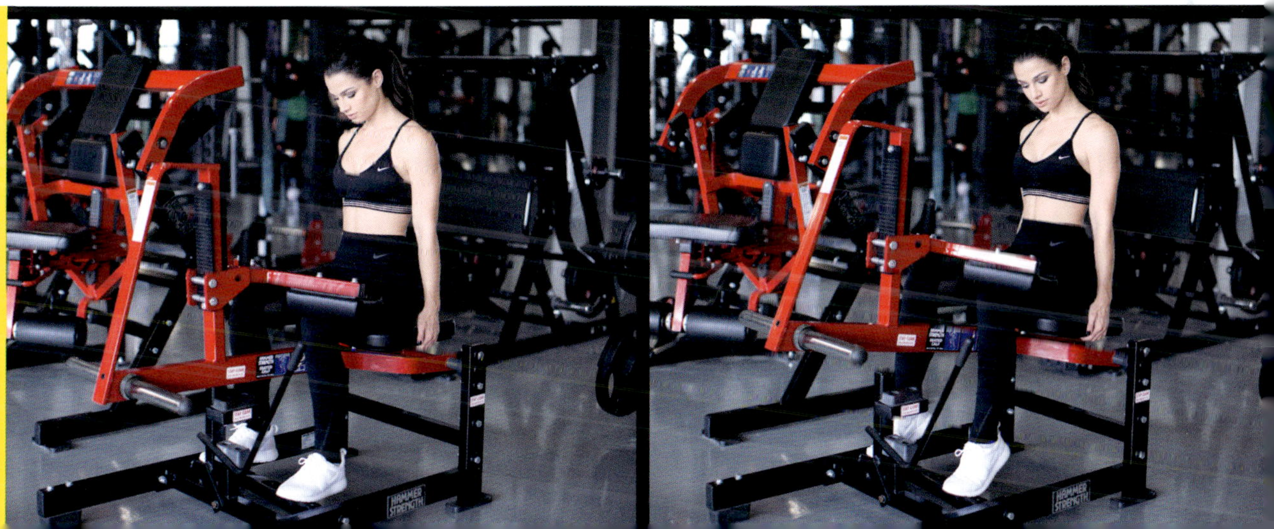

DANKSAGUNG

Als Erstes danke ich Suyapa Hammje, die schon beim ersten Buch an mich geglaubt hat und mir auch für dieses wundervolle Projekt wieder ihr Vertrauen geschenkt hat. Gemeinsam und dank ihrer großen Erfahrung ist es uns gelungen, auszudrücken, wer ich bin.

Bedanken möchte ich mich auch bei Gwladys Greusard, die mich während des gesamten Projekts begleitet hat. Ihre Geduld und Freundlichkeit haben diese Arbeit sehr angenehm gemacht. Danke für den Schwung, den du diesem Werk gegeben hast! Ohne dich hätte es nicht dieselbe Power.

Herzlichen Dank an Lucie Werner, meine Fotografin, die inzwischen eine Freundin geworden ist. Sie hat viel Energie darauf verwendet, dieses Buch so ästhetisch wie möglich zu gestalten. Ihr scharfer Blick und ihr unverkennbares Talent hat das Beste aus mir herausgeholt, mit jedem einzelnen Bild. Eine bessere Fotografin hätte ich mir nicht wünschen können.

Ich danke Adélaïde Wantz, die meinen Charakter und meine Fitness-Begeisterung perfekt erfasst hat. Mein Dank auch an Fitnesscoach Sabrina Rodriguez für ihr Expertenwissen.

Vielen Dank an Damien, der beim Fotoshooting eine große Hilfe war und uns sein Fitnessstudio zur Verfügung gestellt hat. Dass die Fotos so strahlend und ästhetisch geworden sind, liegt nicht zuletzt an deinem großartigen Studio, dem CFC (Cornebarrieu Fitness Center) bei Toulouse.

Ich bedanke mich auch bei Nike für die tolle Sportkleidung. Ein Teil ist schöner als das andere.

Natürlich denke ich auch an meine Familie und meine Freunde, die mich von Anfang an bei diesem Abenteuer unterstützt haben. Ohne sie wäre ich nicht die, die ich heute bin. Ich denke an meine Großmutter, deren Küche mich immer noch Tag für Tag inspiriert. Danke, Maman, dass du immer darauf geachtet hast, was ich esse und dass ich Sport treibe. Danke. Papy, dass du dich so ins Zeug gelegt hast, um mir Schwimmen, Boxen oder Fahrradfahren beizubringen. Und genauso herzlich danke ich meinem Papa dafür, dass er sich immer so gut um mich gekümmert hat. Wie mühsam war das, als wir gemeinsam am Meer die ersten Videos für Bikini avec Sissy gedreht haben … Aber ich behalte es in bester Erinnerung! Ohne seine Ideen hätte mein YouTube-Kanal nicht diese Richtung genommen.

Und ich danke meinem Thom, der mich ermutigt hat, meinen eigenen YouTube-Kanal zu gründen und der einige Monate lang die Rolle des Stativs übernommen hat! Ohne dich wäre ich jetzt auch nicht hier.

Aber vor allem – das Beste zum Schluss – danke ich meinen treuen Followern. Allen, die mir teilweise schon seit Jahren folgen, meinen Alltag mit mir teilen, mich bis ins letzte Detail kennen. Ihr gebt mir jeden Tag den Mut, meine Leidenschaft zu leben, ihr motiviert mich, mein Bestes zu geben, ihr seid immer da, um mich aufzubauen und anzufeuern. Ohne euch wäre ich nicht Sissy. Gemeinsam sind wir eine gigantische Aprikosen-Familie, einer durchgeknallter als der andere! Lang leben Leggings, Müsli und "Chausstongs"! Danke, dass ihr mir folgt, mir vertraut, und vor allem, dass ihr genauso verrückt seid wie ich!

Bibliografische Information der Deutschen Bibliothek.

Die Deutsche Bibliothek verzeichnet diese Publikation in der deutschen Nationalbibliografie.

Detaillierte bibliografische Daten sind im Internet über http://www.dnb.de/ abrufbar.

EIN BUCH DER EDITION MICHAEL FISCHER

1. Auflage 2018

Erstveröffentlicht bei Éditions Solar

Titel der Originalausgabe: Sissy Fitness Body Book

Aus dem Französischen übertragen von Julia Paiva Nunes
Lektorat: Diana Jedrzejewski, Saskia Wedhorn
Grafik-Design: Céline Premel-Cabic
Cover: Mirjam Oppelt
Gesamtherstellung: Lisa Heine

ISBN 978-3-86355-979-3

Printed in Slovakia

www.emf-verlag.de